Faszination Clustermedizin
Vernetzte Diagnostik und Therapie

Dr. med. Christiane Wagner

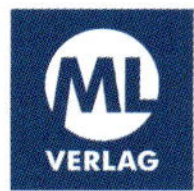

Informationen zum Buch & Haftungsausschluss

Das vorliegende Buch richtet sich vorwiegend an Ärzte und Heilpraktiker, die Interesse an funktionellen, kausalen und vernetzten Zusammenhängen haben, verbunden mit der Bereitschaft, sich vorurteilslos mit neuen und ungewöhnlichen Sichtweisen auseinanderzusetzen.

Es liegt in der Eigenverantwortung des Nutzers dieser Informationen, alle entsprechenden gesetzlichen Vorschriften im Rahmen seiner praktischen und therapeutischen Arbeit einzuhalten.

Die Autorin hat bei der Erstellung des Buches die Informationen und praktischen Ratschläge mit Sorgfalt geprüft und nach bestem Wissen und Gewissen erarbeitet. Dennoch erfolgen alle Angaben ohne Gewähr. Die Autorin und der Verlag können keinerlei Haftung für etwaige Schäden oder Nachteile übernehmen, die sich aus der praktischen Umsetzung der in diesem Buch dargestellten Inhalte ergeben.

Die Informationen der in diesem Buch aufgeführten Verfahren sind nicht als Ersatz für eine individuelle medizinische Beratung gedacht. Sie erheben keinen Anspruch darauf, als spezielle Behandlungsmethoden zur Heilung oder Linderung von Krankheiten zu gelten. Sie sind zusätzlich zu den anerkannten schulmedizinischen Diagnose- und Therapieformen gedacht und sollten nicht als Ersatz für bewährte schulmedizinische Methoden dienen. Ferner weisen Autorin und Verlag darauf hin, dass ärztliche Verordnungen nicht ohne Rücksprache mit den zuständigen Ärzten reduziert oder abgesetzt werden sollten.

Alle hier vorgestellten Diagnose- und Therapiemethoden sind Verfahren der naturheilkundlichen Erfahrungsmedizin, die nicht zu den allgemein anerkannten Methoden im Sinne einer Anerkennung durch die Schulmedizin gehören.

Alle getroffenen Aussagen über Eigenschaften und Wirkungen sowie Indikationen der vorgestellten Verfahren beruhen auf den Erkenntnissen und Erfahrungswerten der jeweiligen Therapierichtung selbst, die von der Schulmedizin nicht geteilt werden.

1. Auflage 2020

Druck: Generál Nyomda Kft., H-6727 Szeged

Lektorat: Sandra Nowack

Titelbild: Wirkung des Schallclusters „Schmerzgedächtnis löschen" auf Wasser (© Meta Cluster GmbH)

www.ml-buchverlag.de

ISBN: 978-3-96474-265-0

Inhaltsverzeichnis

Vorwort

Lieber Leserinnen und Leser,

gerade halten Sie etwas Besonderes in den Händen: Das erste Buch über Clustermedizin, das nicht vom Entwickler selbst geschrieben wurde.

Als mir meine sehr geschätzte Kollegin und Freundin Christiane Wagner zum ersten Mal von ihrem Vorhaben berichtete, ein Buch über Clustermedizin schreiben zu wollen, beeindruckte mich vor allem die Leidenschaft und ihre Begeisterung für diese Methode, die sie seit Jahrzehnten so virtuos anwendet. Gleichzeitig dachte ich, wie schwer es werden würde, ein so großes Gebiet in einem einzigen Buch für Fachleute zugänglich und darüber hinaus praktikabel für die Anwendung im Praxisalltag zu machen. Dann beeindruckte mich ihr Mut, sich diesem Vorhaben zu widmen – neben einem vollen Praxisalltag, einem Privatleben und all den anderen Herausforderungen, die das Leben zu bieten hat.

Christiane Wagner hat eine lebenslange Reise gemacht, eine des Lernens. Eine, mit der sie versucht hat, alles so gut zu durchdringen, dass sie es vollständig versteht. Dabei ist Clustermedizin nur ein Bereich ihrer umfangreichen Ausbildung. Und sie stellt ihr immenses Wissen zur Verfügung, einfach so. Mehrere Jahrzehnte Erfahrung passen nicht auf 268 Seiten, und doch ist jede Zeile getränkt mit ihr. Wir sollten nicht unterschätzen, wie viel Zeit es braucht, komplexe Zusammenhänge einfach darzustellen, ohne die ursprünglichen Ideen zu verfälschen.

Jeder, der schon mal ein Buch geschrieben hat, weiß, was es an Kraft und Aufmerksamkeit kostet, die eigene Erfahrung in Sprache zu gießen und die Essenz der Theorie praxisnah zu gestalten. Es ist wie die Erschaffung eines neuen Lebewesens, das sich von Seite zu Seite mehr entfaltet und schlussendlich in Vollständigkeit erstrahlt. Dann macht sich dieses Geschöpf auf die Reise und nimmt uns in diesem Falle mit in eine faszinierende, erstaunliche Welt von Krankheit und Gesundheit. Manches wird Sie beeindrucken, anderes wird Sie skeptisch machen oder gar verwirren, wieder anderes werden Sie wiederkennen, aber vor allem wird Sie dieses Wissen bereichern durch viele Aspekte, die herkömmliche Methoden so oft vermissen lassen.

Je mehr Sie sich selbst in der Anwendung dieser Prinzipien üben, desto mehr wird es Ihnen gelingen, noch mehr Schätze in den sachlichen Sätzen und übersichtlichen Tabellen zu entdecken. Vielleicht finden Sie auch Bestätigung über Inhalte, die Sie bisher nur heimlich gedacht haben. In jedem Fall ist die Clustermedizin ein Fachgebiet, das aus einer Medizin der Zukunft nicht wegzudenken sein sollte. Eine Zukunft, in der Menschen ganz sein dürfen, mit der unglaublichen Fähigkeit, sich selbst zu regulieren. Mit der

Unterstützung durch individualisierte Impulse, die sich dessen bedienen, was jedem von uns zur Verfügung steht, die eigene Lebensreise so kraftvoll wie möglich zu gestalten.

Ich wünsche Ihnen, dass Sie es wagen, sich dem Wunder dieser Möglichkeit der Heilkunst zu öffnen und, neben aller Wissenschaftlichkeit, vor allem mit Staunen, Neugierde und Offenheit den Weg in eine neue Welt zu wagen – die Welt der Clustermedizin.

Mechthild Rex-Najuch,
Heilprakterin und Autorin

Widmung

Dem Entwickler der Clustermedizin Ulrich Jürgen Heinz,

seiner Nachfolgerin Ludmilla Wasinger und

meiner Familie mit ihren Kindern

Mein Dank gilt

Ulrich Jürgen Heinz für sein umfassendes, vernetztes und fachübergreifendes Wissen, das er uns in zahlreichen Fortbildungseinheiten mit seiner bewundernswerten stilistisch ausgereiften Sprache systematisch vermittelte;

meiner Kollegin und Freundin Ludmilla Wasinger, die durch unsere vielen Gespräche mein „Clusterwissen" strukturierte und meiner Idee für dieses Buch den entscheidenden Impuls gab;

meinem Mann Günther Wagner und meiner Freundin Tanja Ullmann für ihre Geduld und die emotionale Unterstützung bei meinem Projekt.

1 Einleitung

Wer sich als Therapeut oder Patient auf eine so komplexe Diagnostik- und Therapiemethode wie die Clustermedizin einlassen möchte, braucht als wichtigste Voraussetzung Neugier und Flexibilität des Denkens. Man muss bereit sein, die gewohnten Denkpfade zu verlassen und sich wie ein Abenteurer, der die Gesetzmäßigkeiten des Lebens und Heilens besser verstehen will, auf Neues einzulassen. Es gilt, weit über den Tellerrand zu schauen, denn die Clustermedizin versucht nicht, bekannte schulmedizinische Diagnosen zu verifizieren oder nach üblichem Schema Diagnosen für unbekannte Symptome zu erstellen. Vielmehr ist ihr Ziel, jene Stoffwechselwege aufzuzeigen, die *ursächlich* zum Endergebnis eines schulmedizinischen Krankheitsbildes geführt haben, und die *vernetzten* Ursachen einer Erkrankung zu erkennen, auch lange bevor klinische Symptome überhaupt auftreten. In diesem Prozess steht aus clustermedizinischer Sicht das, was schulmedizinisch diagnostiziert wird, ganz am Ende einer Kette von fehlerhaften Stoffwechselprozessen. Als Metapher ausgedrückt, ist die schulmedizinische Diagnose also nur die Spitze des Eisberges, während die ursächlichen Stoffwechselstörungen der Teil des Eisberges sind, der nicht sichtbar unter der Wasseroberfläche liegt.

Dem interessierten Leser, der sich auf das Abenteuer „Clustermedizin" einlässt, eröffnet sich eine Welt, in der er aus dem Staunen nicht mehr herauskommt – ja, in der er bisweilen wahre Wunder erlebt. Je größer seine Bereitschaft ist, tiefer in die Materie einzusteigen, desto weiter öffnen sich die Türen. Er erhält Zugang zu einem unendlichen Schatz, den er entweder nur für sich selbst und die Familie nutzen kann oder aber, wie ich es seit 20 Jahren praktiziere, auch für dafür offene und interessierte Patienten. Indes habe ich aus eigener Erfahrung großes Verständnis für Therapeuten und Patienten, die der Clustermedizin mit Skepsis begegnen.

Meine eigene erste Begegnung mit der Clustermedizin erfolgte in Form eines Artikels in einer naturheilärztlichen Zeitschrift. Zu diesem Zeitpunkt war ich auf der Suche nach einer Möglichkeit, meine ärztlichen Diagnosemethoden zu optimieren, und der Artikel stimmte mich so hoffnungsvoll, dass meine Familie und ich gar unseren Urlaub abbrachen, damit ich an einem Einführungskurs teilnehmen konnte. Ich war sehr gespannt: Würde diese ungewöhnliche Art der Diagnostik für meine Praxis geeignet sein?

Das Seminar, das von dem Entwickler der Clustermedizin, dem deutschen Heilpraktiker und Philosophen Ulrich Jürgen Heinz, gehalten wurde, unterschied sich deutlich von den zahlreichen naturheilkundlichen Veranstaltungen, die ich bis dahin besucht hatte. Die Informationsdichte war so hoch, dass ich nach 30 Minuten komplett abschaltete und kaum noch aufnahmefähig war. Aber diese kurze Zeit reichte, den Funken der Begeisterung auf mich zu übertragen, sodass sich meine Faszination für die Diagnose und Therapie der Clustermedizin nicht nur 20 Jahre gehalten hat, sondern im Laufe der Zeit stetig weiterwuchs.

Ulrich Jürgen Heinz, der das Leid seines krebskranken Vaters und dessen anschließenden Tod hautnah miterlebte, verfolgte eine klare Vision bei der Entwicklung der Clustermedizin. Von der schweren Zeit des Vaters geprägt, suchte er unermüdlich nach Lösungen, Krankheiten bereits in sehr frühen Stadien zu erkennen, um sie durch gezielte Therapieansätze zu verhindern, und bestehende Krankheiten auf einem intelligenten Weg, ohne Nebenwirkungen, auszuheilen. Er wollte den Menschen und nicht seine Diagnose therapieren.[1]

Diese Vision vor Augen, begann Heinz in den 1970er Jahren seine Forschungen hinsichtlich der Blutkristallisation und der Entwicklung der spagyrischen[2] Clusterheilmittel. Aus dem nach Carl Friedrich Zimpel benannten spagyrischen Heilsystem entwickelte Heinz zunächst die nach ihm benannte Heinz-Spagyrik, die er in den 1980er Jahren in rasantem Tempo zu dem patentierten Verfahren der Clustermedizin weiterentwickelte.[3] Sie ist die theoretische wie praktische Grundlage der Clustermedizin als Diagnose- und Therapiesystem.

Der englische Begriff „Cluster" ist gleichbedeutend mit „Haufen", „Traube", „Schwarm" und bezeichnet eine Ansammlung gleichförmiger Elemente. Zu Beginn der Clustertherapie wurde er noch relativ selten verwendet. Heute wird er nicht nur in der Medizin, sondern auch in den Bereichen Physik, Musik, Wirtschaft und Informatik vielfach gebraucht. Für die Clustermedizin wurde er gewählt, da Wasser, das als wichtiger Informationsträger bei der Therapie verwendet wird, bei Zimmertemperatur als Cluster von Wassermolekülen vorliegt.

Die Clustermedizin ist ganzheitlich angelegt. Die Diagnose erfolgt über ionisierbare Körpersubstanzen, z. B. Blut, Urin oder Speichel, die mittels eines speziellen Kristallisations-

1 Eben dieser Ansatz spiegelt sich auch im Artikel über individualisierte Medizin im „Rahmenprogramm Gesundheitsforschung der Bundesregierung". Danach gilt das Höchstmaß an therapeutischer Wirksamkeit in Verbindung mit der Minimierung der Nebenwirkungen als zentrale Herausforderung der Gesundheitsforschung: „In der Vision der individualisierten Medizin wird es bereits vor Beginn der Behandlung möglich sein, das für den Einzelnen optimale therapeutische Verfahren auszuwählen. So wird sich bereits im Vorfeld feststellen lassen, ob der Patient oder eine bestimmte Patientengruppe ein Arzneimittel gut vertragen wird oder ob das Arzneimittel bei der jeweiligen individuellen Veranlagung und dem Erkrankungstyp tatsächlich wirksam werden kann." (Rahmenprogramm Gesundheitsforschung der Bundesregierung (2016), Aktionsfeld 2: Individualisierte Medizin, S. 19.)

2 Die etymologische Bedeutung des Begriffs „Spagyrik" lässt sich auf die beiden griechischen Wörter „spagein" (= trennen, scheiden) sowie „ageirein" (= zusammenführen, vereinen) zurückführen. Die typischen Herstellungsschritte bei Spagyrika sind Gärung, Destillation, Reinigung, Veraschung und Konjugation in der Zusammenführung zum Endprodukt, welchem besondere Heilkräfte zugeschrieben werden. Weitere Entwicklungen spagyrischer Systeme sind das System nach Johann Conrad Glückselig (1864–1934), heute Phönix Laboratorium GmbH, nach Alexander von Bernus (1880–1965), heute Soluna Heilmittel GmbH, und nach Ulrich Jürgen Heinz (geb.1941), heute Meta Cluster GmbH.

3 Europäisches Patent EP 0 710 837 B1.

verfahrens destilliert werden. Die sich ergebenden individuellen Kristallisationsmuster werden ausgewertet und lassen Rückschlüsse auf die hintergründigen Ursachen von Beschwerden zu. Bis heute wurde die Diagnostik um zahlreiche weitere Quellen erweitert. So ist ebenso die Diagnose über ausgewählte Fragegruppen (Assoziationen, Zeichnungen) oder Bilder (Portrait, Fingerprint oder Iris-Foto) möglich. Zur Therapie werden Essenzcluster nach individueller Rezeptur, aber auch Bild- und Klangcluster herangezogen. Ihr gemeinsames Ziel ist die Aktivierung der Selbstheilungskräfte zur optimal möglichen Korrektur des eingeschränkten Gesundheitszustandes. Das genaue Vorgehen der Clustermedizin werde ich in diesem Buch noch ausführlich erläutern.

Die Clustermedizin versteht sich nicht als alleinige Diagnostik und Therapie, nicht als Alternative zur Schulmedizin, sondern ergänzend zu ihr als „integrative Medizin, die die Gleichzeitigkeit der verschiedenen körperlichen, seelischen und geistigen Ebenen des Menschen"[4] mit einbezieht. Der Begriff der Integrativen Medizin wurde bereits 1992 von Prof. Thilo-Körner für die Komplementärmedizin eingeführt, um die dynamischen Regelkreise in unserem Organismus zu berücksichtigen.[5]

Ulrich Jürgen Heinz investierte seine Energie vorrangig in die Entwicklung, weniger aber in die Verbreitung seiner Methoden und Ergebnisse – daher ist die Clustermedizin zum gegenwärtigen Zeitpunkt noch relativ unbekannt. Aus meiner Sicht kommt ihr deshalb noch lange nicht die Bedeutung zu, die ihr aufgrund ihrer klugen, weit vorausschauenden Diagnostik und Therapie zusteht.

Das Besondere an der Clustermedizin ist, dass ihr Therapiemodul aus demselben System wie die Diagnostik entwickelt wurde und die Therapie daher so individuell und passgenau ist.[6] Wie meine Erfahrungen zeigen, stellen sich insbesondere bei der Behandlung von Kindern häufig unerwartete, positive, rasch tiefgreifende körperliche und psychische Veränderungen ein. Zudem können viele Patienten davon profitieren, dass ihre komplexen gesundheitlichen Störungen bereits im Frühstadium ihrer Erkrankung erkannt und behandelt werden, um mögliche dramatische Krankheitsverläufe rechtzeitig abzuwenden. Mit Blick darauf stellt die Clustermedizin für mich persönlich eine der hervorragendsten Prophylaxen dar, die ich in meiner beruflichen Ausbildung kennen lernen durfte. Sie dient der wirklichen – und buchstäblichen – *Vor*sorge.

Ich wünsche mir, dass ich mit diesem Buch möglichst viele interessierte Therapeuten vom Wert der Clusterdiagnostik und der nebenwirkungsarmen Clustertherapie überzeugen kann, damit der Kreis der begeisterten Clustertherapeuten weiter wächst. Meine Vision

4 Thilo-Körner (1992).

5 Aus diesem Grund integrierte Thilo-Körner auch die Vorlesung „Medizin und Philosophie" erstmalig in die Arztausbildung einer deutschen Universität; Thilo-Körner (1994).

6 Wagner/Wasinger (2015).

ist, dass in absehbarer Zukunft auch wichtige Entscheidungsträger den medizinischen und ökonomischen Wert dieser Methode erkennen und sie endlich die Bedeutung erlangt, die ihr fraglos gebührt.

Im Folgenden habe ich eine stufenweise Einführung in die Clustermedizin gewählt. Damit möchte ich meinen Lesern die Möglichkeit geben, das System unkompliziert in den bestehenden individuellen Praxisablauf integrieren zu können, ohne bereits zu Beginn Theorie und Komplexität der Methode in allen Einzelheiten nachvollziehen zu müssen. Für interessierte Therapeuten, die noch nicht mit der Methode vertraut sind, wie auch für den Einstieg empfehlen sich die Grundlagen-Kapitel 2 und 3. Kapitel 4 und 5 spezifizieren Diagnostik bzw. Therapie, Kapitel 6 und 7 dienen als konkrete Hilfen für die tägliche Praxis.

2 Grundlagen zum Verständnis der Clustermedizin

Die Clustermedizin versteht den Menschen als offenes vernetztes System. Ihr Ziel ist die Gesundheit, d.h., das koordinierte Funktionieren aller Schnittstellen des komplexen Netzwerks „Mensch" wiederherzustellen. Schon durch leichte Veränderungen der Knotenpunkte des Netzwerks kann das System den optimalen Zustand verlassen und in Richtung Krankheit streben. In diesem Stadium gibt es noch keine Symptome oder gar einen schulmedizinischen Befund.

Aus Sicht der Clustermedizin stehen Symptome, wie z.B. Schmerz, oder konkrete Diagnosen (z.B. Kniearthrose, Bluthochdruck, ...) ganz am Ende einer Kette von zahlreichen Stoffwechselprozessen. Die Entscheidung über Gesundheit oder Krankheit fällt an den Knotenpunkten dieser Prozesse. Werden allein Symptome beseitigt, kann dies somit nur ein Teilerfolg sein, da die im Hintergrund wirkenden, vernetzten Störungen nicht mitberücksichtigt werden.

Genau diese vernetzten Störungen werden bei der clustermedizinischen Diagnose durch hochkomplexe quantenmechanische und fraktalgeometrische Rechenprozesse erfasst.

Im Fokus der Clustertherapie stehen daher die gestörten Knotenpunkte des Systems, die zu Funktionsstörungen der Organe und somit zur Krankheit führen. Dabei geht es um die Gesamtregulation des Systems, nicht aber um die massive Beeinflussung einzelner Knoten, ohne wissen zu können, welche Folgen ein solcher Eingriff für die zahlreichen anderen Knoten hat. Vielmehr strebt die Clustertherapie an, möglichst viele gesunde Funktionen des Knotennetzwerkes wiederherzustellen, um die Gesundheit in einem reversiblen Stadium zurückzugewinnen.

Die clustermedizinischen Therapeutika enthalten keinen Wirkstoff wie schulmedizinische Medikamente, sondern ausschließlich Wirkinformationen, die dem Körper präzise Regulationsimpulse zur Verfügung stellen. Der Körper selbst setzt diese Impulse über eine selbstorganisierende Rückkopplung um, indem er seine körpereigene Regenerationskraft nutzt. Die Korrektur seiner Steuerungszentren öffnet somit die Möglichkeit der Selbstheilung. Davon werde ich in Kapitel 5 noch Genaueres berichten.

2.1 Naturwissenschaftliche Grundgedanken

Die theoretische Basis für die Entstehung von Leben bilden in der Clustermedizin die **drei Hauptsätze der Thermodynamik**[7] als Teilgebiet der physikalischen Chemie, mit der Änderungen der Energieverteilung unter verschiedenen Bedingungen untersucht werden. Aus ihnen leiten sich die theoretischen Eckpunkte der Clustermedizin ab, die ich im Folgenden kurz umreißen möchte.[8]

Jedes Lebendige zeichnet sich durch einen Wechsel von zu- und abnehmender Ordnung aus: Nehmen Energien zu oder ab, entsteht zumeist kurzfristig Unordnung, die anschließend wieder einer Ordnung zustrebt. Dieser Vorgang kann sich beliebig oft wiederholen, vorausgesetzt, die einfließende Energie bleibt in dieser Form wirksam. Das heißt auch, jeder Organismus kann durch Zu- und Abnahme von Energie *in Unordnung gebracht* und damit *zu Reaktionen des Ordnens bewegt* werden – gänzlich unabhängig von seinen jeweiligen biologischen Voraussetzungen.

Energie tritt in Form von **Schwingungen**[9] auf, deren Wiederholungen eine Wirklichkeit erzeugen. Wird eine bestehende Schwingung angeregt (gestört), entsteht daraufhin nach dem Prinzip der Interferenz eine ihr gleichartige, reaktive Schwingung mit der Tendenz, in die vorige, nun gestörte Ordnung zurückgeführt zu werden.

Jeder Mensch schwingt unterschiedlich. Die Summe all seiner Schwingungen repräsentiert die Wirklichkeit, die sich durch Wiederholungen definiert (z. B. Herzschlag, Hirnströme). Sie ist das Ergebnis des eigenen Milieus, und aus ihr entsteht die eigene Identität. Dabei definiert das **Milieu** den Zeitraum einer Wirklichkeit, wobei es unterschiedliche Schwingungen in unterschiedlichen Zuständen ihrer Ordnung als Anwesenheiten darstellt und die Wechselwirkung der Impulse aus der Umgebung mit dem Individuum und dessen Leben umfasst.

So entwickelt sich jeder Mensch auf der Basis seines genetischen, organischen, psychischen und sozialen Milieus. Zum Milieu zählen neben den menschlichen Einflussfaktoren auch Keime und physikalische Einflüsse wie Luftdruck, Temperatur sowie unterschiedliche Wetterlagen und Sfericsaktivitäten.

7 Gemäß dem 1. Hauptsatz der Thermodynamik ist die Änderung der inneren Energie eines geschlossenen Systems gleich der Summe der Änderung der Wärme und der Änderung der Arbeit. D. h., die innere Energie in einem geschlossenen System ist konstant. Der 2. Hauptsatz beschreibt die Richtung der Energieumwandlung. Beim spontanen Ablauf eines Prozesses nimmt die Entropie, die Unordnung, zu. Der 3. Hauptsatz besagt, dass der absolute Nullpunkt der Temperatur durch keinen Prozess mit einer begrenzten Anzahl von Schritten erreicht werden kann. Die Freiwilligkeit von Reaktionsabläufen bei konstanter Temperatur und Druck ist von der Zu- oder Abnahme der freien Energie abhängig.

8 Ausführungen nach Heinz (2009).

9 Eine Schwingung beschreibt den Raum einer Existenz oder auch seiner Erscheinung.

Die **Grundprinzipien des Lebens und der Evolution**, durch die Varianz, d. h. Unterscheidungsmerkmale zwischen den einzelnen Individuen, erzeugt werden, sind:

I. Bewegung

II. Kommunikation

III. Anpassung

Bewegung erfolgt durch die Bewegungsrichtung der Schwingungen und deren Wiederholung.

Kommunikation findet sich in der Interaktion sowie in der Rückkopplung mit Außen- und Innenprozessen wieder.

Anpassung bedeutet die Aufnahme von Impulsen und eine Reaktion auf diese Impulse zugunsten einer neuen Schwingung als Schwingungsänderung. Eine Anpassung an unterschiedliche Milieus dient dem Ziel des Überlebens und Weiterlebens (Fortpflanzung). Anpassungen an bzw. Synchronisierungen mit dem bestehenden Milieu können das Leben vorübergehend stören, bevor sie zu einer neuen Ordnung geführt haben.

Über gezielte und ungezielte Impulse kann das Lebendige zu einer Reaktion gereizt werden. Es ist also fähig, auf seine Umgebung bzw. sein Milieu zu antworten. Eine Voraussetzung für alle Arten der Anpassung an unterschiedliche Milieus ist die Fähigkeit zur inneren, äußeren, willkürlichen und richtungswechselnden Bewegung.

Für den Prozess der **Anpassung** eines Individuums an sein Milieu und umgekehrt ist die Fähigkeit zur Extraktion notwendig, um Unterscheidungen zwischen förderlichen und schädlichen Einflüssen zu treffen. So ist beispielsweise der Stoffwechsel eine Form der Extraktion als Grundbedingung des Lebens.

Stoffwechsel bedeutet das Umwandeln einer Quelle in einen Extrakt, um Energie zu gewinnen. Dabei werden komplexe gasförmige, flüssige und feste Stoffe in einfache Stoffe umgewandelt, mit dem Ziel, die dabei freiwerdende Energie für den Lebensunterhalt zu gewinnen. Unter Anwendung der Prozessregeln von Mitose und Meiose kann aus derart gewonnenen Formen Neues gebildet werden, wie z. B. Zellen, Gewebe und Organe.

Als weitere Grundbedingung für das Leben ist neben dem Stoffwechsel die **Energiegewinnung** zu erwähnen. So hängt der Verlauf des menschlichen Lebens von der ökonomischen Gewinnung, Aufnahme und Verwertung der Energie ab. Dabei entscheidet der Anabolismus über die Nutzung der geschafften Energie, der Metabolismus über die Speicherung und Verwertung und der Katabolismus über die Entsorgung von Energie und deren Folgeformen. Die Grundbedingungen des Stoffwechsels selbst sind von Versorgungssystemen, also Flüssigkeiten, die eine Zirkulation ermöglichen, wie Blut und Lymphe, aber auch von Boten- und Transportstoffen abhängig.

Auch die **vier wichtigen hormonellen Phasen** haben entscheidenden Einfluss auf den Verlauf des Lebens: 1. Phase: Mutterleib, 2. Phase: Zeitraum zwischen Geburt und Zahnung, 3. Phase: Pubertät und 4. Phase: Wechseljahre.

Der Einfluss all dieser Überlegungen auf Theorie und Praxis der Clustermedizin wird in den folgenden Kapiteln immer wieder sichtbar werden.

2.2 Die Existenzfelder des Menschen

In der von Ulrich Jürgen Heinz entwickelten Spagyrik wird der Mensch als trithetischer Prozess beschrieben.[10] Dieser kennzeichnet sich durch These (Körperfeld), Anathese (Körperfeld oder Ausdrucksfeld) und Synthese (Seelenfeld oder Verarbeitungsfeld).

Den trithetischen Prozessen übergeordnet ist das Prägefeld (Informationsfeld oder mythologisch: die unsterbliche, geistige Seele). Genauso, wie in einem Samenkorn bereits die Information über die Merkmale der ausgewachsenen Pflanze gespeichert sind, umfasst das Prägefeld des Menschen die gesamte Information seiner späteren Ausprägungen und Charaktereigenschaften, quasi die gesamte Bauanleitung. Görnitz/Görnitz[11] nennen dieses Informationsfeld, diese gestaltlose und bedeutungsfreie Quantenstruktur, Protyposis, wobei der materielle Körper und der steuernde Geist oder das Bewusstsein lediglich unterschiedliche bedeutungsvolle Erscheinungsformen der Protyposis sind.

Das Planfeld (mythologisch: der Geist) ist das materialisierte neue Leben nach der Vereinigung von Ei- und Samenzelle. Es umfasst sowohl die Informationen, die in unserem Erbgut gespeichert sind, als auch die im Kleinhirn decodierten, in lesbarer Form gespeicherten Daten.

Im Verarbeitungsfeld (mythologisch: die empfindende Seele, die Psyche) werden alle Planfeldinformationen als Reaktion auf Einflüsse aus der Umwelt umgesetzt.

Im Körperfeld (Physis) bilden sich einerseits die ererbten Strukturen, andererseits alle biochemischen Prozesse des Verarbeitungsfeldes ab.

Nach Ulrich Jürgen Heinz ist jede körperliche Dysfunktion die Folge eines seelischen, dysfunktionalen Organisationsprozesses und der daran angeschlossenen Inhalts- oder Bildketten.[12]

10 Heinz (1988).
11 Görnitz/Görnitz (2016).
12 Heinz (1988).

Die durch Planfeld, Verarbeitungsfeld und Körperfeld charakterisierte Dreiteilung findet sich in der Clustermedizin immer wieder, sei es in den drei Prinzipien der Clustermedizin (Kap. 2.3), bei den Keimblättern (▶ Kap. 4.1) oder bei den drei Therapieformen Essenzcluster, Klangcluster und Bildcluster (▶ Kap. 5.1, 5.2 und 5.3)

2.3 Die drei Prinzipien der Clustermedizin

Hinsichtlich ihres Verständnisses von Gesundheit bzw. Krankheit, Diagnose und Therapie stützt sich die Clustermedizin auf drei Prinzipien: Analogie, Parität der Wirklichkeit und Interferenzfähigkeit biologischer Systeme.[13]

1. Prinzip: Analogie

Alle Erscheinungen dieser Welt sind aus einem Plan, einem Ursprung, demselben Grundstoff und derselben Idee gemacht. Kennen wir die Eigenschaften und Funktionen einer Dimension, können wir aus einer einzelnen Struktur auch die vielen anderen Strukturen beschreiben, ohne sie sinnlich zu kennen. Somit ist unter Einhaltung bestimmter Regeln alles miteinander vergleichbar.

2. Prinzip: Parität der Wirklichkeit

Der Begriff der Parität kommt aus der Quantenphysik und ist definiert als nichtlokale Synchronizität, die besagt, dass die Zustände Korpuskel (Teilchen) und Welle gleichzeitig auftreten können.

Nach dem Paritätsmodell existieren keine isolierten (somatischen, psychischen oder mentalen) Ereignisse, sondern nur vernetzte Prozesse und ständige Wechselwirkungen zwischen Körper und Psyche. Diese gilt es sowohl bei der Diagnose als auch bei der Therapie zu beachten.

3. Prinzip: Interferenzfähigkeit biologischer Systeme

Als Interferenz im physikalischen Sinne wird die Wechselwirkung von aufeinandertreffenden Wellen wie Licht , Schall und anderen Wellen bezeichnet. Bei konstruktiver Interferenz verstärken sich die einzelnen Wellen, bei destruktiver Interferenz löschen sich die Wellen gegenseitig aus. Interferenzerscheinungen können in der Regel bei allen Wellenphänomenen auftreten, z. B. bei Wasserwellen, Schallwellen oder auch bei Licht. Bei

13 Wasinger (2015), Modul 1.

Licht führt konstruktive Interferenz zu verstärkter Helligkeit, destruktive Interferenz zu Dunkelheit. Bei Schall führt konstruktive Interferenz zu höherer Lautstärke, destruktive Interferenz zu Stille.[14]

Auf dieser physikalischen Basis der Interferenz beruht die Wirkung der Clustertherapie mit ihren verschiedenen Modulen.

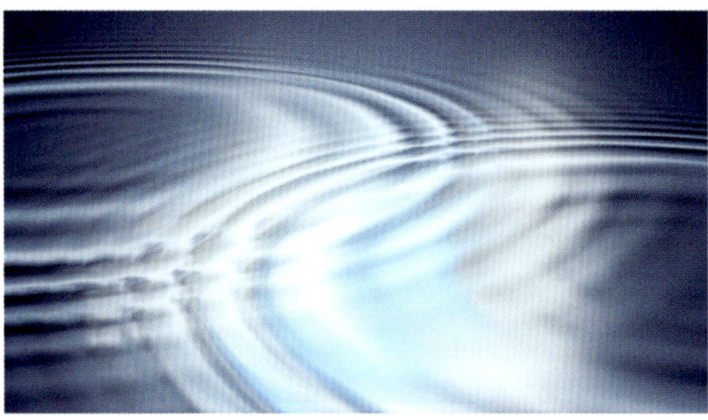

Abb. 1: Interferenz von Wasserwellen mit zwei Schwingungsquellen

2.4 Analoges und vernetztes Denken

In der Schulmedizin und auch in vielen Naturheilverfahren ist uns das kausale lineare Denken sehr bekannt. Es ist dadurch charakterisiert, dass Beziehungen nur in eine Richtung betrachtet werden. So sieht man je nach Fachrichtung beispielsweise einen erhöhten Cholesterinspiegel, frühkindliche traumatische Ereignisse oder eine Quecksilberbelastung aus Amalgamfüllungen in Zähnen als Hauptursache für die Entstehung einer Krankheit.[15]

In der Clustermedizin stehen die Wechselwirkungen zwischen dem Körper, der Psyche und dem sozialen Umfeld im Vordergrund. Daher nehmen sowohl das analoge als auch das vernetzte Denken in Diagnostik und Therapie einen großen Raum ein. Diese Sichtweisen sollen im Folgenden näher betrachtet werden.

Analoges Denken

In unseren Sprichwörtern ist uns das Denken in Analogien hinsichtlich menschlicher Befindlichkeiten nur allzu vertraut. Bewusst oder unbewusst, schreiben wir unseren Organen spezielle psychosomatische Bedeutungen zu. Wir sagen z. B.: „Ihm ist eine Laus über die Leber gelaufen", denn lange Zeit galt die Leber als Sitz der Gefühle, des Temperaments. Und in den Worten „cholerisch" oder „melancholisch", in denen der Wortstamm

14 Kiontke/Rex-Najuch (2012).

15 Dethlefsen/Dahlke (1983).

„chole“ (Galle) steckt, lässt sich erkennen, dass die Galle mit der psychischen Funktion von Wut und Depression verknüpft wird.

Das Besondere an der Clustermedizin ist, dass eine Vielzahl von biologischen Analogien sowohl auf körperlicher als auch auf psychischer und sogar mentaler Ebene in der Diagnostik berücksichtigt wird. Die Clustermedizin zeigt auf, welche Zusammenhänge zwischen den körperlichen, emotionalen und mentalen Prozessen bestehen, die einander bedingen oder gleichzeitig auftreten können.

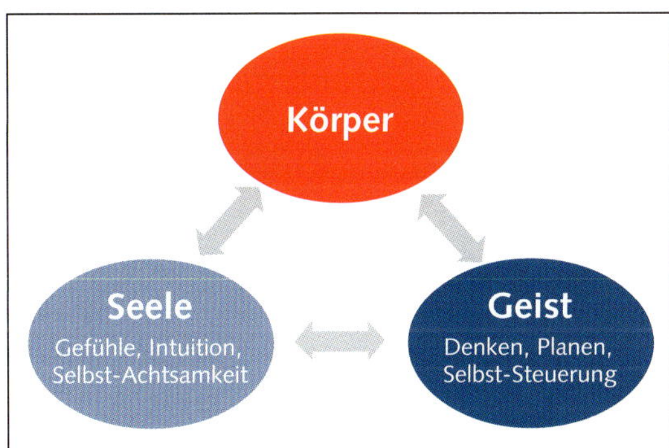

Abb. 2: Die drei Ebenen Körper, Seele, Geist

Ulrich Jürgen Heinz, der Entwickler der Clustermedizin, beschrieb die Analogien der einzelnen Organe nicht beliebig. Vielmehr leitete er sie evolutionsbiologisch aus den Organfunktionen ab, indem er diese philosophisch in verschiedene Ebenen projizierte, um sie auf ihre wichtigste Funktion zu reduzieren. Durch dieses Verfahren der *eidetischen Reduktion*[16] definierte und systematisierte er die psychischen und mentalen Funktionen aller Organe (▶ Tab. 1, S. 22).

16 Der Begriff „eidetische Reduktion“ entstammt ursprünglich der phänomenologischen Lehre Edmund Husserls. Mit der eidetischen Reduktion entwickelte dieser eine Methode, ausschließlich das Wesen (Eidos) von Phänomenen zu erfassen; Hoffmann (2002).

Organ	Psychische Funktion	Mentale Funktion
After	Abgeben können	Abgeben
Arterien	Zielstrebig zum Ende kommen	Vorwärtsgehen
Augen	Extrovertiert wahrnehmen	Gestaltung
Bindegewebe	Zusammenbinden können	Vernetzung
Blase	Auf sich aufmerksam machen	Sammlung
Blut	Zielgerichtet versorgen	Ernährung
Bronchien	Innerlich aufnehmen	Wechselbezug
Brüste	Für andere sorgen	Warmherzigkeit
BWS	Sich ändern können	Schutz
Dickdarm	Sich selbst annehmen	Einheitlichkeit
Dünndarm	Rollen bekommen	Erfüllung
Epiphyse	Entspannen können	Abwechslung
Galle	Sich selbst verteidigen können	Vorhaltung
Gefäße	Sich konzentrieren	Versorgung
Gelenke	Richtig reagieren	Beweglichkeit
Gonaden	Sich bestätigen können	Selbstgewissheit
Großhirn	Sinnvolles verstehen können	Erkenntnis
Haut	Sich angepasst schützen	Umhüllung
Herz	Innerlich frei sein	Ordnung
Hormonsystem	Das Leben verstehen	Verantwortung
HWS	Umsichtig sein	Wachheit
Hypophyse	Überleben können	Lebenslust
Hypothalamus	Selbstgewiss sein	Vernetzung
Kleinhirn	Erlerntes nutzen	Ausgleich
Knochen	Widerstandsfähig beharren	Zähigkeit
Leber	Sich selbst mögen	Verwandlung
Lungen	Sich äußeren Freiraum schaffen	Wechselspielen
LWS	Eine Last auf sich nehmen	Tragfähigkeit
Lymphe	Sich wehren können	Wehrhaftigkeit
Magen	Fremdes nutzen können	Unterscheidung
Mandeln	Sich wachsam schützen	Achtsamkeit
Mastdarm	Grenzen akzeptieren	Loslassen
Milz	Sich vor sich schützen	Vorsicht
Muskeln	Frei reagieren	Bewegung
Nasennebenhöhlen (NNH)	Sich vor sich verstecken	Aufbewahrung
Nebennieren	Sich gezielt verteidigen	Wachsamkeit

►

Organ	Psychische Funktion	Mentale Funktion
Nieren	Sich persönlich unterscheiden	Abtrennung
Ohren	Unwillkürlich wahrnehmen	Erfahrung
Ovarien	Kreativ sein können	Zuversicht
Pankreas	Sich selbst organisieren	Zerlegung
PNS	Über sich bestimmen	Eroberung
Prostata	Sich selbst gestalten	Beharrlichkeit
Rachen	Sich ausdrücken können	Zielstrebigkeit
Rückenmark	Einen eigenen Willen haben	Kommunikation
Schilddrüse	Eigene Gefühle fühlen	Mitleid
Speiseröhre	Zögernd voranbringen	Leitung
Stammhirn	Lebensgewiss sein	Zuverlässigkeit
Stimme	Sich ausdrücken können	Ausdruck
Thalamus	Aktiv leben können	Organisierung
Uterus	Etwas ausgestalten	Geborgenheit
Venen	Vergangenes abbauen	Zurückkommen
Wirbelsäule	Sich nach Zielen ausrichten	Richtigkeit
Zähne	Deutlich trennen können	Widerstehung
ZNS	Sich selbst steuern können	Zusammenhalt
Zwölffingerdarm	Nutzen ziehen können	Befähigung

Tab. 1: Die psychischen und mentalen Funktionen der Organe nach U. J. Heinz. Quelle: Modul 3, Kapitel 10 der Clusterausbildung: Feldsynopsen: S. 78–107 (Bedürfnisprofil und Eigenschaftsprofil)

Die Bedeutung der Analogien wird insbesondere in Kapitel 6 „Die clusteranalytische Auswertung und ihre Interpretation“ besonders deutlich werden.

Vernetztes Denken

Unter vernetztem Denken versteht man das Beleuchten eines Problems aus verschiedenen Blickwinkeln. Dabei sollten so viele Knoten eines Netzes wie eben möglich in ihrem Zusammenwirken sowie auch die Rückkopplungen der in Schwingung geratenen Netzwerkknoten berücksichtigt werden.

Vernetztes Therapieren bedeutet vor diesem Hintergrund, dass man das Kernproblem herauskristallisiert und dieses mit Impulsen aus unterschiedlichen Daseinsebenen gezielt therapiert.

Ein Beispiel mag die verschiedenen genannten Arten des Denkens in Diagnostik und Therapie verdeutlichen:

Denken wir uns einen Patienten mit einer Schilddrüsenunterfunktion. Eine Therapie nach linear denkendem Ansatz bedeutet in diesem Fall, dass das fehlende Schilddrüsenhormon durch die Gabe eines Medikamentes ersetzt wird. Ein vernetzter Ansatz verfolgt beispielsweise die Überlegung, dass die Vorstufe des Schilddrüsenhormons (Tyrosin) gleichermaßen die Vorstufe des Stresshormons Adrenalin ist. Vor diesem Hintergrund könnte die Regulierung der neuroendokrinen Stressachse zu einer Verbesserung der Schilddrüsenfunktion führen. Analoges Denken wiederum berücksichtigt in diesem Beispiel, dass die psychische Funktion der Schilddrüse im Ausdruck von Emotionen (eigene Gefühle fühlen/Mitleid) liegt. Somit werden mehrere, der Schilddrüse zugehörige Netz-Knotenpunkte angesprochen und die Schilddrüse wirksam ganzheitlich therapiert.

Die Clustermedizin basiert sowohl in der Diagnostik als auch in der Therapie auf dem analogen *und* dem vernetzten Denken. Auf diese Weise bildet sie den Menschen mit seinen vernetzten Stoffwechselprozessen, seinen psychischen, emotionalen und mentalen Funktionen ab und kristallisiert die Hintergründe heraus, die zu einem speziellen Krankheitsbild geführt haben.

2.5 Krankheit aus Sicht der Clustermedizin

In der Clustermedizin wird Krankheit als eine **Regulations- und Anpassungsschwäche** des Stoffwechsels und/oder der Psyche an die Lebensbedingungen gesehen. Krankheit ist somit ein Regeldefizit: Lebt der Mensch entweder auf der körperlichen, der psychischen oder der mentalen Ebene in einem Ungleichgewicht, das er nicht regeln oder kompensieren kann, entstehen Symptome, die zu einer Krankheit führen.

Diese Symptome, die der Patient zeigt, stehen in der Schulmedizin im Vordergrund der diagnostischen Aufmerksamkeit: Bei Augenerkrankungen werden verständlicherweise die Augen fachärztlich behandelt, bei Wirbelsäulenerkrankungen die Wirbelsäule usw.

Die Clustermedizin hingegen betrachtet Symptome als das sichtbare Ergebnis einer langen Kette von fehlerhaften Stoffwechselprozessen, die durch Toxinverschiebungen verursacht werden: Ständig werden im Stoffwechsel und auch von den Milliarden Mikroorganismen im Darm Abbauprodukte gebildet. Werden diese Toxine entweder ungenügend ausgeschieden oder ist ihre Neubildung zu stark, lagern sie sich, je nach Funktionsstörung, an verschiedenen Orten im Körper an – was zu Symptomen führt. Für die Clustermedizin stellen Toxine somit die wichtigsten Krankheitsmodulatoren dar, wobei die Symptome nur das für den Patienten sichtbare Ergebnis sind.

2.6 Die Rolle der Psyche

Eine besondere Rolle in der Clustermedizin kommt der Psyche zu, die vom Limbischen System gesteuert wird. Sie hat die Aufgabe, die Bedürfnisse des Körpers mit den Anforderungen aus dem sozialen Umfeld abzugleichen. Alles, was wir erlebt haben, wird abgespeichert und durch die Psyche verwaltet.

Die Psyche umfasst die kompletten Steuerungsprozesse, die zwischen den körperlichen Funktionen und dem Bewusstsein ablaufen. Denn: Zwischen dem Körper, der während des gesamten Lebens seinen eigenen Funktionen und den Reizen aus seinem umgebenden Milieu ausgesetzt ist (Ist-Zustand), und den Vorgaben, die als Erbgut angelegt sind (Soll-Zustand), findet ein ständiger Informationsabgleich statt. Dieser Abgleich erfolgt vorwiegend im Kleinhirn, in dem nach Ulrich Jürgen Heinz die Informationen des Erbguts in decodierter lesbarer Form gespeichert sind. Die philosophischen Hintergründe dieses Prozesses habe ich in Kapitel 2.2 mit den Existenzfeldern beschrieben.

Gelingt diese Abarbeitung, die vorwiegend in den Traumphasen stattfindet, nicht adäquat, lagert der Körper die unverarbeiteten Informationen in seine Gewebe ein und somatisiert sie. Dabei hat jedes im Unterbewusstsein wirkende Problem aus clustermedizinischer Sicht einen Organbezugsort (▶ Tab. 1, S. 22). Das psychische Problem bewirkt an diesem Ort eine Milieuänderung, welche wiederum den Stoffwechsel negativ beeinflusst. Der veränderte Stoffwechsel führt auf die gleiche Art zu Toxinverschiebungen, wie es bei körperlichen Störungen der Fall ist. Der nicht verarbeitete Impuls mit den anschließenden Toxinverschiebungen resultiert in Symptomen, Funktionsstörungen – und/oder Krankheit.[17]

Nach Ulrich Jürgen Heinz beträgt der Anteil der psychisch bedingten Toxine ungefähr 70 % und liegt damit deutlich höher als der durch körperliche Ursachen bedingte Anteil.

17 Heinz (1993).

3 Clustermedizin als Diagnostik – Grundlagen

Die clusteranalytische Diagnostik wird aus unterschiedlichen Quellen vorgenommen. Herangezogen werden Informationen aus Körpersubstanzen (Blut, Speichel, Haare, Urin, ...), aber auch aus Assoziationen mittels spezieller Fragegruppen, Bilder oder Zeichnungen. Basis der Informationsverarbeitung der Clustermedizin sind probabilistische wahrscheinlichkeitsgestützte Mustererkennung und Mustervergleich. Indes werden in der Diagnostik keine quantitativen Aussagen wie in der schulmedizinischen Laboruntersuchung, sondern ausschließlich qualitative Aussagen über Stoffwechsel- und Informationsprozesse getroffen. Die Clustermedizin geht davon aus, dass komplexe Stoffwechselabläufe in lebenden Systemen nicht linear abgebildet, sondern nur auf der Basis quantenmechanischer und fraktalgeometrischer Rechenprozesse simulierend nachgeahmt werden können. Auf diese Weise können fluktuierende Netzwerke mit den verschiedensten Einflussgrößen analysiert werden.

Hinweis
Die Aussagen, die ich in diesem Buch treffe, sind das Resultat von 20 Jahren Praxiserfahrung mit der Clustermedizin. Sie geben in der Regel kein schulmedizinisch anerkanntes Wissen wieder.

3.1 Informationen aus Körpersubstanzen

Eine wichtige Basis der clustermedizinischen Diagnostik stellt die Analyse von Körpersubstanzen dar. Da die Clusteranalyse in den Anfängen ihrer Entwicklung ausschließlich mittels einer Blutprobe erfolgte, werde ich die Methodik im Folgenden an diesem Beispiel erläutern. So können interessierte Therapeuten die ersten Erfahrungen in der Anwendung sammeln, ohne bereits alle Spezifizierungen nachvollziehen zu müssen.

Um die Schnittstellen des gestörten Stoffwechselnetzes präzise abzubilden, stellte sich die Kristallisation[18] als optimales Verfahren heraus.

Kristallisation entsteht durch die physikalische Grundkraft der elektromagnetischen Wechselwirkung. Die Proteine, Fette und Hormone, die im Körper gebildet werden,

18 Als Kristalle werden Festkörper mit dreidimensional-periodischer Anordnung von Elementarbausteinen (Atome, Ionen, Moleküle) bezeichnet; Matz (2013).

weisen eine bestimmte dreidimensionale Struktur auf, die sich auf die Morphologie des Kristallisats exakt reproduzierbar auswirkt.

Blut eignet sich für einen möglichst weitgehenden, detaillierten Überblick besonders gut, weil es praktisch bis zu 97 % des Körpers durchfließt, somit alle biologisch wesentlichen Informationen aufnimmt und in unterschiedlicher Verweildauer speichert. Aus Sicht von Ulrich Jürgen Heinz bietet Blut für die clusterbasierte Diagnose daher das weiteste Informationsspektrum bei gleichzeitig hoher Differenzierung.

Die Methodik der Analyse ist für alle Körpersubstanzen identisch. Auf die Kriterien für eine spezifizierte Auswahl von weiteren Körpersubstanzen wie Haare, Stuhl, Urin usw. für die Diagnostik werde ich im späteren Verlauf eingehen (▶ Kap. 4.2 und ▶ Kap. 4.3).

Die Werkzeuge der Diagnostik im Überblick:

- Mazeration und Destillation der Körpersubstanzen
- Kristallisation in definierten Trägersubstanzen
- Mikroskopische Analyse (Domänen, Texturen, Formen)[19]
- Fraktale Analyse (selbstähnliche Elemente)
- Kodierung der fraktalisierten Bildinhalte für die mustererkennende Bearbeitung
- Zuordnung der Bildinhalte zu biologischen Fakten (Klassifizierung)

Für die Analyse wird die Probe im Labor unter standardisierten Bedingungen homogenisiert, über Wasserdampf mazeriert und destilliert. Anschließend wird sie mit einem Trägersalz konjugiert und kristallisiert.

Auf Basis dieses Verfahrens beurteilte Ulrich Jürgen Heinz in den Anfängen der Clustermedizin zunächst Blutkristallisate von Patienten mit bekannten Diagnosen mikroskopisch und untersuchte sie auf Ähnlichkeiten (▶ Abb. 3 und ▶ Abb. 4). Dabei fiel ihm auf, dass die Domänen und Texturen eines Kristallisats bei gleichen Krankheitsbildern übereinstimmten. Dabei entsprechen die Domänen den embryonalen Keimblättern, aus denen unsere Gewebe entstehen, und die Texturen den einzelnen Organen. Da die Keimblätter in der Clustermedizin eine herausragende Bedeutung haben, werde ich in Kapitel 4.1 noch näher auf sie eingehen.

Durch ständigen Mustervergleich konnte Heinz im Laufe der Jahre eine große Datenbank erstellen, in der die Kristallisate, jeweils verbunden mit dem medizinischen Wissen, abgespeichert wurden. Mit Hilfe der Datenbank gelang es Heinz, bestimmten Kristallisationsformen definierte Stoffwechselschwächen sowie später auch psychische und men-

19 „Domänen", „Texturen" und „Formen" sind Begriffe zur Beschreibung von Kristallisaten: Domänen bezeichnen Gegenden ähnlicher Strukturen im Kristallisat. Innerhalb der Domänen organisieren sich wiederum Gegenden mit ähnlicher Struktur, Texturen genannt. In ihnen bilden sich weitere Einzelformen.

tale Funktionen zuzuordnen (▶ Tab. 1, S. 22), was schließlich in der Entwicklung eines eigenständigen Diagnosesystems mündete.

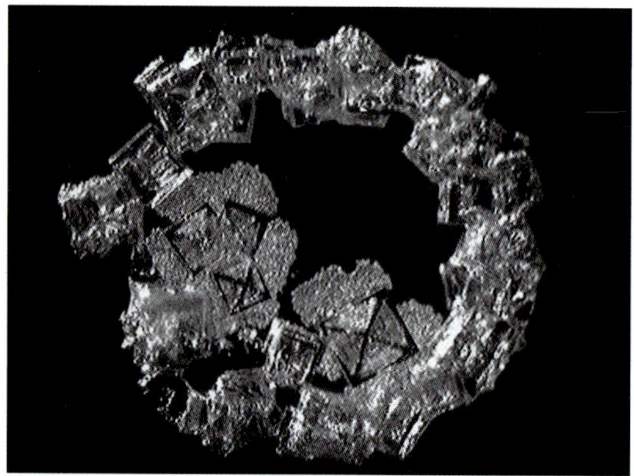

Abb. 3: Patientenkristallisat aus Blut

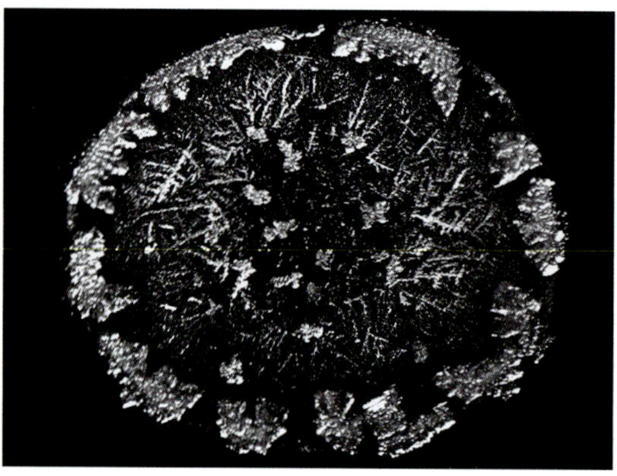

Abb. 4: Patientenkristallisat aus Blut, Beispiel 2

Die direkte mikroskopische Beurteilung des Kristallisats, die zu Beginn als Diagnostik genutzt wurde, war personengebunden und damit auch von dem Wissensstand des Betrachters abhängig.

Heute werden die Kristallisate aus den verschiedensten Substanzproben mit komplexen Rechenprozessen fraktalgeometrisch als Abweichung von einem standardisierten Ausgangskristallisat aus einer definierten Salzlösung berechnet, digitalisiert und als Numerische Sequenz (NSQ, Kap. 3.5) in einer Datenbank gespeichert. Im Laufe der Jahre wurden auch zahlreiche andere Substanzen wie Pflanzen (▶ Abb. 5 und ▶ Abb. 6, Gewebeproben, Mineralien und Hormone (▶ Abb. 7, ▶ Abb. 8 und ▶ Abb. 9) auf dieselbe Art kristallisiert, digitalisiert und mit ihren entsprechenden Aussageverknüpfungen in einem speziellen EDV-basierten Expertensystem archiviert. Durch Mustererkennung nach dem

Prinzip der Analogie lässt sich das Kristallisat einer neuen Probe mit diesem System somit auf Ähnlichkeiten zu allen gespeicherten Kristallisaten untersuchen. Auf diese Weise steht eine sehr große diagnostische analoge Vergleichsbasis zur Beurteilung von Kristallisaten zur Verfügung, die als selbstlernendes System durch Anwendung neuronaler Netze[20] ständig erweitert wird.

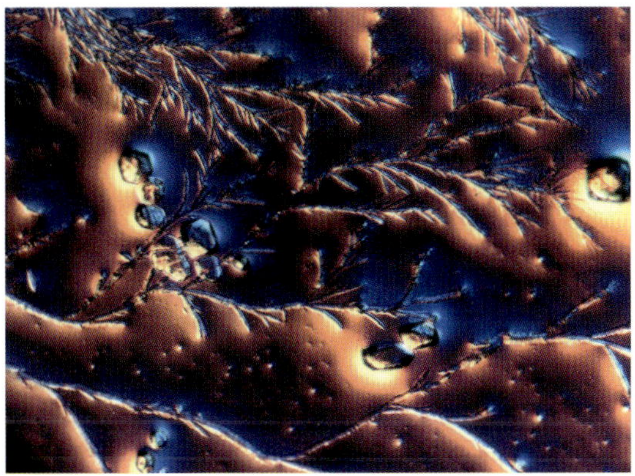

Abb. 5: Kristalline Textur der Heilpflanze „Chenopodium ambrosioides" (Wohlriechender Gänsefuß)

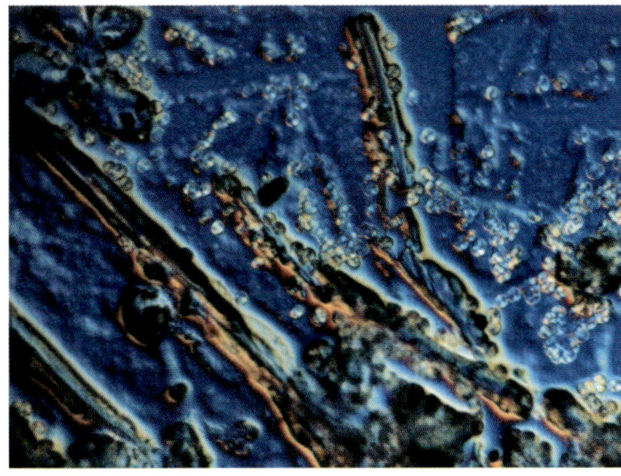

Abb. 6: Kristallisat von Anacardia orientale (Ostindischer Elefantenlausbaum)

20 Eine grundlegende Eigenschaft von neuronalen Netzen ist ihre Fähigkeit, Daten zu klassifizieren; Scherer (1997).

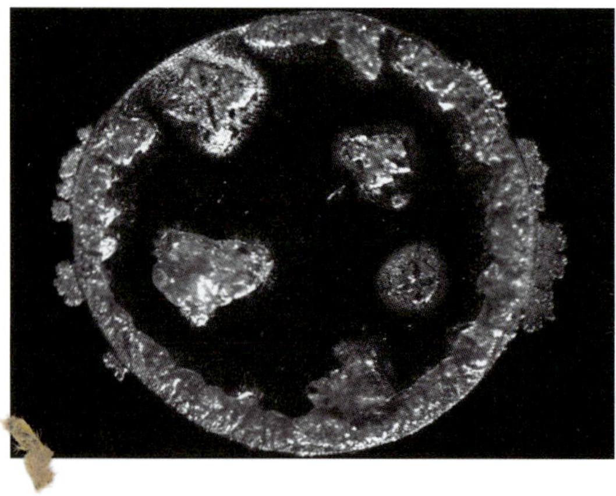

Abb. 7: Kristallisat des Minerals Calcium

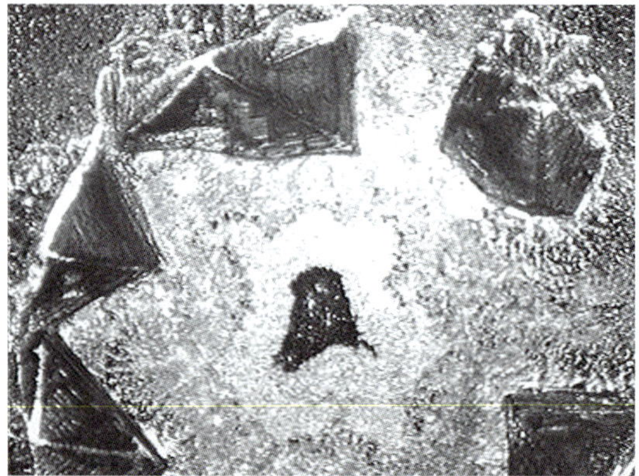

Abb. 8: Kristallisat des Nebennierenhormons Adrenalin

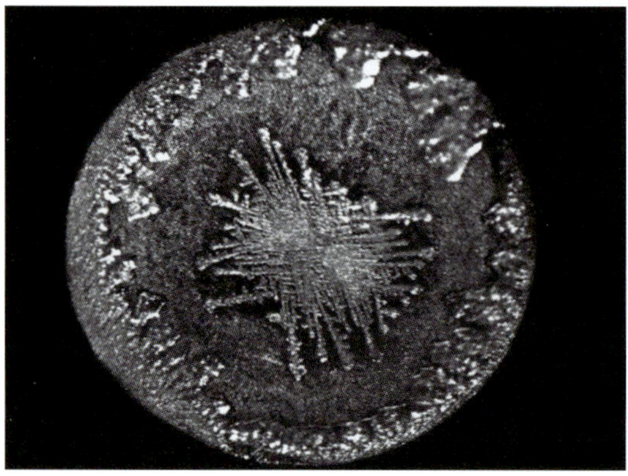

Abb. 9: Kristallisat des Hormons Serotonin

Das Ergebnis dieser Untersuchung auf Übereinstimmung wird in Form einer Auswertung zusammengefasst (▶ Kap. 6), um die Korrelationen möglichst vieler Stoffwechselfunktionen mit ihren Hintergründen und Ursachen sichtbar zu machen. Die Diagnostik berücksichtigt somit nicht nur den fachspezifischen Bereich, der zu einem Beschwerdebild passt, sondern bildet den Menschen unabhängig von den Symptomen als Ganzes ab – mit all seinen vernetzten Stoffwechselstörungen, psychischen und mentalen Hintergründen, selbst jenen, die dem Patienten nicht bewusst sind oder die er dem Therapeuten nicht berichtet.

Die Informationen aus der Körpersubstanz führen zu klaren analytischen, metabolischen, somatischen Aussagen und Hinweisen. Es werden die Fähigkeiten und Kompetenzen klassifiziert, die den Patienten stützen, aber auch die psychosozialen Zusammenhänge, die den Patienten belasten. Sogar plausible und wahrscheinliche Aussagen zur Tendenz der weiteren Entwicklung des Patienten werden aufgezeigt.

Neben der Diagnose wird in der Auswertung auch die individuelle stoffwechselangepasste clusterspezifische Therapieempfehlung für den Patienten ausgewiesen. Die klassifizierten Mittelprofile werden präzise auf das Analyseprofil abgestimmt und sind diesem analog.

Mit der Therapie werden dem Patienten die aus den Kristallisaten gewonnenen Kristallisationscluster vornehmlich als Essenzcluster sublingual, aber auch über andere Sinnesorgane wie Ohren (Klangcluster) oder Augen (Bildcluster) zurückgegeben. Die Therapiewerkzeuge wirken physikalisch über Interferenz und Rückkopplung. Dabei werden die Selbstheilungskräfte des Körpers aktiviert, indem diesem sein Ist-Zustandes quasi gespiegelt wird, sodass er die Korrektur zum planmäßigen Sollzustand, der im Kleinhirn in lesbarer Form gespeichert ist, vornehmen kann.[21] Darüber hinaus werden in der Auswertung auch weitere adjuvante naturheilkundliche Therapieempfehlungen ermittelt.

21 Heinz (1993).

Praxistipp

Wenn Sie als Therapeut für sich persönlich, Ihre Familie oder Patienten die ersten Erfahrungen mit der Clustermedizin sammeln möchten, müssen Sie nicht im Voraus die komplette Theorie und Praxis der Spezifizierung nachvollzogen haben. Vielmehr können Sie eine Blut- oder Speichelprobe bei Erwachsenen oder eine Speichelprobe bei Kindern zur Untersuchung einsenden und die entsprechenden Ergebnisse abwarten. Vielleicht erleben Sie, welche tiefgreifenden Veränderungen sowohl körperlich als auch psychisch möglich sind. Die schnellsten sichtbaren Erfolge lassen sich meiner Erfahrung nach während der Behandlung von Kindern beobachten.

3.1.1 Exkurs: Bakterien und Viren

Bakterien und Viren stehen in der konventionellen Forschung zunehmend im Fokus. In der Clustermedizin spielen diese Mikroorganismen seit jeher eine bedeutende Rolle für die Informationsgewinnung und Diagnostik, weshalb ich ihnen an dieser Stelle einen kurzen Exkurs widme.

3.1.1.1 Die Rolle der Bakterien

Bakterien spiegeln viele Stufen der Evolution wider: Das Zusammenspiel der Wettereinflüsse (▶ Kap. 5.2.1.1) hat im Laufe der Evolution zu einem Ereignisfeld von einerseits hoher Symmetrie und andererseits komplexen, chaotischen Wirkungen geführt, sodass Bakterien sich als Extremisten sowohl Siede- als auch äußersten Kältetemperaturen anpassen können.[22]

Bakterien sind nahe Verwandte unserer Zellen. Sie bewerkstelligen unter anderem die Verdauung, den Umbau fremder zu körperverträglichen und -nützlichen Stoffen, den Aufbau der Eiweiße und die Bildung von Hormonen. Auch unsere körperliche Fitness ist direkt von unseren bakteriellen Symbionten abhängig. Das menschliche Zellsystem lernt von den Bakterien, sich an unausweichliche Milieuveränderungen anzupassen. Sie bieten dem Immunsystem angepasste Strategien des Überlebens an. Begreifen wir Bakterien als Vorläufer unseres Zellsystems, reduziert sich ihre Gefährlichkeit auf eine Auseinandersetzung unter Verwandten, die uns zeigen können, wie Anpassung funktioniert.

Die Clustermedizin sieht den *Körper als verdichtete, organisierte Sozialisierung verschiedenartiger Bakterienordnungen, -familien und -gattungen zu einem selbstorganisierten*

22 Heinz (2002), Bakterien.

Gebilde. Dieses nennen wir Organismus. Krank machen uns die in unserem Körper aktuell oder opportunistisch lebenden Bakterien nur dann, wenn sich unser Milieu ändert oder die Bakterien durch ihre Vermehrung versuchen, unser Stoffwechselmilieu zu korrigieren. Überschreitet die Vermehrungsgeschwindigkeit eine bestimmte Schwelle und reicht unsere Mustererkennung – das heißt unsere Abwehr – nicht aus, können Bakterien lebenswichtige Organfunktionen stören.

3.1.1.2 Die Rolle der Viren

In der Wissenschaft gelten auch Viren längst nicht mehr nur als krankmachende Infektoren, sondern ihnen wird eine evolutionsbiologische Bedeutung zugeschrieben. Viren sind Antreiber der Evolution und helfen bei der Anpassung an Umweltbedingungen.

Nach den neuesten Forschungen[23] stammen ca. 9 % unseres gesamten Erbguts von Viren. Damit nehmen diese viralen Sequenzen fünfmal so viel Platz ein wie die für Proteine codierenden Sequenzen. Die viralen Anteile stammen überwiegend von Retroviren, die vor 40 bis 70 Millionen Jahren die Vorfahren des Menschen infizierten und es dabei schafften, ihr Erbgut dauerhaft in das Genom ihres Wirtes einzubauen.[24] Zudem sind inzwischen zahlreiche virale Onkogene als Cofaktoren für die Krebsentstehung bekannt.[25]

Umso erstaunlicher ist es, dass der Entwickler der Clustermedizin Ulrich Jürgen Heinz schon im Jahre 2002 einen Zeitungsartikel mit dem Titel „Viren – Kontrolleure der Evolution" verfasste.[26]

Darin beschreibt Heinz unter anderem, dass sich das bereits im Körper ruhende Virus aktiviert, sobald sich das metabolische Milieu des Körpers hinsichtlich seiner biologischen und chemischen Komponenten verändert. Über die Rezeptoren der Hülle nimmt das Virus diese Veränderungen wahr und kann je nach Ausmaß der Milieuveränderung unterschiedlich reagieren. Seine Vermehrung nutzt das Virus zur Änderung des metabolischen Milieus im Körper; es hat daher die Funktion der Stoffwechselkorrektur. Wiederkehrende Virusinfektionen deuten nach Heinz auf genetische Störungen bestimmter metabolischer Funktionen hin. Starke Milieuveränderungen im Stoffwechsel des Menschen infolge der Virusaktivität machen das Fortbestehen der Viren überhaupt erst möglich.

Die Viren besitzen eine optimale, kristallin aufgebaute, geometrische dreidimensionale Raumstruktur. Über die clustermedizinische Mustererkennung ließen sich die Viren nach

23 Mölling (2015).
24 Hohmann (2010).
25 Mölling (2015).
26 Heinz (2002), Viren.

dieser besonderen Geometrie ihrer Hüllen (Kapside[27]) und ihrer Familienzugehörigkeit differenzieren. Daraus resultierten sehr interessante Erkenntnisse: Sphärische Kapside werden vorwiegend von stammesgeschichtlich sehr alten Viren genutzt, die vor allem Wirtszellen aus den Organen suchen, die sich aus dem Keimblatt **Entoderm** entwickeln (z. B. Pockenvirus, Lassa-Virus). Helikale Kapside verwenden Viren, deren Wirtszellen sich besonders in Organen aus dem **Mesoderm** befinden (z. B. Coronaviren, Grippeviren, Masern, Mumps), während Viren, die sich in Organen aufhalten, die aus dem **Ektoderm** entstehen, vor allem ikosahedrale Kapside besitzen (Epstein-Barr, Herpes Zoster und Polioviren).

Bereits 2003 definierte Heinz die Viren als geschichtliche Knotenpunkte für den Erwerb einer neuen metabolischen Eigenschaft, die in der Form der Kapside codiert ist.

Diese Sichtweise wird in der neuesten Forschung bestätigt.[28]

Kapsidform	Sphärisch-nichtisometrisch	Helikal-symmetrisch	Ikosahedral
Virenfamilie/spezies	Familie: Pockenviriden Familie: Arenaviriden	Familie: Orthomyxoviriden Familie: Paramyxoviriden Familie: Rhabdoviriden Familie: Retroviriden Familie: Coronaviriden Familie: Bunyaviriden	Familie: Parvoviriden Familie: Hepatitis-B- u. -C-Viren Familie: Papovaviriden Familie: Adenoviriden Familie: Iridoviriden Familie: Herpesviriden Familie: Picornaviriden Familie: Reoviriden Familie: Togaviriden
Beispiele bekannter Viren	Pockenvirus, Lassa-Virus	Grippe-Virus A und B, Mumps-Virus, Masern-Virus, Tollwut-Virus, HIV	Epstein-Barr-Virus, Herpes-Zoster-Virus, Entero-Virus, Rhino-Virus, Polio-Virus

Abb. 10: Die drei Kapsidformen und ihre wichtigsten Vertreter (Virenfamilien/-spezies); Heinz (2002), Heft 3

27 Kapsid: Bei Viren (einschließlich Bakteriophagen) die aus Proteinen aufgebaute Strukturkomponente der Virionen (Viruspartikel), die das Genom umschließt. Kapsid und Genom bilden zusammen das Nukleokapsid; Schwarz (1999).

28 Mölling (2015).

3.1.1.3 Bakterien und Viren in der Diagnostik

Da Ulrich Jürgen Heinz sämtliche Bakterien- und Virenarten in ihrer morphologischen Struktur untersuchte, ließen sich diese analog zu den Kristallisaten der Substanzproben aus Blut in Numerische Sequenzen übersetzen und in der Datenbank speichern. Durch Mustererkennung und Mustervergleich des Kristallisats der Blutprobe eines Patienten mit den gespeicherten Daten der morphologischen Struktur der Bakterien und Viren kann daher exakt eine mögliche Belastung des Patienten mit einer bestimmten Bakterien- oder Virenart zugeordnet werden.

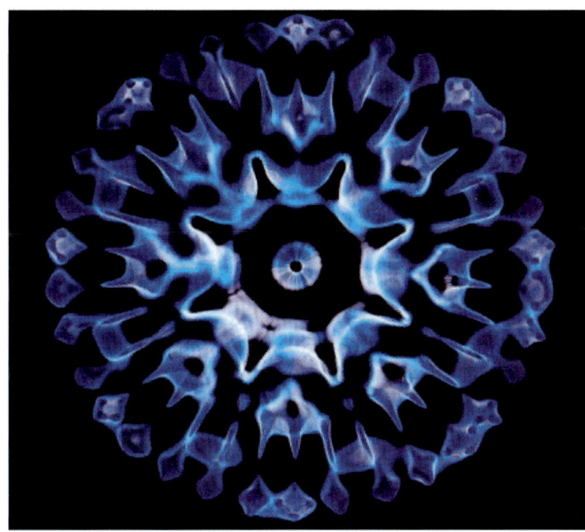

Abb. 11: Wirkung des Klangclusters „Humane Papillomaviren" auf Wasser

3.2 Informationen aus Eidalclustern (Graphentafeln)

In der Clustermedizin wird der gesamte Mensch mit seinen körperlichen, psychischen und mentalen Ebenen gesehen. Aus diesem Grund wurde neben den erwähnten Untersuchungen von Körpersubstanzen eine weitere Diagnoseform entwickelt, die über die Verwendung von Graphentafeln das Gehirn als Untersuchungsquelle nutzt.

Durch diese Graphentafeln, die in Kombination mit ganzheitlichen Fragegruppen verwendet werden, können die neuronalen Netze, die Muster, in denen unsere Erlebnisse und Erinnerungen gespeichert werden, abgebildet und diagnostisch genutzt werden.

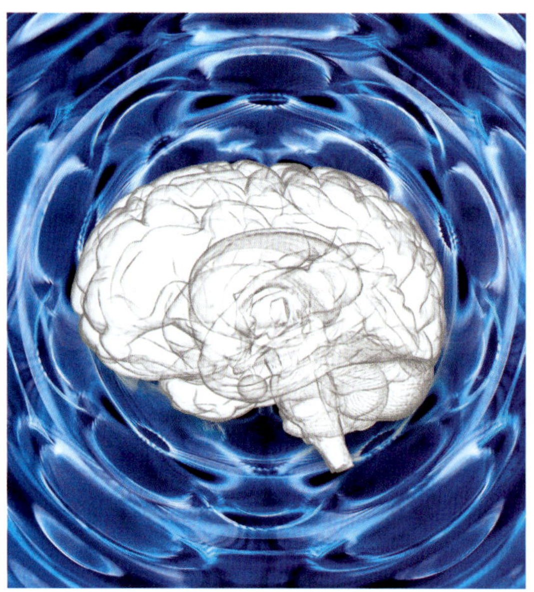

Abb. 12: Das Gehirn als Diagnosequelle in der Clustermedizin (schematische Zeichnung)

Da es sich um ein recht komplexes Thema handelt, will ich es im Folgenden ausführlicher beschreiben.

3.2.1 Entwicklung der Eidalgraphen

Alle Erinnerungen oder Assoziationen in unserem Gehirn werden dort nicht – wie die Inhalte dieses Buches – in Schriftform mit unserem Alphabet festgehalten, sondern als Muster neuronaler Netze, als Bilder (Eidalstrukturen; griech. „eidos" = Bild), gespeichert.

Um diese über das Bewusstsein nicht zugängigen neuronalen Muster entschlüsseln zu können, wurde in der Clustermedizin analog zu unserer Sprache eine neuartige Bildsprache entwickelt, die unsere Prozesse im Unterbewusstsein abbildet.[29] Genauso, wie wir mit unserem Alphabet aus 26 Buchstaben die Prozesse des Bewusstseins in den verschiedensten Schattierungen beschreiben können, existiert mit der Entwicklung der Eidalgraphen eine neue Sprache in Bildern, die in der Lage ist, die Prozesse, die vorwiegend im Limbischen System ablaufen, exakt abzubilden. Wie aber ist dies möglich?

29 Heinz (1995); ausführliche Erklärung s. Kapitel 4.4.

Die Entwicklung der Eidalgraphen – 1. Schritt

Durch das beständige Sammeln der jahrelang untersuchten Kristallstrukturen aus Substanzproben war es Ulrich Jürgen Heinz möglich, zunächst die dominanten Muster abzuzeichnen. Später gelang es ihm, die Bildstrukturen (Eidalstrukturen) des Unbewussten durch das philosophische Verfahren der eidetischen Reduktion zu präzisieren (▶ Abb. 13). Ausgehend vom Analogieprinzip, nach dem evolutionsbiologisch alles aus einem gemeinsamen Ursprung entstanden ist, postulierte er dabei, dass die geometrischen Formen der Kristallisate der Form der neuronalen Verschaltungen im Gehirn entsprechen.[30]

Die Entwicklung der Eidalgraphen – 2. Schritt

Im Laufe der Weiterentwicklung der Clustermedizin wurde die Mustererkennung, die zu Beginn ausschließlich über Blutproben erfolgte, schließlich um ein komplettes Graphenwerk erweitert. Dieses besteht aus 21 Graphentafeln, die zur eindeutigen Beschreibung der geometrischen Form eines Kristallisats notwendig sind. Zur Vorbereitung des vollständigen Graphenwerks, das uns Therapeuten heute zur Verfügung steht, wurden zunächst alle geometrischen Formen der Kristallisate, die jemals untersucht wurden, wie in einem botanischen Bestimmungsbuch katalogisiert. Anschließend wurden die Grundformen systematisiert und als geometrische Entwicklungsformen vom Punkt über die Vielflächner (z. B. platonische Körper) bis zur Kugel angeordnet (Heinz-Plato-Linie, ▶ Abb. 13). Die weiteren Graphentafeln wurden mathematisch durch Exduktion (Ausstülpung) und Induktion (Einstülpung) aus der Heinz-Plato-Reihe entwickelt (▶ Abb. 14).

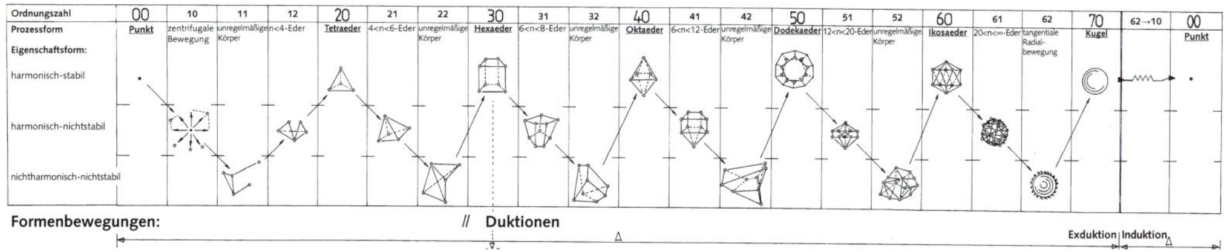

Abb. 13: Entwicklung der Graphentafeln aus den platonischen Körpern

30 Heinz (2003–2007), Seminarunterlagen.

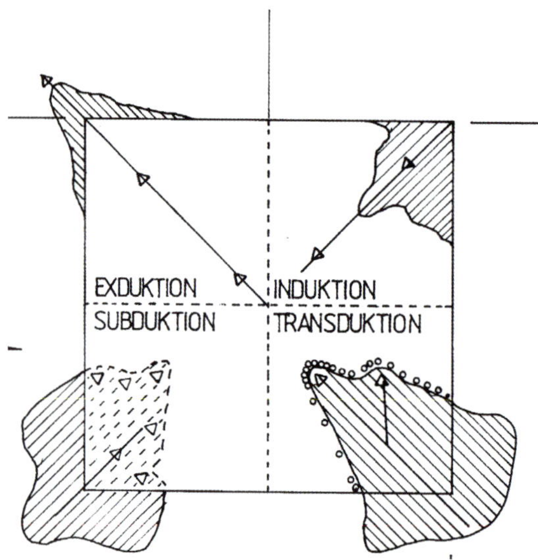

Abb. 14: Die einzelnen Duktionsformen als mathematische Grundlage für die Graphentafeln

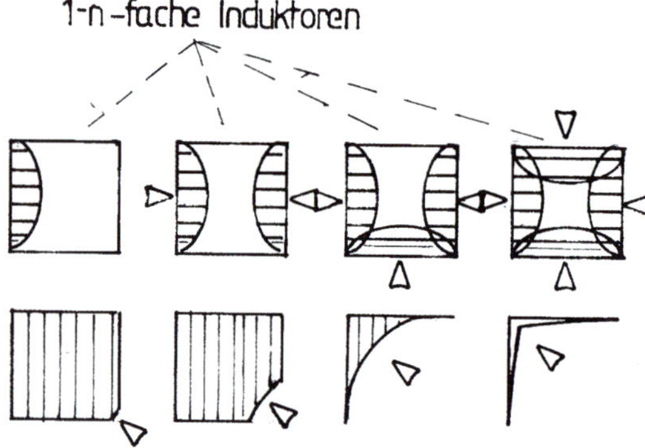

Abb. 15: Die Induktion als Beispiel an einem platonischen Körper

In der finalen Form bilden die ca. 1.500 Eidalgraphen der 21 Graphentafeln als komplettes Graphenwerk die Grundlage für eine systematische Sprache, die in der Numerischen Sequenz codiert und damit vergleichbar ist (▶ Kap. 3.5). Die Graphentafeln dienen sowohl der Abbildung beliebiger Kristallisate aus den unterschiedlichsten Substanzen als auch der Abbildung und Codierung komplexer Prozesse im Gehirn oder von Bildern.

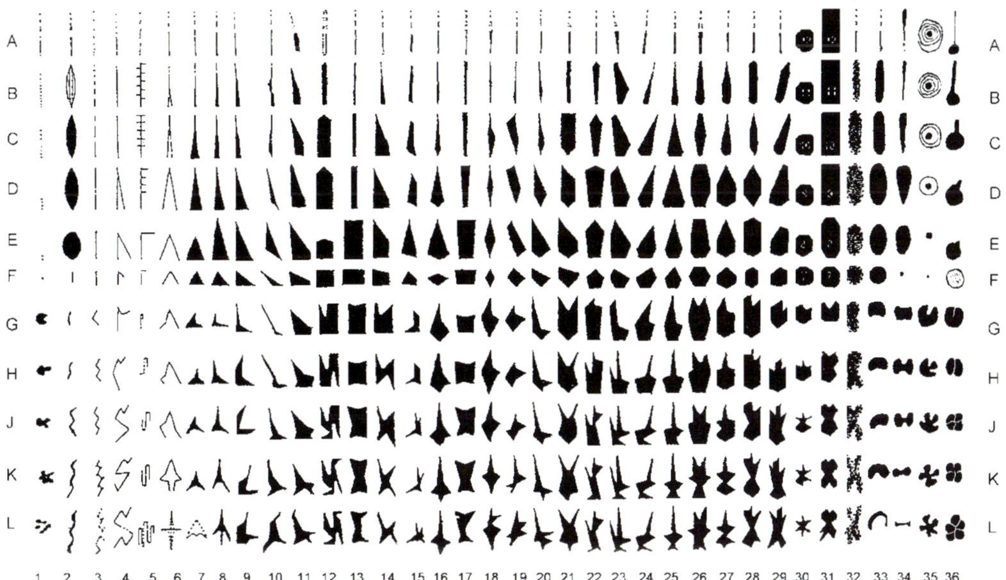

Abb. 16: Beispiel der Tafel 1 des Graphenwerkes von insgesamt 21 Graphentafeln

In der Linie F auf der abgebildeten Graphentafel in Abbildung 16, Beispiel der Tafel 1 des Graphenwerkes von insgesamt 21 Graphentafeln, ist die Heinz-Plato-Linie zweidimensional abgebildet. Oberhalb dieser Linie wird die Exduktion (Ausstülpung) in 5 Stufen ausgeführt, unterhalb der F-Linie die Induktion (Einstülpung).

3.2.2 Funktionsweise der Graphentafeln

Bestimmte Worte, Sätze oder Fragen erzeugen in jedem Menschen Reaktionen in Form von Gedanken, Erinnerungen, Sympathie oder Antipathie oder sogar eine somatische Wirkung wie Pulsbeschleunigung, Blutdruckanstieg und Pupillenerweiterung. Diese somatischen Reaktionen erfolgen aufgrund von neurologischen Vorgängen in unserem Gehirn, die entsprechend den Gedanken als Muster neuronaler Netze eine bestimmte geometrische Form aufweisen. Indem diese Reaktionen als eine graphische Form, als ein Bild dargestellt und damit beschrieben werden, können sie lesbar gemacht und analysiert werden.

Unsere Gehirne arbeiten mit einer Frequenz von 30.000 Impulsen pro Sekunde. Jeder der 30.000 Impulse löst weitere fünf Millionen Impulse in unseren Gehirnnetzwerken aus. Diese immense Geschwindigkeit der Informationsweiterleitung ist für unseren menschlichen Verstand kaum vorstellbar. Im Zuge der clustermedizinischen Diagnostik stellen wir dem Patienten nun in diese Kommunikationsflut hinein eine Frage aus einer Fragegruppe des Graphenwerks (▶ Kap. 4.4.) und legen ihm zugleich eine Graphentafel vor.

Diese Frage wird in das immense Takten des Gehirns hinein als Provokation aufgenommen. Das Limbische System filtert und lässt zu, was über das Kleinhirn unter der Mitwirkung der körperlichen Funktionen und der momentanen Erlebniswelt als motorischer Impuls ausgedrückt werden kann. Das Wahrgenommene wird damit individuell gewichtet. Diese Gewichtung geht auf das billiardenfache Impulsgeschehen des Großhirns über und löst weitere Empfindungen und Bildketten aus. Aus dieser Stimmung findet ein limbischer, gewichteter Gesamtabgleich zwischen Graphen und Kleinhirn statt: Das Auge sucht nach einer Gemeinsamkeit des durch die Provokation Erlebten mit einer Form der vorgelegten Graphentafel. Zu den geometrischen Mustern wird eine positive oder negative Resonanz empfunden und so der emotional assoziative Hirnprozess codiert.[31]

3.2.3 Fragegruppen und Themen

Um die 21 Graphentafeln zur Abbildung der unbewussten Muster im Limbischen System diagnostisch nutzen zu können, entwickelte Heinz passend zu den Tafeln mehr als 50 Fragegruppen für verschiedene therapeutische Zwecke. Im täglichen Praxisablauf werden 18 Fragegruppen verwendet, deren konkrete Themenbereiche ich in Kapitel 4.4 beschreibe. Die Fragegruppen sind in ihrer semantischen Struktur an das Graphenwerk angepasst, daher besteht jede Fragegruppe aus 21 Fragen bzw. „Rufmustern".

Für die Diagnostik zu einem bestimmten Thema werden dem Patienten nacheinander die insgesamt 21 Graphentafeln vorgelegt. Jeder dieser Tafeln ist ein Rufmuster, d. h. ein Satz oder Wort der Fragegruppe, zugeordnet, das vom Patienten gelesen oder vom Therapeuten vorgelesen wird. Der Patient reagiert mit einem Gefühl und nennt bei jedem Rufmuster den für ihn zutreffendsten Graphen auf der jeweiligen Tafel. Dabei sind die Graphen nicht direkt erkennbar mit einer inhaltlichen Bedeutung belegt. Der Patient wählt die Graphen somit nicht aufgrund eines bewussten Wiedererkennungseffektes, sondern aufgrund erzeugter Resonanzen zu den Bildstrukturen in seinem Gehirn.

Da in den Graphentafeln dreidimensionale Strukturen katalogisiert sind, ergeben die ausgewählten Graphen übereinandergelegt eine räumliche Struktur, die wie ein Kristallisat in eine Numerische Sequenz (▶ Kap. 3.5) übersetzt werden kann. Die Systematik der Kristallisatbeschreibung ist über die Reihenfolge der Graphentafeln definiert, daher darf die Reihenfolge der Graphentafeln und der zugehörigen Rufmuster einer Fragegruppe vom Therapeuten nicht willkürlich verändert werden.

31 Wasinger (2015), Modul 2.

Die ermittelte Numerische Sequenz kann wie bei den Substanzproben mit dem Expertensystem im Labor durch Mustererkennung und Mustervergleich in Form einer Analyse ausgewertet werden. Ausgehend vom paritätischen Modell der körperlichen und psychischen Gleichgewichtigkeit, lässt sich einer so entstandenen psychischen Aussage eine somatische zuordnen und umgekehrt.

Besteht bei einem Patienten ein vorrangiges Thema, z. B. „Schmerzen“, kann dieses Thema mit den Graphentafeln direkt fokussiert werden. Dazu werden nicht die Fragegruppen verwendet, sondern der Patient sagt zu jeder Graphentafel das entsprechende Thema, beispielsweise: „Mein Schmerz“. Dabei wird das Thema 21-mal prägnant, möglichst mit einem oder zwei Worten, als Rufmuster vorgegeben, und der Patient ordnet jeweils den passenden Graphen der Graphentafel zu.

Alle Fragegruppen wie auch spezielle Themen können sowohl zur Diagnostik mit den Graphentafeln als auch zur Erstellung von Zeichnungen (▶ Kap. 3.3) herangezogen werden. Auf ihre differenzierte Verwendung gehe ich in Kapitel 4.4 und 4.5 ein.

3.3 Informationen aus Zeichnungen

Zeichnungen wurden erst im weiteren Verlauf der Clustermedizin mit in die Diagnostik aufgenommen; die zugehörige Theorie wird etwa seit 2003 in den Seminaren vermittelt.

Bei der Diagnostik mit Zeichnungen werden, getriggert durch emotionell provozierende Worte (Fragegruppen oder spezielle Themen, ▶ Kap. 4.4 und 4.5), Bewusstseinsinhalte ausgedrückt, indem der Patient eine Zeichnung erstellt. Im Gegensatz zu den Eidalgraphen, die passiv ausgewählt werden, ist das Zeichnen ein aktiver Prozess, bei dem auch die intellektuelle Vorstellung mit in die Zeichnung einfließt.[32]

Der Hintergrund: Eine Zeichnung spiegelt unsere geistige Ebene, unser Wertesystem und die unbewusste Ebene, die unsere Handlung bestimmt, denn wir handeln nicht vorrangig nach unserem Verstand. So sind unsere Handlungen keineswegs frei, sondern werden von limbischen Filtern und den epigenetischen Prägungen, die sich durch Erlebnisse unserer Vorfahren gebildet haben, aus dem Unterbewusstsein gesteuert. Das, was wir wissen, und das, was wir tun, klafft oft weit auseinander.

Wir zeichnen daher nicht zufällig, sondern wir zeichnen so, wie es unsere neuronalen Verschaltungen im Gehirn zulassen. Diese neuronalen Verschaltungen wiederum haben viel mit den Mustern zu tun, die wir von unseren Vorfahren geerbt haben. Sie steuern uns und bestimmen unser Verhalten.

32 Heinz (1998).

Ich erinnere mich noch gut an den Beginn der Entwicklung der Zeichnung als Diagnosequelle. Im Seminar wurde jede einzelne Zeichnung, die wir Therapeuten erstellt hatten, von Ulrich Jürgen Heinz selbst manuell ausgewertet. Später wurde ein Expertenprogramm für diese Zeichnungen entwickelt, welches sie im Labor nach Helligkeit und Dichte der Farbintensität abtastet. Analog zu den Blutkristallisaten, bei denen die Abweichung von einem idealen Kristallisat berechnet wird, wird bei den Zeichnungen die Abweichung von einer idealen Matrix einer harmonikalen Struktur ermittelt, wobei die Gesetze des goldenen Schnitts wie in der Kunst üblich berücksichtigt werden. So kann jede Zeichnung in eine Numerische Sequenz (▶ Kap. 3.5) übersetzt, gespeichert und bei Bedarf in eine Zeichnung zurückübersetzt werden.

3.4 Informationen aus Bildern

Ausgehend von der Prämisse, dass alle Erscheinungen dieser Welt aus einem Ursprung sind, lassen sich auch die Informationen von beliebigen Bildern oder Kunstwerken, genau wie die Kristallisate aus Substanzproben, entschlüsseln. In der Clustermedizin werden daher auch Bildinformationen aus Portraitfotos, aus Fingerprints, aus der individuellen Unterschrift oder aus einem Iris-Foto des Patienten für die Diagnostik herangezogen.

Die aus den Bildern gewonnenen Informationen werden vom Expertensystem des Labors unter Berücksichtigung von Harmoniegesetzen und den bekannten Strukturen der Eidalgraphen in eine Numerische Sequenz übersetzt. So können sie über die Methode des Mustervergleiches in Form einer Analyse ausgewertet werden.

3.5 Die Numerische Sequenz – Die Sprache der Clustermedizin

Wie bereits beschrieben, sind Mustererkennung und Mustervergleich die Basis der Informationsverarbeitung in der Clustermedizin. Grundlage dafür bildet die Übersetzung der aus verschiedenen Quellen gesammelten Informationen in die sogenannte Numerische Sequenz (NSQ). Nicht nur Kristallisate, sondern auch die Ergebnisse der Analyse von Eidalgraphen können digitalisiert und vom Expertensystem des Labors als NSQ ausgewertet werden. Während die NSQ bei den Kristallisaten die Größe und die Lage im Raum beschreibt, codiert sie bei den Graphentafeln analog die neuronale Verschaltung, also die abbildbare Wirklichkeit im Gehirn, oder aber bei Zeichnungen und Bildern deren spezifische Struktur. Somit kann mit einer NSQ jedes Abbildbare codiert und wiedererkennbar beschrieben werden.

Tafel 1	beschreibt die Form des dominanten Hauptkristalls
Tafeln 2, 3, 4	beschreiben die Anordnung des Hauptkristalls in der Fläche
Tafeln 5, 6, 7, 8	beschreiben die Schichtung, Grundfläche und Füllung des Hauptkristalls im Raum
Tafeln 9, 10, 11, 12	beschreiben Kontur und Schichtung als Grenzverhalten des Hauptkristalls in seinem Umfeld
Tafeln 13, 14	beschreiben die Form eines zweiten Kristalls und die Winkelverhältnisse, wie es dem Hauptkristall auf- oder angelagert ist
Tafel 15	definiert die Anzahl eines zweiten Kristalls und seine Winkelung zum Hauptkristall
Tafeln 16, 17	beschreiben die Form eines dritten Kristalls und die Winkelverhältnisse, wie es dem Hauptkristall auf- oder angelagert ist
Tafeln 19, 20, 21	beschreiben, wie die Kristalle der Tafeln 13/14 und 16/17 in hellen und / oder dunklen Hinter- und Untergründen in Erscheinung treten

Tab. 2: Entsprechung der Kristallisatstrukturen zu den Graphentafeln

		NSQ von Borrelia burgdorferi	**Humaner Adenovirus**	**Epstein-Barr-Virus (EBV)**	**Herpes Simplex**	**Humane Papillomaviren (HPV)**
Tafel 1	Form	6015	0013	7025	1211	1022
Tafel 2, 3, 4	Fraktal	3151	3641	4861	4221	3816
Tafel 5, 6, 7, 8	Cluster	28777	11367	12882	2193	49217
Tafel 9, 10, 11, 12	Kontur	2517	8362	1377	2288	2288
Tafel 13, 14, 15	Textur A	2711302	8210029	3012410	2101104	8011199
Tafel 16, 17, 18	Textur B	2732201	8002439	2711201	4722290	2120099
Tafel 19, 20, 21	Lumen	114041	102010	101111	404040	214020

Tab. 3: Beispiele von Numerischen Sequenzen von Bakterien und Viren und ihre Zuordnung zu den einzelnen Graphentafeln

Im Laufe der Jahre wurde in den Expertensystemen eine immense Anzahl an Numerischen Sequenzen von Kristallisaten pflanzlicher Substanzen, schulmedizinischer Medikamente und pathogener Gewebe gesammelt. Ebenso wurden auf Basis langjähriger Wetterforschungen verschiedene Wetterkonstellationen, die körperliche Reaktionen auslösen können, als NSQ erfasst. Gleiches gilt für elektromagnetische Frequenzen und Schallwellen, die Strukturveränderungen im Menschen bewirken können. Darüber werde ich in Kapitel 5.2. noch mehr berichten.

Die Numerische Sequenz ist somit eine gemeinsame Sprache, mit der Kristallisate und andere, sehr unterschiedliche Informationsquellen in eine einheitliche Form übertragen werden können, was sie sowohl miteinander als auch mit einer Patienten-NSQ vergleichbar macht.

Dass die morphologische Struktur des Kristallisats einer Körpersubstanz in eine Numerische Sequenz übersetzt werden kann, ist auch ohne Vorkenntnisse in der Clustermedizin einigermaßen nachvollziehbar. Dass aber Charaktereigenschaften oder Therapieempfehlungen für eine gedankliche Auseinandersetzung mit bestimmten Themen wie auch Begriffe für die Selbstmotivation als Numerische Sequenz erfasst werden können, mag auf den ersten Blick befremdlicher scheinen. Dabei muss man sich vor Augen halten, dass Ulrich Jürgen Heinz als Philosoph Sprache wie eine morphologische Struktur betrachtete: Jedes Wort kann einen geometrischen Raum repräsentieren, und sprachliche Ausdrücke können wie geometrische Verhältnisse benutzt und fraktal berechnet werden.

4 Spezifizierung der Clustermedizin als Diagnostik – Praxis

In diesem Kapitel möchte ich aufzeigen, welche Differenzierungsmöglichkeiten die Clustermedizin für die Diagnostik bietet. Dabei wird der Fokus für die Ursachenforschung mit jeder Analyse an das spezielle Krankheitsbild angepasst.

Das Ergebnis der Analyse wird in Form einer Auswertung zusammengefasst (▶ Kap. 6), um die Korrelationen möglichst vieler Stoffwechselfunktionen mit ihren Hintergründen und Ursachen sichtbar zu machen.

Die Differenzierungsmöglichkeiten der Analyse reichen von der Auswahl der verschiedenen Körpersubstanzen bis zur umfassenden Diagnostik mittels Eidalclustern. Auf welche Quelle für die Diagnostik zurückgegriffen werden sollte, kann entweder indikativ oder aber, noch präziser, durch eine präanalytische Aspekt-Klassifikation (▶ Kap. 4.2) bestimmt werden. Dabei gilt: Je passender die Quelle, desto aussagestärker die Analyse.

Von praktischer Seite bedarf es für die Durchführung der Clustermedizin keiner speziellen Geräte. Vielmehr werden Versandmaterial und Monovetten ohne Zusätze benötigt, die zusammen mit dem Auftragsformular vom Labor kostenfrei angefordert werden können. Das Einzige, was der Therapeut in der Praxis benötigt, ist das bidestillierte Wasser, in dem die Körpersubstanzen gelöst werden.

Auftrag mit Substanzproben

Die Monovetten werden mit 2 ml „Aqua bidest." gefüllt, anschließend wird die Substanzprobe hinzugefügt. Mehrfach destilliertes Wasser ist deshalb gut geeignet, weil es als „leeres Wasser" Informationen von lebenden Substanzen am besten aufnehmen kann.

Das Auftragsformular wird zusammen mit der Substanzprobe und den Behandler- und Patientendaten per Post an das Labor versandt.

Auftrag mit Zeichnungen und Bildern

Zeichnungen und Fingerprints werden ausschließlich per Post in einem Umschlag mit kartonierter Rückwand versendet, um Artefakte durch Faxen oder Falten im Papier zu vermeiden. Portraits werden als JPEG-Datei elektronisch versandt.

Auftrag mit Graphentafeln

Die ausgewählten Graphen werden alphanumerisch direkt in ein Auftragsformular übertragen und können online, per Fax oder Post versendet werden.

Das zuständige Clusterlabor, das auch über die vom Entwickler der Clustermedizin inaugurierten Expertensysteme verfügt, ist das Labor:

Meta Cluster GmbH
Robert-Bosch-Straße 22
72186 Empfingen

Telefon +49 7474 91776 – 0
Telefax +49 7474 91776 – 21
E-Mail info@meta-cluster.de
Web www.meta-cluster.com

Die Kosten für die im Praxisalltag hauptsächlich verwendeten Auswertungen liegen zwischen 40 und 60 Euro zuzüglich 12 Euro für die Aspekt-Untersuchung. Die Kosten für die speziellen sehr umfassenden Vollauswertungen betragen 250 Euro. (Stand: April 2020)

4.1 Die Rolle der Keimblätter für die Diagnostik

Im Laufe der Embryogenese entstehen schon in den ersten Wochen aus dem flüssigkeitsgefüllten Hohlraum, der Blastula, durch Einstülpungen die drei Keimblätter, aus denen wiederum die späteren Gewebe entstehen. In der Schulmedizin ist die Bedeutung der Keimblätter auf diese Entwicklungsphase beschränkt – meiner Kenntnis nach gibt es in den späteren Phasen keine Möglichkeit, sie diagnostisch zu nutzen.

In der Clustermedizin indes kommt den Keimblättern eine ganz besondere Bedeutung zu, indem bestimmte Krankheiten ihnen diagnostisch zugeordnet werden (▶ Kap. 3.1). In der Auswertung wird dies im Feld „Organe pathoaktiv“ abgebildet (▶ Kap. 6.2.1). Das Wissen über ein belastetes Keimblatt kann jedoch auch für andere naturheilkundliche Therapien wertvoll und praxisrelevant sein.

Ist das Entoderm, beispielsweise durch eine Bronchitis, einer verstärkten Belastung ausgesetzt, sollte ein Entgiftung nicht über das gleiche Keimblatt erfolgen.

Ein Organ wiederum, das aus anatomischen, physiologischen oder sonstigen Gründen nicht direkt therapeutisch zu erreichen ist, kann über ein „stellvertretendes“ Organ des gleichen Keimblatts therapiert werden.

Auf diese Weise lassen sich neurologische Prozesse erfolgreich über die Haut, das Herz, die Muskulatur oder aber beispielsweise Lungenprozesse über den Darm behandeln.

Die Organe, die sich aus den jeweiligen Keimblättern entwickeln, sind in Tabelle 4 aufgeführt.

Entoderm	• Darmrohr oder -schlauch mit allen seinen epithelialen Bildungen: Rachen, Speiseröhre • Magen, Dünndarm, Dickdarm und Enddarm • Luftröhre und Lungenbaum • Bauchspeicheldrüse • Leberzellen und Lebergallengänge, Gallengang und Gallenblase • Harnblase und -röhre
Mesoderm	• Muskelgewebe: glatte, quergestreifte und Herzmuskulatur • Binde- und Stützgewebe • Embryonales, maschiges, gallertiges, elastisches und straffes Bindegewebe • Knorpel • Knochen • Blut- und Blutgefäßsystem • Herz- und Leberblutnetz • Arterien und Venen • Kapillarnetz in allen Organen • Urogenitalsystem • Keimdrüsen (Hoden und Eierstöcke) • Nieren • Harn-, Ei- und Samenleiter • Exokrine Drüsen
Ektoderm	• Gehirnteile, Rückenmark und das gesamte Nervensystem (ANS, PNS) sowie Sinnesorgane • Oberhaut mit Haaren • Nägel, Schweiß- und Talgdrüsen, Milchdrüsen • Auskleidung der Mundhöhle, der Nasenhöhle und des äußeren Gehörganges • Zahnschmelz • Speicheldrüsen • Hypophyse und Epiphyse

Tab. 4: Zuordnung der wichtigsten Organe zu den einzelnen Keimblättern

4.2 Präanalytische Schritte zur Optimierung der Diagnostik

Um zu einer Auswertung zu gelangen, die die wichtigsten Stoffwechselschwächen des Patienten aufzeigt, ist es entscheidend, die optimale Diagnosequelle zu finden.

Die Entscheidung, aus welcher Körpersubstanz oder aus welcher Fragegruppe (Eidalcluster) die Auswertung erstellt werden soll, kann der Therapeut **nach der Indikation** fällen. Der präzisere Weg zu einer aussagestarken Auswertung führt über eine vorangeschaltete Aspekt-Untersuchung, die den optimalen Fokus für die Diagnostik ermittelt und im folgenden Kapitel näher beschrieben wird.

4.2.1 Aspekt-Untersuchung

Die präanalytische Aspekt-Untersuchung für die Clusterdiagnose wird mit den Graphentafeln vorgenommen. Im Normalfall wird dazu eine der beiden Fragegruppen (FG) „Aspekte Medical" und FG „Soma" verwendet (▶ Tab. 5), die jeweils 21 Fragen / Rufmuster enthalten. Dabei kommt die FG „Aspekte Medical" bei chronischen Krankheiten zum Einsatz und wenn sich der Patient krank fühlt. Die FG „Soma" wählt man, wenn der Patient ein gesundheitliches Problem hat, sich aber nicht krank fühlt. Diese Fragegruppe hilft dann herauszufinden, was den Körper momentan am besten stärkt. Zu jeder Frage wählt der Patient auf der entsprechenden Graphentafel den für ihn passenden Graphen aus.

Praxistipp
In meiner Praxis sitzt der Patient bei jeder Diagnostik mit Fragegruppen alleine in einem Raum, liest sie selbst laut vor, um die Wirkung der Therapeutenstimme zu vermeiden, und markiert mit einem wasserlöslichen Stift den passenden Graphen auf einer laminierten Folie.

Die alphanumerische Übertragung des gewählten Graphen in das Auftragsformular wird vom Therapeuten durchgeführt, damit das Gehirn des Patienten bei den Bildstrukturen verweilen kann und nicht durch die Zahlen, die andere Gehirnareale beanspruchen, abgelenkt wird.

Fragegruppe „Aspekte Medical“	Fragegruppe „Soma“
Frage 01: Ich bin krank	Frage 01: So empfinde ich mich
Frage 02: Meine Krankheit breitet sich aus	Frage 02: So entfaltet sich mein Leben
Frage 03: Ich habe Angst	Frage 03: Ich werde mich entwickeln
Frage 04: Ich fühle mich beengt	Frage 04: Ich forme mich
Frage 05: Mein Kranksein verändert mich	Frage 05: Mein Körper ist stark
Frage 06: Ich werde nachdenklicher	Frage 06: Ich halte meinen Körper in Ordnung
Frage 07: Ich möchte gesund sein	Frage 07: Mein Körper ist schön
Frage 08: Manchmal fühle ich mich allein	Frage 08: Ich bin einer von vielen
Frage 09: Beängstigende Aussichten	Frage 09: Schmerz in meinem Körper
Frage 10: Krankes Gewebe	Frage 10: Gesundes Gewebe in meinem Körper
Frage 11: Jedes Leben hat ein Ende	Frage 11: Ich habe ein Lebensziel
Frage 12: Symbole des Todes	Frage 12: Ich habe Angst, krank zu werden
Frage 13: Meine Krankheit	Frage 13: Ich möchte einen Körper
Frage 14: Hilft mir jemand?	Frage 14: So empfinde ich meinen Körper
Frage 15: So gesund fühle ich mich (00–99 %)	Frage 15: So gesund ist mein Körper (00–99 %)
Frage 16: Ich möchte nicht krank sein	Frage 16: Ich und mein Körper
Frage 17: Ich habe Angst, krank zu sein	Frage 17: So sehe ich meinen Körper
Frage 18: Ich glaube an eine gesunde Zukunft (00–99 %)	Frage 18: So krank ist mein Körper (00–99 %)
Frage 19: Bedrohlich	Frage 19: So fühlt sich mein Körper an
Frage 20: Tödlich	Frage 20: So empfinde ich meinen Körper, wenn er gesund ist
Frage 21: Glücklich	Frage 21: So empfinde ich meinen Körper, wenn er krank ist

Tab. 5: Die gebräuchlichsten Fragegruppen mit den zugehörigen Rufmustern für die Aspekt-Untersuchung

Variationsmöglichkeiten der Aspekt-Untersuchung

Hat man als Therapeut einige Erfahrungen mit der Clustermedizin gesammelt, kann die Aspekt-Untersuchung um verschiedene Variationsmöglichkeiten erweitert werden.

Aspekte aus der FG „Psyche“ werden bei Patienten mit primär psychischen Problemen und bei Unruhezuständen gewählt.

Aspekte aus einem speziellen Thema werden herangezogen, wenn ein solches den Patienten vorrangig beschäftigt, beispielsweise: „Mein Schmerz". Dabei wird das Thema 21-mal prägnant, möglichst mit einem oder zwei Worten, benannt.

Bei Kindern sind Aspekte mit Fragegruppen oder aus einem bestimmten Thema zumeist ab dem Schulalter möglich, bei kleineren Kindern können die Aspekt-Untersuchungen ohne Fragen, einfach durch die Auswahl der Graphen auf den 21 Tafeln, durchgeführt werden.

Falls aus einem bestimmten Grund bei Säuglingen eine Aspekt-Untersuchung gewünscht wird, lässt sie sich aus einer Speichelprobe erstellen.

Praxistipp

In meiner Praxis habe ich mit den Aspekten aus dem Thema „Meine Angst" erstaunliche Ergebnisse erzielt. Für mich ist es immer wieder eindrucksvoll zu erleben, wenn durch diese Aspekt-Untersuchung auch die darauffolgende Therapie spezifiziert wird und bei Kindern beispielsweise die Angst vor Einbrechern schwindet oder Erwachsene ihre Flug- oder Höhenangst verlieren.

4.2.2 Auswertung der Aspekt-Untersuchung

Die Aspekt-Klassifikation, die über einen PC-Zugang direkt im Labor angefordert werden kann, zeigt dem Therapeuten auf einen Blick, aus welchem Aspekt heraus der Patient zu diesem Zeitpunkt betrachtet werden sollte: Welches Probenmaterial, welche Fragegruppe oder welche Zeichnung / welches Bild bietet die größte diagnostische Treffsicherheit? Hinweise darauf geben die sogenannten **Sieger**, d. h. die höchsten ermittelten Werte aus den Rubriken Substanzen, Fragegruppen oder Zeichnungen/Bilder.

4.2.3 Körpersubstanz als Sieger der Aspekt-Klassifikation

Körpersubstanzen als Sieger zeigen uns vorwiegend die körperlichen Probleme und damit den körperlichen Aspekt, unter dem der Patient im Moment am besten diagnostiziert werden kann.

Die Therapie mit individuellen Essenzclustern entsprechend der Empfehlung aus einer Analyse auf Basis einer Körpersubstanz verändert deutlich den Stoffwechsel des Patienten.

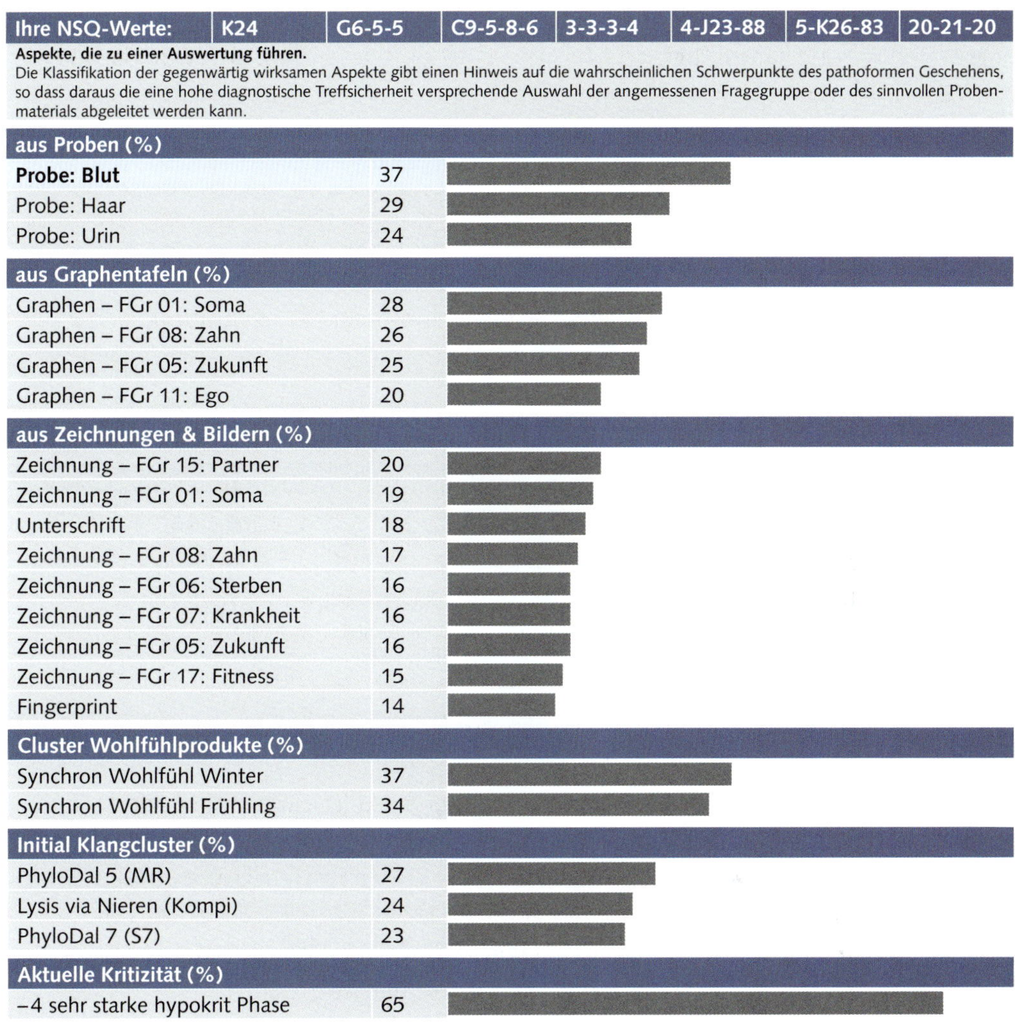

Ihre NSQ-Werte:	K24	G6-5-5	C9-5-8-6	3-3-3-4	4-J23-88	5-K26-83	20-21-20

Aspekte, die zu einer Auswertung führen.
Die Klassifikation der gegenwärtig wirksamen Aspekte gibt einen Hinweis auf die wahrscheinlichen Schwerpunkte des pathoformen Geschehens, so dass daraus die eine hohe diagnostische Treffsicherheit versprechende Auswahl der angemessenen Fragegruppe oder des sinnvollen Probenmaterials abgeleitet werden kann.

Aspekt	%
aus Proben (%)	
Probe: Blut	37
Probe: Haar	29
Probe: Urin	24
aus Graphentafeln (%)	
Graphen – FGr 01: Soma	28
Graphen – FGr 08: Zahn	26
Graphen – FGr 05: Zukunft	25
Graphen – FGr 11: Ego	20
aus Zeichnungen & Bildern (%)	
Zeichnung – FGr 15: Partner	20
Zeichnung – FGr 01: Soma	19
Unterschrift	18
Zeichnung – FGr 08: Zahn	17
Zeichnung – FGr 06: Sterben	16
Zeichnung – FGr 07: Krankheit	16
Zeichnung – FGr 05: Zukunft	16
Zeichnung – FGr 17: Fitness	15
Fingerprint	14
Cluster Wohlfühlprodukte (%)	
Synchron Wohlfühl Winter	37
Synchron Wohlfühl Frühling	34
Initial Klangcluster (%)	
PhyloDal 5 (MR)	27
Lysis via Nieren (Kompi)	24
PhyloDal 7 (S7)	23
Aktuelle Kritizität (%)	
–4 sehr starke hypokrit Phase	65

Abb. 17: Beispiel einer Aspekt-Klassifikation mit der Körpersubstanz „Blut" als Sieger

4.2.4 „Fragegruppe" als Sieger der Aspekt-Klassifikation

Wird eine Fragegruppe als Sieger der Aspekt-Klassifikation ermittelt, z. B. mit dem Thema „Leid" oder „Zähne", spiegelt diese Fragegruppe das Thema im Unterbewussten, das abgefragt werden sollte, um eine optimale Aussage über die Ursachen des bestehenden Problems zu erhalten. Die Regulationsprobleme sind hier eher im psychischen Bereich zu suchen und die Clustertherapie wird vorrangig die Gefühlswelt des Betroffenen verändern. Wichtig ist, dem Patienten die als Sieger klassifizierten Fragegruppen umgehend zu erklären und mit ihm zu besprechen, um keine unnötigen Ängste in ihm zu wecken.

Fallbeispiel: Aspekt-Klassifikation mit der Fragegruppe „Psyche" als Sieger

Die Beschwerden der 55-jährigen Patientin waren Arthrose-Schmerzen in den Fingern (Heberden-Arthrose) und im Knie (Gonarthrose). Als herausragender Sieger der Aspekt-Untersuchung wurde die Fragegruppe „Psyche" klassifiziert.

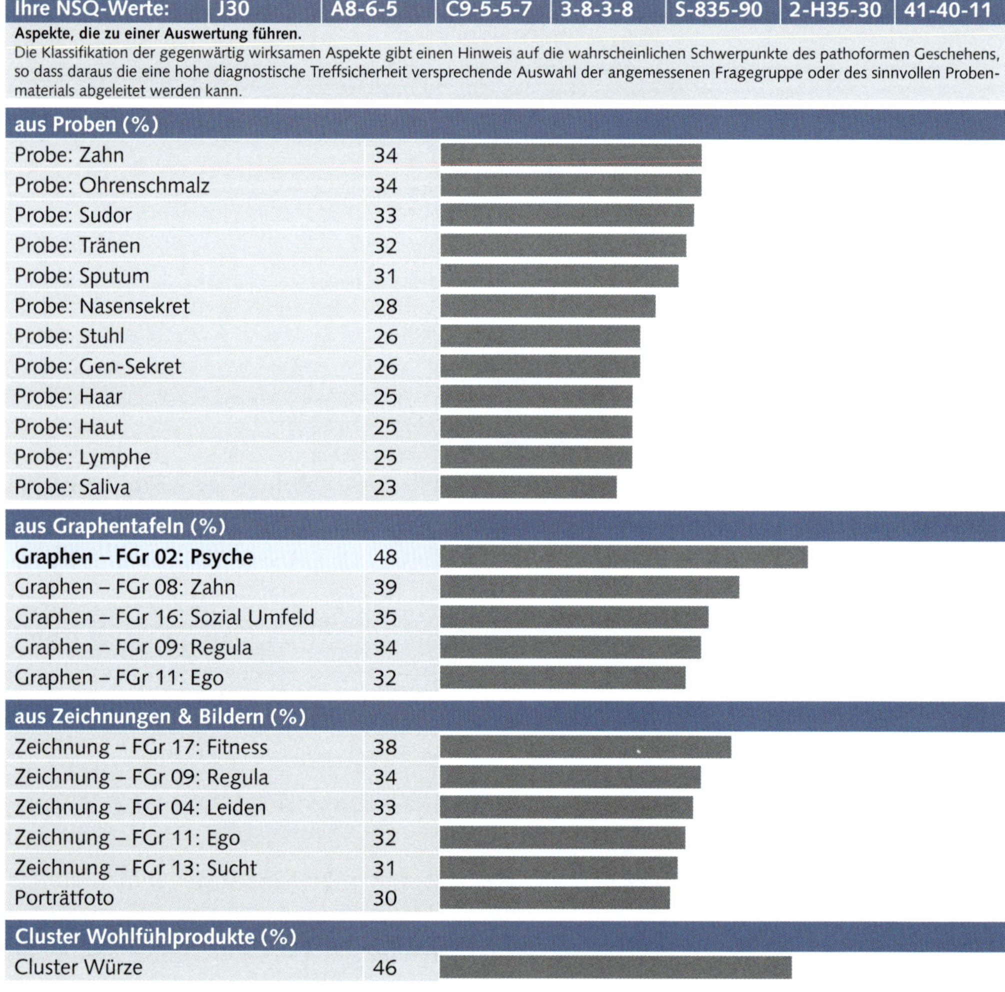

Ihre NSQ-Werte:	J30	A8-6-5	C9-5-5-7	3-8-3-8	S-835-90	2-H35-30	41-40-11

Aspekte, die zu einer Auswertung führen.
Die Klassifikation der gegenwärtig wirksamen Aspekte gibt einen Hinweis auf die wahrscheinlichen Schwerpunkte des pathoformen Geschehens, so dass daraus die eine hohe diagnostische Treffsicherheit versprechende Auswahl der angemessenen Fragegruppe oder des sinnvollen Probenmaterials abgeleitet werden kann.

aus Proben (%)	
Probe: Zahn	34
Probe: Ohrenschmalz	34
Probe: Sudor	33
Probe: Tränen	32
Probe: Sputum	31
Probe: Nasensekret	28
Probe: Stuhl	26
Probe: Gen-Sekret	26
Probe: Haar	25
Probe: Haut	25
Probe: Lymphe	25
Probe: Saliva	23
aus Graphentafeln (%)	
Graphen – FGr 02: Psyche	48
Graphen – FGr 08: Zahn	39
Graphen – FGr 16: Sozial Umfeld	35
Graphen – FGr 09: Regula	34
Graphen – FGr 11: Ego	32
aus Zeichnungen & Bildern (%)	
Zeichnung – FGr 17: Fitness	38
Zeichnung – FGr 09: Regula	34
Zeichnung – FGr 04: Leiden	33
Zeichnung – FGr 11: Ego	32
Zeichnung – FGr 13: Sucht	31
Porträtfoto	30
Cluster Wohlfühlprodukte (%)	
Cluster Würze	46

Abb. 18: Beispiel einer Aspekt-Klassifikation mit der Fragegruppe „Psyche" als Sieger

Dieses Ergebnis beeindruckte die Patientin nach anfänglicher Skepsis sehr, ihr Sohn war mit 18 Jahren bei einem Verkehrsunfall tödlich verunglückt. Dieser nicht vollständig verarbeitete psychische Schmerz wurde vom Körper kompensiert.

Fallbeispiel: Aspekt-Klassifikation mit der Fragegruppe „Sterben" als Sieger

aus Proben (%)		
Probe: Zahn	20	
Probe: Stuhl	19	
Probe: Haut	17	
Probe: Lymphe	16	
Probe: Saliva	15	
Probe: Blut	14	
aus Graphentafeln (%)		
Graphen – FGr 06: Sterben	27	
Graphen – FGr 08: Zahn	21	
Graphen – FGr 12: Ansichten	21	
Graphen – FGr 14: Eltern	20	
Graphen – FGr 04: Leiden	20	
aus Zeichnungen & Bildern (%)		
Porträtfoto	21	
Zeichnung – FGr 05: Zukunft	20	
Zeichnung – FGr 10: Motiv	17	
Zeichnung – FGr 03: Prägung	17	
Fingerprint	16	
Zeichnung – FGr 13: Sucht	16	

Abb. 19: Beispiel einer Aspekt-Klassifikation mit der Fragegruppe „Sterben" als Sieger

Diese 81-jährige Patientin kam wegen rezidivierender Augenentzündungen zur Therapie. Als Sieger der Aspekt-Klassifikation wurde das Thema „Sterben" identifiziert. Im Gespräch stellte sich schnell heraus, dass die Patientin momentan sehr mit dem Thema „Sterben" beschäftigt war, weil eine gute Freundin von ihr im Hospiz lag. Sie traute sich nicht, sie zu besuchen, machte sich deswegen aber auch Vorwürfe.

Fallbeispiele mit Substanzen und Fragegruppen als Sieger bei der Aspekt-Klassifikation

- *Bei einem 15-jährigen Patienten, der über extremen diffusen Haarausfall klagte, konnte das Haarwachstum deutlich angeregt werden durch die Therapie, für die die Aspekt-Untersuchung aus dem Thema „Meine Haare" erstellt wurde. Für die anschließende Auswertung wurden die Substanzprobe Speichel und die FG „Psyche" als Diagnosequelle genutzt.*
- *Bei einer 46-jährigen Patientin war nach der Therapie mit Urin als Substanzprobe in der Kombination mit der FG „Fitness" ihre lange bestehende Angst (Autofahren,*

Lärm) deutlich gebessert. Bei derselben Patientin wurde mit der nächsten Therapie, für die die Auswertung aus der Substanzprobe „Zahnbelag" in Kombination mit der FG „Motiv" erstellt wurde, der Tinnitus deutlich reduziert.

- *Ein 60-jähriger Patient klagte über ein jahrelang bestehendes, eitriges* nässendes *Handekzem, was eine frühzeitige Rente zur Folge hatte. Schon nach dem zweiten Therapiedurchgang nach drei Monaten waren die Hände nur noch gerötet und nicht mehr eitrig und nässend. Bereits nach der ersten Therapie waren die jahrelang bestehenden täglichen Durchfälle nicht mehr aufgetreten. Für die erste Therapie wurde Genitalsekret als Substanzquelle verwendet, für die zweite Therapie die Substanzprobe „Zahnbelag" in Kombination mit der FG „Motiv".*
- *Bei einem 14-jährigen Patienten traten die monatelang bestehenden Bauchschmerzen durch die Therapie, für die „Ohrenschmalz" als Substanzprobe und die FG „Zukunft" als Diagnosequellen verwendet wurden, nicht mehr auf.*
- *Bei einer elfjährigen Patientin konnte durch die Therapie, für die die Substanzprobe „Zahnbelag" in Kombination mit der FG „Leiden" als Sieger bei der Aspekt-Klassifikation errechnet wurde, die Heuschnupfensymptomatik deutlich reduziert werden; Luftnot trat überhaupt nicht mehr auf.*
- *Eine 30-jährige Patientin mit rheumatoider Arthritis, die sich trotz medikamentöser Therapie nicht mehr selbstständig anziehen konnte, war nach der Therapie, für die die Substanzprobe Blut und die FG „Psyche" als Diagnosequelle genutzt wurden, komplett schmerzfrei und konnte wieder ein eigenständiges Leben führen.*

4.2.5 „Zeichnungen & Bilder" als Sieger bei der Aspekt-Klassifikation

Eine Zeichnung als klassifizierter Sieger weist darauf hin, dass ererbte Strukturen als Übertragungen von Vorfahren im Vordergrund stehen, die momentan im Patienten wirken und sein Verhalten negativ beeinflussen. Themen, die die Vorfahren nicht leben und verarbeiten konnten, belasten ihn. Erfahrungsgemäß kommt eine Zeichnung eher bei geistig und rational orientierten Menschen vor. Therapien, die auf der Basis einer Zeichnungsanalyse erfolgen, verändern und korrigieren deutlich unser Handlungsverhalten und Wertesystem.

Fallbeispiel: Aspekt-Klassifikation mit „Zeichnung" als Sieger

Ein sechsjähriges Kind zeigte seit einem Jahr ausgeprägte Wutausbrüche. Die Mutter des Mädchens berichtete, dass diese Ausbrüche drei- bis fünfmal pro Woche auftraten und mindestens eine halbe Stunde anhielten. Viele Gegenstände seien zerbrochen worden und die Mutter habe selbst Angst gehabt, dabei verletzt zu werden. Am nächsten Tag habe sich das Kind nicht mehr an diese Vorfälle erinnert. Da bei Aggressionen aus meiner Sicht Angst als Ursache beteiligt ist, erfolgte die Aspekt-Untersuchung mit dem Thema „Meine Angst".

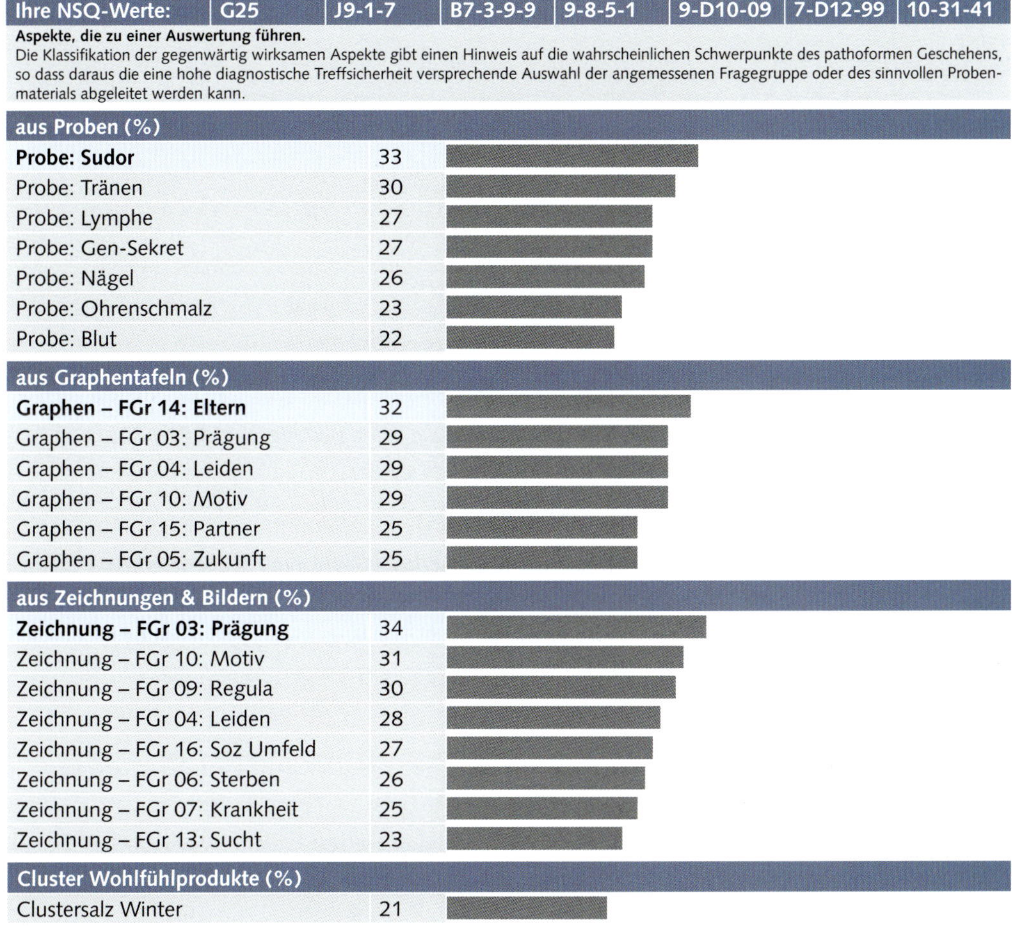

Ihre NSQ-Werte:	G25	J9-1-7	B7-3-9-9	9-8-5-1	9-D10-09	7-D12-99	10-31-41

Aspekte, die zu einer Auswertung führen.
Die Klassifikation der gegenwärtig wirksamen Aspekte gibt einen Hinweis auf die wahrscheinlichen Schwerpunkte des pathoformen Geschehens, so dass daraus die eine hohe diagnostische Treffsicherheit versprechende Auswahl der angemessenen Fragegruppe oder des sinnvollen Probenmaterials abgeleitet werden kann.

aus Proben (%)	
Probe: Sudor	33
Probe: Tränen	30
Probe: Lymphe	27
Probe: Gen-Sekret	27
Probe: Nägel	26
Probe: Ohrenschmalz	23
Probe: Blut	22
aus Graphentafeln (%)	
Graphen – FGr 14: Eltern	32
Graphen – FGr 03: Prägung	29
Graphen – FGr 04: Leiden	29
Graphen – FGr 10: Motiv	29
Graphen – FGr 15: Partner	25
Graphen – FGr 05: Zukunft	25
aus Zeichnungen & Bildern (%)	
Zeichnung – FGr 03: Prägung	34
Zeichnung – FGr 10: Motiv	31
Zeichnung – FGr 09: Regula	30
Zeichnung – FGr 04: Leiden	28
Zeichnung – FGr 16: Soz Umfeld	27
Zeichnung – FGr 06: Sterben	26
Zeichnung – FGr 07: Krankheit	25
Zeichnung – FGr 13: Sucht	23
Cluster Wohlfühlprodukte (%)	
Clustersalz Winter	21

Abb. 20: Aspekt-Klassifikation des Fallbeispiels mit den Siegern Zeichnung „Prägung", Probe „Sudor" und Graphen „Eltern"

Als Sieger wurde die Zeichnung zur FG „Prägung" klassifiziert, als zweiter Sieger die Substanz „Sudor" (Schweiß), die auf der psychischen Ebene die Analogie „Autoaggression" hat. Zudem wies der dritte Sieger, die FG „Eltern", auf ein Thema hin, mit dem das Kind offensichtlich sehr beschäftigt war. Die Mutter ist alleinerziehend und hat keinen Kontakt zum Vater des Kindes, worunter das Kind vermutlich leidet. Sowohl die Substanz als auch die zweite FG „Eltern" hätten also zusätzlich als Diagnosequelle genutzt werden können. In diesem Fall beschränkte ich mich aus finanziellen Gründen auf den ersten Sieger, die Zeichnung zur FG „Prägung".

Beim letzten Praxisbesuch, der nach der dreimonatigen Therapie vereinbart wurde, war die Mutter freudig überrascht und berichtete, dass die Tochter in den letzten drei Monaten lediglich einen Wutausbruch gehabt habe.

Weitere Untersuchungsquellen als Sieger der Aspekt-Klassifikation können ein Portraitfoto, ein Fingerprint und die Unterschrift des Patienten sein (▶ Kap. 4.6 „Diagnostik mittels Bildern").

Ein **Portraitfoto als Sieger** spiegelt die aktuell wirksamsten Lebensthemen und die Lebensgeschichte wider.

Ein **Fingerprint als Sieger** der Aspekt-Klassifikation weist auf Belastungen durch ererbte Strukturen der Eltern hin.

Eine **Unterschrift als Sieger** und Diagnosequelle dient der Erkennung der Milieueinflüsse, unter denen ein Mensch lebt.

4.3 Diagnostik mittels Körpersubstanzen

Wie in Kapitel 3.1 „Informationen aus Körpersubstanzen" beschrieben, werden die eingesandten humoralen Substanzen im Labor nach standardisiertem Verfahren kristallisiert (▶ Abb. 21–24). Im Anschluss erfolgt ihre fraktalgeometrische Berechnung mithilfe des Expertensystems und ihre Übersetzung in eine Numerische Sequenz.

Durch die Auswahl der Körpersubstanz kann der Therapeut sowohl für die Diagnose als auch für die individuelle Therapie Schwerpunkte setzen. Die Kenntnis der Besonderheiten der einzelnen Substanzproben optimiert sowohl die indikative Auswahl wie auch die Interpretation der präanalytischen Aspekt-Klassifikation (▶ Kap. 4.2.2–4.2.5).

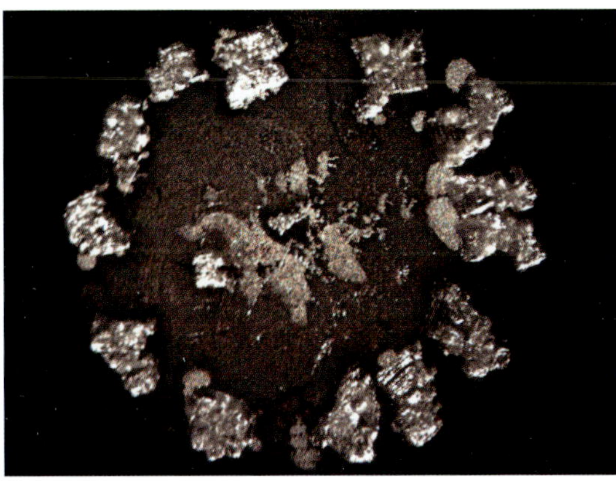

Abb. 21: Beispiel eines Patientenkristallisats aus Urin

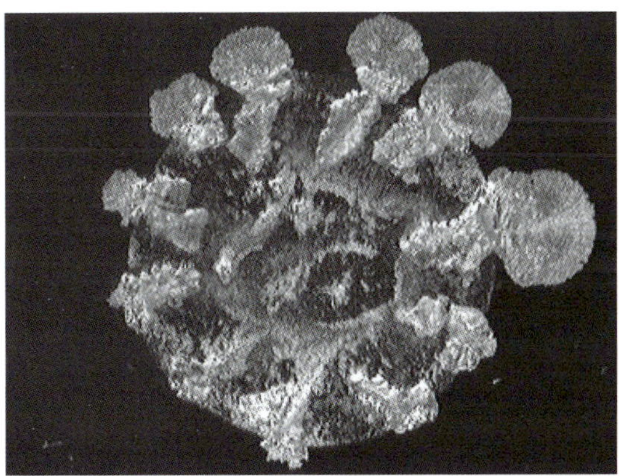

Abb. 22: Beispiel 1 eines Patientenkristallisats aus Sperma

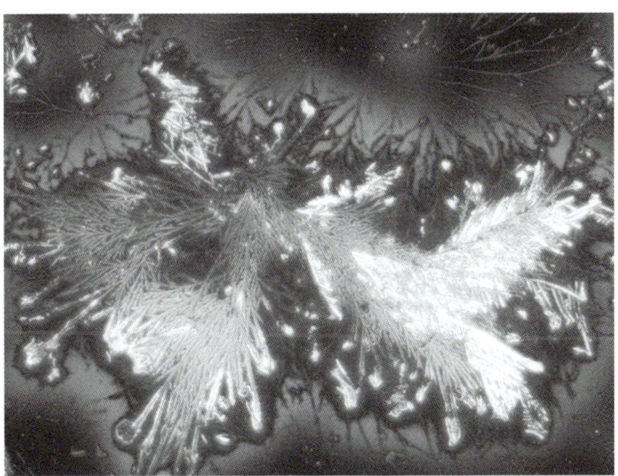

Abb. 23: Beispiel 2 eines Patientenkristallisats aus Sperma

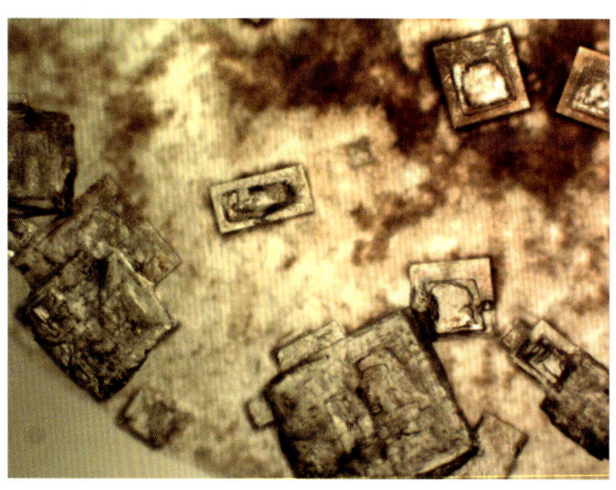

Abb. 24: Vergrößerter Ausschnitt aus einem Urinkristallisat

Praxistipp

Wenn Familienmitglieder oder Ehepartner zeitgleich eine Clustertherapie durchführen, ist es nicht ratsam, dass beide die gleichen Körpersubstanzen einsenden. Senden beide Blut ein, könnte unnötiger Streit entstehen, da sich bei beiden die Durchsetzungskraft erhöht. Wenn beide Urin als Probe verwenden, könnte es sein, dass beide zu empfindsam werden. Am besten bearbeiten nicht beide Partner die gleichen Probleme.

Speichel
Ektoderm

Speichel als Substanzprobe spiegelt das Ektoderm, aus dem das gesamte Nervensystem und die Haut entstehen. Zeitlich gesehen klärt die Diagnostik mittels einer Speichelprobe eher die Vergangenheit.

Bei folgenden Indikationen empfiehlt sich eine Speichelprobe für die Diagnostik:

Bei Problemen im Verdauungstrakt, bei diabetischen Stoffwechselschwächen, bei jeder Art von Allergien, bei Autoimmunerkrankungen und bei Schilddrüsenproblemen.

In der Praxis hat sich bewährt, Speichel auch bei Zahnproblemen und besonders vor Zahneingriffen in Kombination mit der FG „Zähne" zu wählen. Aber auch bei Kindern, die stottern oder nicht gut sprechen können, ist Speichel hervorragend für eine Diagnostik geeignet. Zudem kann sich eine Clustertherapie auf Basis der Diagnostik einer Speichelprobe positiv auswirken, wenn aus irgendeinem Grund die Entwicklung des Nervensystems eingeschränkt ist.

Speichel **Ektoderm**	Bei der Therapie liegt der Schwerpunkt in der Optimierung des Gehirnstoffwechsels und der Steuerung des Körpers, um mehr Ordnung und Klarheit zu erreichen.
Blut **Mesoderm**	Blut als Substanzprobe spiegelt das Mesoderm, aus dem das Bindegewebe, Herz und Nieren entstehen. Diagnostisch hat es sich zur Steigerung der körperlichen Vitalität, zur Stärkung des Immunsystem, zur Entlastung der Leber und zur allgemeinen Verjüngung bewährt. Zeitlich spiegelt eine Diagnostik mittels der Substanzprobe Blut die Gegenwart. Das Hier und Jetzt wird dem Patienten bewusst. Die Clustertherapie aus Analysen mit Blut als Substanzprobe verbessert nicht nur im medizinischen Sinne die Abwehr von Keimen, sondern hilft analog auf der psychischen Ebene, sich gegen Dinge wehren zu können, die einem nicht guttun. Schulmedizinische Blutwertabweichungen normalisieren sich häufig. Unter der Therapie ist gelegentlich zu beobachten, dass Patienten ihre Freundschaften neu bewerten und belastende beenden, weil sie die Verletzungen, die sie ein Leben lang haben über sich ergehen lassen, nicht mehr kompensieren wollen oder können. Die Therapie hilft dem Patienten zu erkennen, wer er ist und was er will. Es wird ihm möglich, das Erkannte in eine Handlung umzusetzen, weil die Willenskraft und das Durchsetzungsvermögen verbessert werden.
Stuhl **Entoderm**	Stuhl als Substanzprobe spiegelt das Entoderm, aus dem der Magen-Darm-Trakt, Leber, Pankreas und Blase entstehen. Diagnostisch empfiehlt sich eine Stuhlprobe in Umbruchphasen des Lebens wie Umzug oder Tod eines nahestehenden Menschen, aber auch, wenn der Patient an einer Weggabelung steht und seine Zukunft neugestalten möchte. Bei der Clustertherapie aus Analysen mit Stuhl als Substanzprobe liegt der Schwerpunkt in der Entlastung der Leber, der Verbesserung der Darmflora und der Entgiftung des gesamten Körpers. Analog hilft diese Therapie, auf der psychischen Ebene zu erkennen, was losgelassen werden soll, damit Neues kommen kann.

▶

Stuhl **Entoderm**	Bei einem sterbenden Patienten kann der Sterbeprozess leidfreier gestaltet werden, weil die Therapie aus der Substanzprobe Stuhl das „große Loslassen" (Sterben) erleichtert. Der Patient lernt die Vergangenheit loszulassen, um die Zukunft besser gestalten zu können. Das Loslassen geschieht über Träume. Es werden Belastungen aus der frühen Kindheit oder sogar aus der Zeit im Mutterleib verarbeitet und auf diese Art transformiert. **Praxistipp:** Die Therapie, die aus der Analyse einer Stuhlprobe erstellt wurde, kann für den Patienten oft anstrengend sein, weil sie häufig sehr verwirrende Träume nach sich zieht. Diese können zum Teil so konfus sein, dass der Patient sie nicht einmal zu erzählen vermag. Daher ist es nicht empfehlenswert, Stuhl als Substanzprobe zu Beginn einer Clustertherapie auszuwählen.
Gensekret **Sperma beim Mann** **Vaginalsekret bei der Frau**	Gensekret als Substanzprobe hat als diagnostischen Schwerpunkt körperliche Probleme des Unterleibs, wie Zysten und Myome bei Frauen und Prostatabeschwerden bei Männern. Der therapeutische Schwerpunkt bei Gensekret als Substanzprobe für die Analyse liegt in der Stabilisierung des Hormonhaushaltes, der Steigerung der körperlichen Vitalität, der Regulierung der sexuellen Lust und der Förderung des eigenen Potenzials. Häufig regulieren sich die körperlichen Probleme des Unterleibs wie Zysten oder Myome, aber unter der Clustertherapie wird der Patient auch psychisch ausgeglichener und zufriedener. Die Themen „Ich als Frau", „Meine persönliche Weiblichkeit" oder „Ich als Mann" können damit geklärt werden. Der Unterleib hat immer auch Bezug zum Kreuz, besonders zur LWS.
Haare	Haare als Substanzprobe für die Diagnostik empfehlen sich bei Mineralstoffproblemen und einem Ungleichgewicht im Elektrolythaushalt. Sie zeigen aber auch toxisch zivilisatorische Belastungen, wie Drogen, Medikamente oder andere Substanzen an. Der diagnostische Schwerpunkt für psychische Belastungen liegt bei Problemen mit dem sozialen Umfeld. Themen wie Selbstdar-

▶

Haare	stellung, Selbstgestaltung, Machtverlust, Überlebenstriebe und Verhältnis zum eigenen Körper sind weitere Indikationen. Der Patient hat momentan entweder das Gefühl, selbst die Macht über sein Leben verloren zu haben, oder er ist in Machtprobleme verwickelt. Haare sind wie energetische Antennen, mit denen wir die Schwingung des sozialen Umfeldes wahrnehmen können. Therapeutisch liegt der Schwerpunkt der Clustertherapie, die aus Haaren als Substanzprobe ermittelt wird, in der Verbesserung des Mineralstoffwechsels und in der Beurteilung der Qualität des sozialen Umfeldes.
Haut	Die Haut mit ihren inneren Schleimhäuten ist unser größtes Organ. Sie schützt uns nicht nur vor zu viel und zu wenig Flüssigkeit, vor Toxinen und vor der Sonne. Sie schützt uns auch, indem sie das richtige Zellpotenzial und somit das persönliche Energieumfeld aufbaut. Dieses Energiefeld wirkt wie ein Schutzschild vor dem Eindringen künstlicher elektromagnetischer Strahlen durch Mobilfunk oder andere Elektrosmogquellen in die Zelle. Haut als Substanzprobe für die Diagnostik ist daher besonders bei „dünnhäutigen" Menschen zu empfehlen, die unter Sozialphobien oder anderen Ängsten leiden. Im Laufe der Clustertherapie, für die Haut als Substanzprobe bei der Diagnostik verwendet wurde, kann sich der Patient besser abgrenzen und sich den förderlichen sozialen Kontakten gegenüber öffnen. **Praxistipp:** Auf der Haut gibt es viele Somatotope (Reflexzonen), von denen wir über das Nervensystem (gleiches Keimblatt) die inneren Organe beeinflussen können.
Nägel	Nägel als Substanzprobe für die Diagnostik spiegeln uralte Themen, die so problematisch sind, dass sie unsere Stabilität langfristig gefährden (Knochen). Die Nagelsubstanz ist dem Knochen am ähnlichsten. Oft zeigen die Patienten eine Nagelmykose am rechten großen Zeh, was auf ein Vaterthema hindeutet. Eine Therapie, für die Nägel als Substanzprobe verwendet werden, hat das Ziel, den Mineralstoffwechsel und damit den gesamten Knochenstoffwechsel zu verbessern.

Sudor (Schweiß)	Schweiß ist der Toxin-Entlastungsweg unseres Nervensystems. Daher hat die Substanzprobe Schweiß als diagnostischen Schwerpunkt das gesamte ektodermale System und somit unser gesamtes Nervensystem. Die psychische Ebene des Schweißes stellt die Autoaggression dar. Der diagnostische Schwerpunkt bei psychischen Problemen liegt bei Erkrankungen mit selbstzerstörerischen Tendenzen wie z. B. „Ritzen". Schuldgefühle und selbstzerstörerische Tendenzen eines Patienten werden in der ermittelten Clustertherapie schnell und sicher abgebaut.
Tränen	Eine Substanzprobe aus Tränen spiegelt die hormonelle Steuerung über Hypophyse, Epiphyse und Hypothalamus, die auch auf die Steuerung des Immunsystems wirkt. Augenerkrankungen und Nasennebenhöhlenbeschwerden gelten als weiterer diagnostischer Schwerpunkt. Körperlich könnten sich Schlafstörungen oder Rhythmusstörungen zeigen. Analog ist die psychische und mentale Entspannungsfähigkeit eingeschränkt. Therapeutisch liegt der Schwerpunkt der Clustertherapie, die aus Tränen als Substanzprobe ermittelt wird, in der Regulierung von Hormonstörungen, der Heilung von chronischen Augenentzündungen sowie der Entlastung des Lymphsystems der Nasennebenhöhlen (NNH). Auf der psychischen Ebene löst die Therapie das Missverhältnis zwischen dem, was gelebt wird, und dem, was gelebt werden möchte. Der Patient, der vorher unter gestauten Gefühlen gelitten hat, kann Emotionen besser verarbeiten.
Urin **Mesoderm**	Urin als Substanzprobe für eine Diagnostik spiegelt das Mesoderm, aus dem die Niere, die ableitenden Harnwege und die Muskulatur entstehen. Die Clustertherapie, für die Urin als Substanzprobe zur Diagnostik verwendet wurde, unterstützt die Ausscheidung von Neurotoxinen, reguliert den Elektrolythaushalt und baut Ablagerungen unvollständig abgeheilter Infekte ab. Die Therapie entlastet sehr gut das zentrale Nervensystem und die Psyche, indem übermäßige Spannungen abgebaut werden.

▶

Urin **Mesoderm**	Übertriebenes Misstrauen, „Freund-Feind"-Verhalten und alte emotionale Verletzungen, besonders aus früheren Beziehungen, werden damit abgebaut. Der Patient kann die ersten Tage/Wochen weinerlich und „nah am Wasser gebaut" sein. Im Laufe der Therapie wird er offener und kommunikativer, nachsichtiger und gefühlvoller und insgesamt psychisch stabiler.
Ohrenschmalz	Ohrenschmalz als Substanzprobe für eine Diagnostik deutet auf eine übermäßige Toxinbelastung des ZNS hin, die sich in Konzentrationsstörungen, Augenproblemen oder Erschöpfung äußern kann. Eine Clustertherapie, für die Ohrenschmalz als Substanzprobe zur Diagnostik verwendet wurde, verbessert den überlasteten Gehirnstoffwechsel. Der Toxinstau im Gehirn, der vor der Behandlung oft Gedankenchaos bei den Patienten verursacht hatte, wird zunehmend beseitigt, was ermöglicht, wieder klare Entscheidungen zu treffen.
Sputum **(abgehustetes Bronchialsekret, Auswurf)**	Der diagnostische Schwerpunkt bei Sputum als Substanzprobe ist eine Störung der Lungen- und Bronchialfunktion. Psychisch weist Sputum auf eine eingeschränkte äußere Freiheit hin. Ein Patient, bei dem Sputum als Diagnosequelle klassifiziert wird, zeigt oft depressive oder aggressive Tendenzen. Eine Therapie, für die Sputum als Substanzprobe verwendet wurde, kann die bronchiale Sekretion verbessern und wirkt psychisch ausgleichend.
Zahn **(Zahnbelag)**	Zahnbelag weist körperlich auf Einschränkungen im gesamten Kiefer- und Gebissbereich hin. Zusätzlich können auch Belastungen der Kiefer-, Nasenneben- und Stirnhöhlen vorliegen. Psychisch weist die Klassifizierung auf eher unbewegliches bis starres Verhalten (und Denken) des Patienten hin. Er neigt oft dazu, sich nicht mit erkannten und bekannten Problemen auseinandersetzen zu wollen. Fragen, die sich stellen: Was hat dieser Zahn im Körper an Belastungen hinterlassen? Welche Krankheitsprozesse hat er aktiviert bzw. unterstützt? Die Zähne speichern aus Sicht der Clustermedizin das gelebte Leben der Vorfahren. Daher zeigt Zahnbelag als Sieger bei einer Aspekt-Klassifikation, dass starke Prägungen aus dem Mutterleib wirksam sind.

Tab. 6: Die Schwerpunkte der verschiedenen Körpersubstanzen als Diagnosequelle

Fallbeispiele von Körpersubstanzen als Diagnosequelle (ohne Aspekt-Untersuchung)

- *Eine sechsjährige Patientin, die wegen extremer Bauchkrämpfe, die unabhängig von der Nahrungsaufnahme auftraten, die Praxis aufsuchte, war nach sechs bis acht Wochen komplett schmerzfrei. Glücklicherweise waren auch die Tics des Kindes, die die Eltern stark belastet und für die sie die Hoffnung auf Verbesserung längst aufgegeben hatten, nicht mehr vorhanden, obwohl ich sie gar nicht thematisiert hatte (Substanzprobe: Speichel).*
- *Bei einer dreijährigen Patientin konnte die extreme Infektanfälligkeit in Kombination mit Paukenergüssen deutlich reduziert werden (Substanzprobe: Speichel).*
- *Eine sechsjährige Patientin, die seit der Geburt an Epilepsie erkrankt war, hatte nach der Therapie nach Angabe der behandelnden Neurologin erstmalig ein unauffälliges Elektroenzephalogramm. Die Anfallshäufigkeit konnte deutlich reduziert werden (Substanzprobe: Speichel).*
- *Ein 50-jähriger Patient, der nach einer Beinamputation durch einen Berufsunfall unter extrem starken Phantomschmerzen litt, obwohl er 8 verschiedene Schmerztherapeutika einnahm, beschrieb eine Verbesserung auf der Schmerzskala (1–10) von anfangs Stärke 10 auf Stärke 4–5. Zeitweise war er sogar komplett schmerzfrei (Substanzprobe: Blut).*

Fallbeispiele von Substanzproben und Fragegruppen als Diagnosequelle (ohne Aspektauswertung) – als Diagnosequelle wurde die Substanzprobe Speichel und die FG „Meine Angst" gewählt

- *Bei einer siebenjährigen Patientin waren die monatelang bestehenden Aphthen im Mund komplett ausgeheilt.*
- *Bei einem neunjährigen Patienten waren die jahrelang bestehenden Tics in der Bewertungsskala von 1–10 von 10 auf 3 verbessert.*
- *Bei einem siebenjährigen Patienten heilte die jahrelang bestehende Neurodermitis aus. Als Nebeneffekt konnte er sich besser konzentrieren.*

4.4 Diagnostik mittels Eidalclustern (Graphentafeln)

Da in der Clustermedizin der ganze Mensch mit seinen körperlichen, psychischen und mentalen Ebenen einbezogen wird, werden zur Diagnostik und Therapie neben den körperlichen Informationen aus Substanzproben auch Informationen aus dem Bewusstsein und Unterbewusstsein (Eidalcluster) verwendet. Wie bereits beschrieben, werden diese über die Sprache der Graphentafeln in Kombination mit speziellen Fragegruppen (▶ Kap. 3.2) zugänglich gemacht. Dabei werden die Graphentafeln genutzt, um – anstatt eines Kristallisats aus Körpersubstanzen – virtuell geometrische Räume zu bilden. Wie die Kristallisate werden auch diese Räume fraktal behandelt, um aus ihnen eine NSQ zu extrahieren. Sprachliche Ausdrücke und Wörter werden wie geometrische Verhältnisse berechnet. Auf diese Weise können die Graphentafeln als ergiebige Quelle verwendet werden, um die Informationen, die im Gehirn als Muster gespeichert sind, zu entschlüsseln.

Praxistipp
Erfahrungsgemäß stößt das Thema Eidalcluster sowohl bei Therapeuten als auch bei Patienten zu Beginn einer Clusterbehandlung auf großes Unverständnis. Doch schon nach den ersten skeptischen Versuchen überzeugen im täglichen Praxisablauf die exakten Erkenntnisse, die daraus gewonnen werden. Nach einer kurzen Erprobungsphase lässt sich erkennen, welch wertvoller Schatz uns Therapeuten speziell mit diesem Modul angesichts der immer komplexer werdenden Krankheitsbilder zur Verfügung steht. Mit der Komplettierung der Diagnostik durch Eidalcluster lassen sich die vielschichtigen tieferliegenden Ursachen von Beschwerden gezielt ermitteln. Und auch in der späteren Therapie kann mit der Einbeziehung der Eidalcluster eine weitere Differenzierung erfolgen, die sich in tiefgreifenden psychischen und körperlichen Veränderungen an dem Patienten beobachten lässt.

Die Diagnostik wird mit den Fragegruppen über die Graphentafeln durchgeführt (▶ Kap. 4.4). Jede Fragegruppe, die entwickelt wurde, enthält 21 Fragen oder Rufmuster, die dem Patienten in definierter Reihenfolge parallel mit den Graphentafeln vorgelegt werden. Der Patient ordnet bei jeder Frage auf der entsprechenden Tafel spontan den für ihn zutreffendsten Graphen zu. Bei den Graphentafeln 16 und 18 trägt der Patient eine Zahl zwischen 0 und 99 ein. Die ausgewählten Graphen des Patienten werden vom Therapeuten alphanumerisch in einen Auftragsschein eingegeben und entweder online oder per Fax an das Labor gesendet. Die vom Labor ermittelte Numerische Sequenz wird meistens in Kombination mit einer weiteren Diagnosequelle für die clusteranalytische Auswertung verwendet.

Praxistipp

Oberste Priorität ist es, den Patienten bei der Behandlung „mitzunehmen". Häufig fühlen sich die Patienten mit den Graphentafeln überfordert oder sind aufgrund der für sie fremden Vorgehensweise verunsichert. Daher empfiehlt es sich, besonders zu Beginn einer Clustertherapie nicht mit Fragegruppen zu arbeiten, sondern Blut oder Speichel für die Diagnostik einzusenden.

Die folgende Übersicht zeigt die Bedeutung der einzelnen Fragegruppen, die für den täglichen Praxisablauf relevant sind. Wird eine Fragegruppe als Sieger bei der präanalytischen Aspekt-Klassifikation ermittelt (▶ Kap. 4.2.4), unterstützen die nachfolgenden Informationen den Therapeuten bei der Interpretation. Sie können jedoch auch zur indikativen Auswahl einer Fragegruppe herangezogen werden.

FG 01 Soma	Diese FG fokussiert den augenblicklichen körperlichen Zustand und zeigt, dass der Körper vorrangig stabilisiert werden sollte.
FG 02 Psyche	Diese FG fokussiert die aktuellen Probleme der Psyche. Die Psyche hat die Aufgabe, die Bedürfnisse des Individuums mit den Anforderungen und Erwartungen aus seinem sozialen Umfeld zu regeln.
FG 03 Prägung	Diese FG beleuchtet die Zeit im Mutterleib, die Geburt und die Zeit nach der Geburt. Der Patient, bei dem diese Fragegruppe empfohlen wird, hat meistens schon wahre Dramen im Mutterleib erlebt.
FG 04 Leiden	Diese FG weist darauf hin, dass der Patient mit jeder Faser seines Körpers unter seinem jetzigen Zustand leidet und keinen Ausweg aus dieser Situation kennt.
FG 05 Zukunft	Diese FG wird immer dann ausgewiesen, wenn sich der Patient unangemessene Sorgen um seine Zukunft macht. Die daraus resultierende Therapie hilft dem Menschen, die Zukunftsängste abzubauen und aktuell die richtigen Entscheidungen zu treffen, um eine schöne Zukunft haben zu können.
FG 06 Sterben	Dieser Sieger in der Aspekt-Auswertung ist ein Hinweis auf eine Wandlungsphase, in der sich der Patient befindet, oder darauf, dass ein Teil in ihm sterben soll, damit ein neuer Anteil gelebt werden kann. Der Patient befindet sich in einer Phase der persönlichen Transformation.

▶

FG 07 Krankheit	Diese FG als Sieger zeigt, dass der Patient sich krank fühlt und dieses Thema momentan einen großen Stellenwert in seinem Leben einnimmt. Diese FG kann auch als ein Hinweis dienen, dass der Mensch jetzt etwas ändern muss, um nicht krank zu werden.
FG 08 Zahn	Diese FG weist auf körperliche Funktionseinschränkungen im gesamten Kiefer- und Gebissbereich oder auch auf Belastungen der Kiefer-, Nasenneben- und Stirnhöhlen hin. Psychisch weist die Klassifizierung auf eher unbewegliches bis starres Verhalten und Denken des Patienten hin.
FG 09 Regula	Wenn diese FG als Sieger klassifiziert wird, kann der Patient nicht richtig genießen, kompensiert mit Genuss ein anderes Problem oder hat Schuldgefühle, überhaupt zu genießen. Eine Clustertherapie mit dieser FG als Diagnosequelle fördert speziell eine bessere Wahrnehmung für nützliche Lebensmittel und bringt dem Patienten Klarheit darüber, wie er sein Leben genussvoll gestalten kann. Der Genuss als ordnendes Prinzip für das Leben wird geschult.
FG 10 Motiv	Eine Therapie mit dieser FG als Diagnosequelle reguliert die hormonelle Steuerung über den Hypothalamus, die Hypophyse und Epiphyse und stabilisiert die Lebensmotivation, die über die Hormone gesteuert wird. Sie stabilisiert aber auch das Herz.
FG 11 Ego	Diese FG als Sieger zeigt, dass der Patient Schwierigkeiten mit folgenden Themen hat: Wie stehe ich zu mir selbst? Wie möchte ich leben? Kann ich mich selbst einbringen? Habe ich eventuell Aggressionen gegen mich selbst?
FG 12 Ansichten	Diese FG weist auf ein ungelöstes Thema der Vorfahren aus der väterlichen Linie hin, das einen Energieverlust bei dem Betroffenen verursacht und ihn schwächt. Der Patient leidet oft unter verstärkter Müdigkeit und fühlt sich innerlich zerrissen. Im Laufe der Therapie soll die Integrität wiederhergestellt werden.
FG 13 Sucht	Wenn diese FG als Sieger ausgewiesen wird, kann es dem Patienten durch die Fehlverschaltung der neuronalen Netze schwerfallen, das Leben auf eine richtige Art zu genießen. Auch das Bestehen einer Sehnsucht ist möglich: Entweder glaubt er, etwas nicht gelebt zu haben, wonach er sich sehnt, oder ihm fehlt etwas, das ihn glücklich macht. Oft verspürt der Patient eine Sucht nach Nähe, fasst andere gerne an (im Sinne des gesellschaftlich akzeptierten Berührens).

▶

FG 14 **Eltern**	Dies FG weist im somatischen Bereich auf eine ererbte Krankheitsdisposition und psychisch auf den gesamten Themenkomplex „Eltern" hin. Auf der körperlichen Ebene zeigt diese FG eine Analogie zu den Augen.
FG 15 **Partner**	Eine dominante Klassifizierung der FG „Partner" weist körperlich auf eine Funktionsstörung des Hormonsystems oder der Genitalorgane hin und psychisch auf den gesamten Themenbereich des vorhandenen oder fehlenden Partners. Wird die FG bei Kindern als Sieger klassifiziert, deutet dies darauf hin, dass das Kind bewusst oder unbewusst als Partnerersatz benutzt wird.
FG 16 **Soziales Umfeld**	Körperlich reflektiert diese FG vor allem die Funktionen der Leber mit ihrer Psyche-Analogie. Psychisch weist das Ergebnis dieser FG auf einen dominanten Konfliktpunkt im gesamten sozialen Umfeld des Patienten hin. Die Therapie ermöglicht dem Menschen zu erkennen, was er in seinem sozialen Umfeld ändern soll, um sein Potenzial besser entwickeln zu können. Auf der körperlichen Ebene zeigt diese FG eine Analogie zur Leber.
FG 17 **Fitness**	Diese FG hat eine körperliche Analogie zum Bindegewebe und spiegelt die aktuelle Fitness des Menschen. Diese ist wahrscheinlich durch unzureichende Stoffwechselvorgänge momentan eingeschränkt.
FG 55 **Unterschrift**	Diese FG steht in direkter Verbindung zur Diagnostik aus Bildern, bei der die Unterschrift des Patienten analysiert wird. Die Unterschrift zeigt die Persönlichkeit eines Menschen und seine Interaktion mit dem sozialen Umfeld. Diese FG wird vorwiegend bei den Patienten ausgewiesen, die Probleme in ihrem sozialen Umfeld haben und mit Autoritäten schwer oder gar nicht umgehen können. Häufig befinden sich dominante Personen in ihrem Umfeld, die sie nicht akzeptieren, aber gleichzeitig darunter leiden.

Tab. 7: Die Schwerpunkte der verschiedenen Fragegruppen (FG) als Diagnosequelle

Verwendung der Graphentafeln für bestimmte Themen

Die Diagnostik mittels Eidalclustern kann bei Bedarf auch ohne die Fragegruppen zur gezielten Bearbeitung eines speziellen Themas genutzt werden. Dazu formuliert der Patient sein Thema 21-mal und wählt auf jeder der 21 Graphentafeln den für ihn dazu passendsten Graphen aus.

In meiner Praxis habe ich viele positive Erfahrungen mit der Auswertung aus dem Thema „Meine Angst" gemacht. Entweder wird aus dem Thema direkt eine Analyse erstellt, meistens in Kombination mit einer Substanz. In den meisten Fällen bevorzuge ich jedoch, eine Aspekt-Untersuchung mit dem Thema vorzuschalten, um im ersten Schritt herauszufinden, ob die Angst eher körperliche (Substanz als Aspekt-Sieger) oder psychische Folgen hat (Fragegruppe als Sieger) oder ob ererbte Strukturen eine Rolle spielen (Zeichnung als Sieger).

Fallbeispiele mit Aspekten aus dem Thema „Meine Angst"

- *Eine 35-jährige Patientin, die wegen Pollinosis kam und angab, keine Ängste zu haben, sagte beim* nächsten Praxistermin nach *drei Monaten, dass sie keine Angst mehr vor dem Reiten habe, die zehn Jahre lang bestanden habe, keine Flugangst mehr und keine Angst vor Spinnen. Auf meinen Hinweis, dass sie beim ersten Termin gesagt habe, keine Ängste zu haben, antwortete sie, diese komplett vergessen zu haben, weil sie sich so sehr daran gewöhnt habe.*
- *Eine 32-jährige Patientin suchte wegen Panikattacken, rezidivierender Diarrhoen, Gelenkschmerzen und Haarausfall die Praxis auf. Schon nach der ersten Clustertherapie traten die Panikattacken, die sie zuvor mehrmals in die Notaufnahme geführt hatten, und die Diarrhoen nicht mehr auf. Die Gelenkschmerzen, vorwiegend in den Knien, besserten sich nach der zweiten Therapie deutlich, die Haare wachsen nach der dritten Behandlung verstärkt wieder. Die Patientin verspürt noch eine leichte innere Unruhe, weshalb die Therapie fortgesetzt wird. Die erste Therapie wurde mit der Substanzprobe Speichel und der FG „Meine Angst" durchgeführt, die zweite Therapie mit der Substanzprobe Ohrenschmalz nach Aspekten aus dem Thema „Meine Angst" und die dritte aus einer Zeichnung zur FG „Motiv" nach Aspekten zum Thema „Meine Haare".*

4.5 Diagnostik mittels Zeichnungen

Für die Zeichnungen werden im Regelfall dieselben Fragegruppen verwendet wie für die Diagnostik mit Eidalclustern. Die Fragegruppen können entweder indikativ ausgewählt werden oder, wie ich es in der Praxis vorwiegend durchführe, mit der Fragegruppe, die bei der Aspekt-Klassifikation als Sieger bestimmt wurde.

Genauso, wie eine Diagnostik mit den Eidalclustern zu einem bestimmten Thema erfolgen kann, kann auch eine Zeichnung zu einem beliebigen Thema erstellt werden. Wichtig ist, dass der Patient sein Thema 21-mal möglichst präzise, mit einem oder zwei Worten (Rufmustern), formuliert.

Anschließend fixiert der Patient die gestellten Fragen oder das Thema unmittelbar und beliebig in eine Zeichnung, die ganz spontan erfolgen soll, entweder abstrakt oder gegenständlich. Die einzige Bedingung ist, dass keine Buchstaben und Zahlen verwendet werden. Gezeichnet wird immer einfarbig mit einem weichen Bleistift (8B). Dabei gilt, dass für jede Frage maximal ca. 1,5 Minuten gezeichnet werden sollte.

Eine Zeichnung als Diagnosequelle spiegelt somit tiefe innere Prozesse ererbter Strukturen wider. Im Laufe der Therapie werden Denkmuster, die unser Verhalten bestimmen, neu strukturiert. Daraus ergeben sich neue Handlungsmuster, die zur Korrektur der ererbten Strukturen beitragen. Dem Patienten wird klar, wie er seine Individualität am besten leben kann und wie er sein Leben gestalten soll.

Praxistipp
Eine Zeichnung als Diagnosequelle wird nicht für den Beginn einer Clustertherapie empfohlen, da beim Patienten deutliche Verhaltensänderungen auftreten können, die er am Anfang eventuell noch nicht verkraften kann.

Fallbeispiel mit Zeichnung als Diagnosequelle

Bei einer 65-jährigen Patientin sanken die Unterleibsschmerzen, für die schulmedizinisch keine Ursache gefunden werden konnte, in der Bewertungsskala von 1–10 von 10 auf 1.

4.6 Diagnostik mittels Bildern

Die Diagnostik mittels Bildern wird in der Clustermedizin nicht nur für die Auswertung der Bildinformationen von Kristallisaten, sondern auch von Portraitfotos, einem

Fingerabdruck, einem Iris-Foto oder der individuellen Unterschrift herangezogen. Die nachfolgende Tabelle zeigt, welcher diagnostische Fokus bei den jeweiligen Bildern gelegt wird und was dabei zu beachten ist.

Portrait	Praktische Vorgehensweise: Das Foto sollte vom nur leicht zur Seite gedrehten Kopf erstellt werden. Das Gesicht sollte dabei frei von Haaren, Make-up und anderem sein, ein Ohr sollte im Profil zu sehen sein. Das Gesicht formt sich im Laufe der Zeit entsprechend dem Erlebten. Die Geschichte eines Lebens steht jedem Menschen ins Gesicht geschrieben. Die dabei hinterlassenen Spuren sind als Muster erkennbar.
Fingerprint	Der rechte Daumen spiegelt ererbte Strukturen des Vaters, der linke Daumen spiegelt ererbte Strukturen der Mutter. Indikativ wird ein Fingerprint als Probe eher bei körperlichen Problemen oder bei älteren Patienten gewählt.
Iris-Foto	Die Iris des linken oder des rechten Auges wird nach Möglichkeit ohne Lichtspiegelungen fotografiert. Das Auge, das aufgrund der Bildverarbeitungsfunktion komplexeste Sinnesorgan des Menschen, ermöglicht das Erkennen und die Orientierung in der Welt. Das Iris-Cluster repräsentiert die basalen persönlichen Verknüpfungen des Gehirns. Die Augen entstehen entwicklungsgeschichtlich aus einer Ausstülpung des Zwischenhirns. Die Iris bildet die endogene Gehirnstruktur mit der Impulsverarbeitung ab, bevor sie bewusst wird. Unser Gehirn ist plastisch, aber die Grundstruktur bildet sich schon im Mutterleib. Die ersten Lebensjahre haben eine große Wirkung auf die Verknüpfung des Gehirns und die Bildung neuer Synapsen. Verwendet man das Iris-Foto als Quelle für die Diagnostik, wird die Grundsteuerung des Gehirns mit seinen Funktionsschwächen und -themen abgebildet. Über die Analysen sind die Verknüpfungen und Bahnen sichtbar, die fest angelegt werden. Veränderungen in der Iris lassen sich erst in großen zeitlichen Abständen erkennen, häufig erst nach Jahren.

Iris-Foto	Da die Analysen aus einem Iris-Foto die neuronalen Verschaltungen des Patienten aufzeigen, sind sie bei psychischen Problemen und auch bei Pubertierenden hervorragend geeignet. Das rechte Auge zeigt vornehmlich die väterliche, das linke Auge die mütterliche Struktur. Eine Clustertherapie, für die ein Iris-Foto als Diagnosequelle verwendet wird, hilft bei der Ausheilung von Augenentzündungen und verbessert die Sehkraft. Auf der psychischen Ebene hilft sie dem Patienten, Erkenntnisse zu gewinnen, besonders, wenn im Feld „Therapieerfolg" (▶ Kap. 6.1.4) zusätzlich die Klasse „Eidalik" der Sieger ist. **Praxistipp:** In der Regel empfindet der Patient die Therapie als angenehmer, wenn sie aus der Auswertung beider Iriden erstellt wird statt nur aus der Auswertung einer Iris.
Unterschrift	Für die Unterschrift als Diagnosequelle wird die Unterschrift des Patienten ausgewertet, die er 21-mal als Reaktion auf definierte, emotionell provozierende Sätze niederschreibt, die in der Fragegruppe 55 (▶ Kap. 4.4) zusammengefasst sind. Wie reagiert er auf das Reden und die Meinung anderer Menschen? Wie stabil bzw. instabil ist er? Durch eine Therapie, für die die Unterschrift als Diagnosequelle genutzt wird, lernt der Patient, Entscheidungen eigenständiger treffen zu können, ohne auf die Bestätigung anderer angewiesen zu sein.

Tab. 8: Die Schwerpunkte der Diagnostik mittels Bildern

Fallbeispiel mit Fingerprint als Diagnosequelle

Die jahrelang bestehenden Migräneanfälle bei einer 50-jährigen Patientin reduzierten sich in der Häufigkeit und Intensität deutlich. Gleichzeitig verbesserte sich die jahrelang bestehende Psoriasisarthritis.

Fallbeispiel mit Portraitfoto als Diagnosequelle

Bei einer 40-jährigen Patientin reduzierten sich die Migräneanfälle in der Häufigkeit und Intensität deutlich.

5 Clustermedizin als Therapiemodul

In der Schulmedizin und auch in den verschiedenen Naturheilverfahren sind wir Therapeuten es gewohnt, die Behandlungsmethode nach der Indikation auszuwählen. Diese Möglichkeit gibt es auch in der Clustermedizin (▶ Kap. 7.6 und 7.7), sie wird aber vorzugsweise komplementär, zur Betonung eines Therapieschwerpunktes, eingesetzt. Die Domäne der Clustertherapie ist die individuelle, auf den Patienten zugeschnittene Therapie mit den Hauptwerkzeugen Essenz-, Klang- und Bildcluster. Dabei entspricht die NSQ des Kristallisats analog der NSQ des Therapiemittels.

Die Heilwirkung aller Clustertherapiemodule entfaltet sich physikalisch über Interferenz und Rückkopplung. Dem Steuerungssystem des Körpers werden über verschiedene Sinneskanäle seine diagnostisch ermittelten Stoffwechselschwächen als exakte Mustereigenschaften des erzeugten Kristallisats in einer für ihn verständlichen Sprache gespiegelt. Die Aufgabe dieser Informationstherapie ist die gezielte Mobilisierung der eigenen Regenerationskraft, um einen selbstkorrigierenden Prozess sowohl auf der körperlichen als auch auf der psychischen und mentalen Ebene anzustoßen.

Der Körper reagiert durch Rückkopplung auf den Unterschied zwischen der Ist-Situation, die ihm über die verschiedenen Clustermittel gezeigt wird, und der Soll-Situation, die in ihm genetisch vorgegeben ist.

Das übergeordnete Ziel der Clustermedizin als Therapie ist es, den Informationsabgleich zwischen Bewusstem und Unbewusstem zu optimieren. Dies ermöglicht ein authentisches und harmonisches Leben.

Eine besondere Bedeutung in der Clustermedizin haben die Keimblätter (Entoderm, Mesoderm, Ektoderm), die ich schon in Kapitel 4.1 beschrieben habe.

Da jeder Organismus aus allen drei Keimblättern besteht, lassen sich die Keimblätter verständlicherweise nie isoliert betrachten oder therapieren. Dennoch nimmt die Clustermedizin eine therapeutische Gewichtung vor, die ich als Entscheidungshilfe für den Therapeuten anfüge (▶ Abb. 25).

ENTODERM	MESODERM	EKTODERM
Ernährung	**Hormone**	**Keime (Viren)**
Anpassung	Bewegung	Kommunikation
Geborgenheit	Schutz	Informationsaustausch
Essenzcluster	Klangcluster	Bildcluster

Abb. 25: Übersicht der therapeutischen Gewichtung der einzelnen Keimblätter

Basis des Körpers ist der Stoffwechsel. Sein Schwerpunkt liegt primär im Verdauungsapparat. Dieser wiederum entsteht aus dem Entoderm und kann vorrangig über die Ernährung und über Essenzcluster stabilisiert werden.

Damit ist das Essenzcluster der Hauptpfeiler jeder Therapie. Da aber die meisten Erkrankungen multifaktoriell bedingt sind, bieten sich für einen schnelleren Therapieerfolg ergänzende Therapiemittel an: bei Erkrankungen des Bewegungsapparates oder bei Hormonstörungen (Mesoderm) zusätzlich ein Klangcluster, bei viralen Belastungen oder bei Erkrankungen des ZNS (Ektoderm) zusätzlich ein Bildcluster.

5.1 Therapie mit Essenzclustern

Die Clustertherapie nutzt die Speicherungsfähigkeit des Wassers, die inzwischen intensiv erforscht wird.[33]

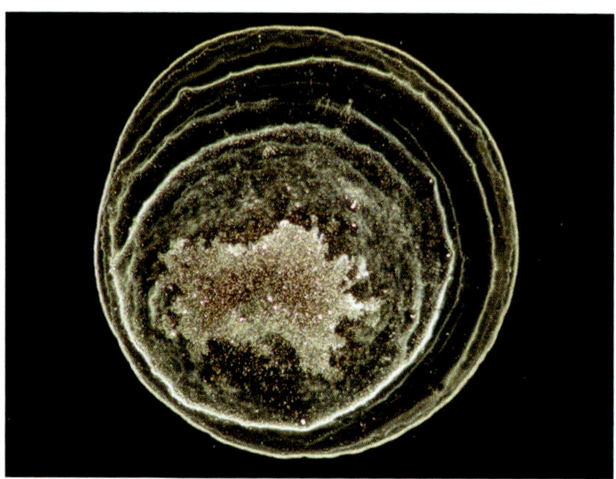

Abb. 26: Bild der Pflanze „Nachtkerze", die 10 Minuten in Wasser getaucht und anschließend getrocknet wurde

Abbildung 26 veranschaulicht, wie das kurzzeitige Einlegen einer Pflanze in Wasser ihr typisches Muster zeigt, das sich deutlich von anderen Pflanzen unterscheidet. Auch der Nobelpreisträger Luc Montagnier zeigte in einem Experiment eindrucksvoll, wie Information in Wasser gespeichert werden kann.[34]

Essenzcluster wirken somatocerebral. Durch sie werden dem Steuerungssystem des Körpers alle Stoffwechselstörungen, die über die Diagnostik als Krankheitsursache herauskristallisiert wurden, als lesbare Information gespiegelt. Wie bereits beschrieben, sind genetisch vererbte Muster nach der Lehre der Clustermedizin in einer solch lesbaren

33 Kröplin / Henschel (2016); Kröplin (2001).
34 Kiontke (2018).

Form im Kleinhirn gespeichert, sodass alles, was uns begegnet, damit verglichen wird. Durch jedes Essenzcluster wird also die aktuelle Situation, die es als Information abbildet, vom Körper mit den ererbten Mustern im Kleinhirn abgeglichen und durch Interferenz, wo nötig, korrigiert.

5.1.1 Aufbau und Wirkung

Essenzcluster sind spagyrisch verarbeitete Pflanzendestillate aus den verschiedensten Pflanzen. Anders als Phytotherapeutika oder Allopathika werden sie nicht nach bestimmten Indikationen, sondern über Mustervergleich der einzelnen Kristallisate mit dem Patienten-Kristallisat in der Clusteranalyse ausgewiesen.

Für die Herstellung der Ausgangsstoffe entwickelte Ulrich Jürgen Heinz über viele Jahre neue spagyrische Galenika. Sein großes Ziel war es, die evolutionsbiologischen Prozesse, die die Entwicklung des Lebens ermöglichen, abzubilden und zu nutzen, um eine neue Generation an Heilmitteln herzustellen.

Für die Essenzcluster werden Gemenge aus vitalen, teilvitalen oder getrockneten Pflanzen mit Wasser, Salzen, Erden und Metallen in drei Stufen (Angären, Gären und Nachgären) verarbeitet. Die dritte Stufe, das Nachgären, kann über Jahre ausgedehnt werden. Auf diese Weise nimmt die Essenz am Zeitprozess des Lebens teil und interferiert mit den globalen Prozessen der Erde (Wetter, Radioaktivität, Sonnenaktivität, Magnetfeldänderungen der Erde und anderes).

Die geernteten Essenzen werden destilliert und kristallisiert, in eine Numerische Sequenz übersetzt und abgespeichert. Diese Essenz-Kristallisate werden dann mit dem Patienten-Kristallisat verglichen und aus ihnen ein individuelles Clustermittel, das nach dem Schlüssel-Schloss-Prinzip funktioniert, erstellt. Auf diese Weise kann genau die Kombination von Ausgangsstoffen ermittelt werden, die exakt der Numerischen Sequenz aus der Analyse des Patienten entspricht.

Die Heilwirkung der Essenzcluster entfaltet sich physikalisch über Interferenz. Der Körper des Patienten selbst führt die Selbstkorrektur durch, indem sein Steuerungssystem durch Rückkopplung auf den Unterschied zwischen der Ist-Situation, die ihm über das Essenzcluster gezeigt wird, und der Soll-Situation, die in ihm genetisch vorgegeben ist, reagiert.

Während dieser Auseinandersetzung mit der eigenen Gegenwart im Verhältnis zum genetisch vorgegebenen Muster kann es indes vorübergehend zu Rekursionsphänomenen (▶ Kap. 7.2) kommen, die besonders dann auftreten, wenn die Abweichung der jetzigen Situation von der genetisch vorgegebenen sehr groß ist. Dabei treten nicht ausgeheilte

Krankheiten oder psychische Verletzungen kurzzeitig wieder auf, um anschließend stabilisiert oder sogar ausgeheilt zu werden.[35]

Es ist immer wieder erstaunlich, in der Praxis zu erleben, wie intelligent die Wirkung der Essenzcluster ist und wie klug diese mit dem menschlichen Körper interagieren. Bei der Korrektur der Stoffwechselprozesse ist eine Rangfolge zu beobachten: Die Störungen mit der obersten Priorität werden stets als Erstes behoben. Daher kommt es oft vor, dass Patienten berichten, beispielsweise ihre Flugangst oder ihre langjährigen Rückenschmerzen seien plötzlich verschwunden, obwohl der eigentliche Grund der Konsultation z. B. eine Pollenallergie war. Die anderen Beschwerden, an die sich die Patienten schon jahrelang gewöhnt hatten, hatten sie zuvor aber nicht einmal erwähnt.

5.1.2 Praktische Durchführung

Das für den Patienten individuell klassifizierte Essenzcluster wird über den Tag verteilt circa 10- bis 15-mal über 1 bis 2 Sprühstöße unter die Zunge eingenommen. Die Tagesdosis kann auch in eine Wasserflasche gegeben und über den Tag verteilt getrunken werden.

5.2 Therapie mit Klangclustern

Das Gehör bildet sich im Laufe unserer Entwicklung im Mutterleib als einer der ersten Sinne nach dem Geruchssinn aus, während das Sehen erst nach der Geburt vollständig entwickelt wird – und das Farbensehen gar erst mit sieben Jahren abgeschlossen ist. Nicht ohne Grund kann man sagen, der Hörsinn sei die Mutter aller Wahrnehmungen. So kommt ihm auch in der Clustertherapie eine besondere Rolle zu.

Klangcluster wirken sensocerebral über ihren besonderen Schallimpuls, der über die Rezeptoren der Innenohrschnecke aufgenommen wird und punktgenau mit bestimmten Hirnarealen korrespondiert. So kann das in den einzelnen Hirnarealen Gespeicherte durch interferierende Resonanz aktiviert und der Körper zur Selbstregulation angeregt werden. Über die neuronalen Netze wirken Klangcluster zum einen auf den Zellstoffwechsel, zum anderen auf die Psyche. Zudem regulieren und stabilisieren sie das Zellmembranpotenzial: Durch die Verbesserung der Zellmembranpermeabilität wird die Zellvitalität optimiert.

35 Heinz (2003–2007).

In der Clustertherapie unterscheiden wir heute drei verschiedene Typen von Klangclustern: Schall-, Melodie- und Rhythmuscluster. Dabei widme ich den Schallclustern, die sicherlich den komplexesten theoretischen Hintergrund haben, im Folgenden besondere Aufmerksamkeit.

5.2.1 Sequentielle Schallcluster

Zu Beginn meiner Clusterausbildung wurde für die Klangtherapie spezielle Orgelmusik komponiert und auf Endloskassetten gespielt. Die Orgel eignete sich als statisches Instrument mit breiten Obertönen gut, um den vektoriellen Raum, den ein Kristallisat bildet, mathematisch in einen Klangraum zu übersetzen.

Nach einiger Zeit der Erprobung zeigte sich aber, dass die Wirkung der oktavischen, harmonischen Musik nicht nachhaltig genug war. Besonders die psychischen Wirkungen entsprachen nicht den Anforderungen des Entwicklers Ulrich Jürgen Heinz an ein wirksames Therapiemodul. Aus seiner Sicht kann die harmonische, herkömmliche Musik zwar Emotionen erzeugen und bekannte psychische Strukturen aktivieren. Strukturelle und dauerhafte Veränderungen jedoch vermag sie nicht zu bewirken, da der Organismus sich bereits über Jahrtausende an diese harmonischen Strukturen gewöhnt hat. So ist er in der Lage, etwas Gehörtes teilweise zu kompensieren. Auch musikalische Patienten profitierten nicht vollständig von der Orgelmusik, vermutlich weil sie durch ihre musikalischen Kenntnisse den Aufbau der Musik theoretisch analysieren und daher auch einiges überhören können.

Aus diesem Grund entwickelte Heinz die Kurvenform der Schallcluster, die er aus der Kurvenform von Sferics (Dunkelblitzen) ableitete. Hintergrund seiner Überlegungen war die Erkenntnis, dass Sferics die Form einer biologischen Kurve haben, die wie ein Aktionspotenzial eines Nervs mit einem steilen Anstieg, einer darauffolgenden Wiederholung und einer abschließenden Refraktärzeit verläuft (▶ Abb. 27).

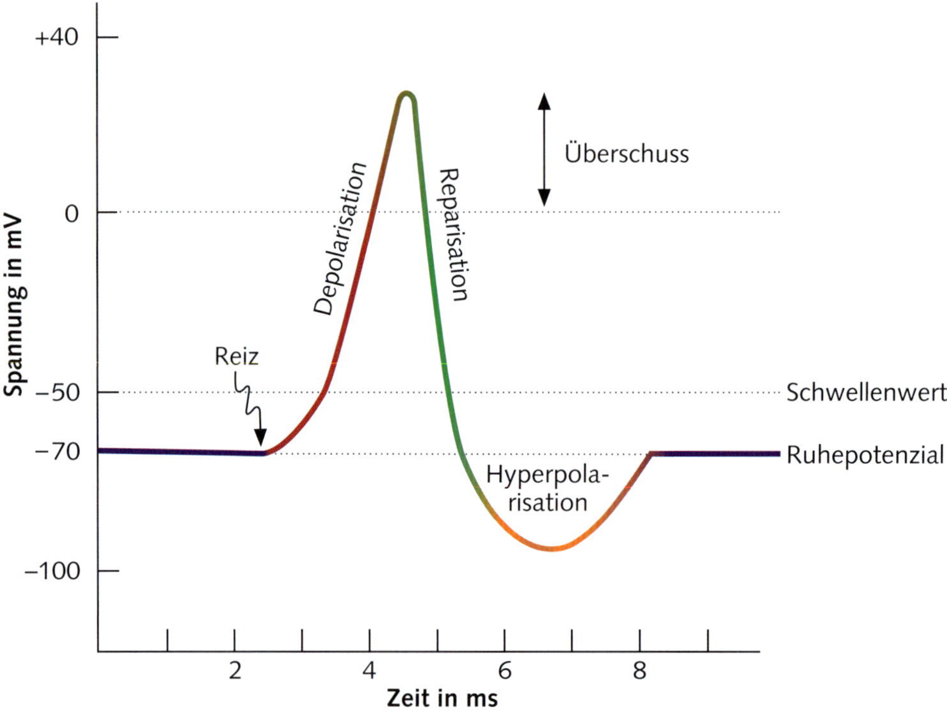

Abb. 27: Die Form eines Aktionspotenzials

Wie gut zu erkennen ist, ging der Entwicklung der heutigen Schallcluster eine intensive Auseinandersetzung mit der Wetterforschung und deren tiefgreifenden Erkenntnissen voraus. So stellte Heinz fest, dass neben den Sferics auch andere Wetterphänomene eine große Rolle für die Gesundheit des Menschen spielen. Zum besseren Verständnis unternehmen wir an dieser Stelle einen kleinen Exkurs in die Wetterforschung.

5.2.1.1 Exkurs: Sferics & Co. – Der Einfluss des Wetters auf den Menschen

Aus Sicht der Clustermedizin kann ein Therapeut das Phänomen Krankheit nur verstehen, wenn er den „Erde-Raum" miteinbezieht. Täglich ist der Mensch Wetterphänomenen wie Magnetfeldern, Mondphasen oder Sonnenstürmen ausgesetzt. Diese Aktivitäten nimmt er über seine Sinnesorgane wahr und passt sich ihnen, je nach Voraussetzung, mehr oder weniger gut an. Die äußeren Bedingungen, durch die unser Gehirn beeinflusst und gesteuert wird, sind somit nicht nur das soziale Umfeld, sondern auch die Aktivitäten der Erde.

„Wer das Wetter versteht, versteht das Leben" – so fasste Ulrich Jürgen Heinz seine Wetterforschungen zusammen. Neben bekannten Phänomenen wie Luftdruck und Temperatur untersuchte er die bereits erwähnten Sfericsentladungen der Erdhülle, aber auch piezoelektrische Phänomene durch Dehnungsprozesse der Erdkruste sowie Lichttexturen durch Albedo-Reflexe auf die Erde. All diese Wetterforschungen hatten einen entscheidenden Einfluss auf die Präzisierung der Klangclusterforschung, weil bei den untersuchten Phänomenen genau jene Kurvenformen vorliegen, die das biologische System rezipiert.

Sferics

Die Einstrahlung der Sonnenenergie auf die Erde versetzt die Luftmoleküle in Schwingung. Ein Teil von ihnen wird als Wärme abgestrahlt, der andere Teil gibt über Reibungsenergie elektrische Impulse im Längswellenbereich ab, vorzugsweise in den Frequenzbändern 10, 15, 20, 25, 30 und 35 Hz. Die Wellen sind sehr energiereich und erzeugen bei hohen Ladungen Gewitter mit den bekannten Hellblitzen, bei schwächeren Ladungen Dunkelblitze. Diese unregelmäßig geformten elektromagnetischen Strahlungsimpulse werden Sferics (auch: Atmospherics) genannt. Sie werden nicht nur bei Gewitter, sondern auch bei weniger intensiven Wettervorgängen in der Troposphäre erzeugt, z. B. beim Entstehen und Wandern von Kalt- und Warmfronten oder durch Grenzschichten horizontal oder vertikal bewegter Luftmassen.[36] Da die Sferics sich mit Lichtgeschwindigkeit ausbreiten, eilen sie dem physischen Wetter von Luftdruck und Temperatur um mehrere Tage voraus.[37]

Durch langjährige Wetterforschungen, bei denen Heinz mit Spezialantennen (▶ Abb. 28) die Wellensysteme verschiedener Wetterlagen maß und ihre Wirkung an den Kristallisaten untersuchte, konnte er die Wirkung der Sferics auf das biologische System ableiten.

Heinz' Untersuchungen zufolge üben die Sferics einen lebensgebenden Einfluss auf den menschlichen Organismus aus, indem sie das Zellpotenzial aufrechterhalten. Ihre Hauptwirkung haben sie auf das Autonome Nervensystem (ANS), indem sie die Darmflora regulieren, sowie auf das periphere und das zentrale Nervensystem. Bei fehlender Sfericsaktivität ist das Immunsystem geschwächt und es sind bakterielle Epidemien zu erwarten, bei gesteigerten Sfericsaktivitäten eher virale Infekte.

In der klassischen Forschung wurden zudem zahlreiche signifikante Koinzidenzen von Extremwerten der Sferics und einer Häufung von Todesfällen, Verkehrsunfällen oder einer Verstärkung des Beschwerdebildes bei Hirnverletzten oder Amputierten nachge-

36 Eichmeier / Baumer (1990).
37 Heinz (2003–2007).

wiesen.[38] Und in einem neueren Artikel[39] schreibt der ehemalige Leiter des Instituts für Atmosphäre und Klima der ETH Zürich, Hans Richner, Sferics und quasi-periodische Schwankungen des Luftdrucks seien die einzig bekannten meteorologischen Parameter, die theoretisch eine Vorfühligkeit (also Beschwerden *vor* dem Wetterwechsel) einzelner Personen erklären könnten.

Temperatur auf der Erde

Vom Organismus erfordert es einen Regelaufwand, seine Körpertemperatur von 37 °C an eine ihn umgebende Lufthülle von –10 °C bis +34 °C anzupassen. Diese Anpassung ist individuell und kann durch Stoffwechselschwächen eingeschränkt werden. Die Wirkungen von Anpassungsstörungen können wir in der Praxis an rheumatischen Schüben oder Wirbelsäulenbeschwerden deutlich beobachten.

Luftdruck der Erdhülle

An die Änderungen des Luftdrucks müssen sich unsere Zellmembranen und das Gewebe anpassen. Störungen in dieser Anpassung können zu Störungen im Austausch von Informationen und Stoffen führen. Allein für die Druckänderungen klassifiziert Ulrich Jürgen Heinz außer dem bekannten Hoch- und dem Tiefdruck auch Klassen wie „schnellsteigender" oder „fallender Druck". Nach seinen Angaben können sich Druckänderungen besonders auf die Gefäße und das Knochensystem auswirken.

Lichttexturen als Mondreflexe der Sonne

Durch die Reflexion des Sonnenlichts auf der Oberfläche des Mondes wird dieses auf der Erde wahrgenommen. Sonneneruptionen und Sonnenflecken können nach Ulrich Jürgen Heinz über die Augen Einfluss auf die Epiphyse und das Schlafverhalten haben.

Piezoelektrische Dehnungsprozesse in der Erdkruste

Der um die Erde laufende Mond erzeugt eine Anziehung auf der Erdoberfläche. Diese ist einerseits als Ursache für Ebbe und Flut allgemein bekannt, doch sie kann auch Auswölbungen der Erdoberfläche um mehr als 50 cm hervorrufen.[40] Diese verschiedenen Drücke wirken sich je nach Metallgehalt unterschiedlich stark piezoelektrisch auf die mineralienenthaltende Erde aus. Nach Ulrich Jürgen Heinz sind Elektrolytstörungen da-

38 Faust (1978).
39 Richner (2016).
40 Defant (1953).

her von Mondphasen abhängig und besonders zum Ende des Voll- oder Neumondes ausgeprägt.

Der therapeutische Nutzen der Wetterforschung

Im Zuge seiner Wetterforschungen zeichnete Ulrich Jürgen Heinz signifikante Profile von Wetterfronten zunächst mit Wetterstationen seines Forschungslabors regelmäßig auf.

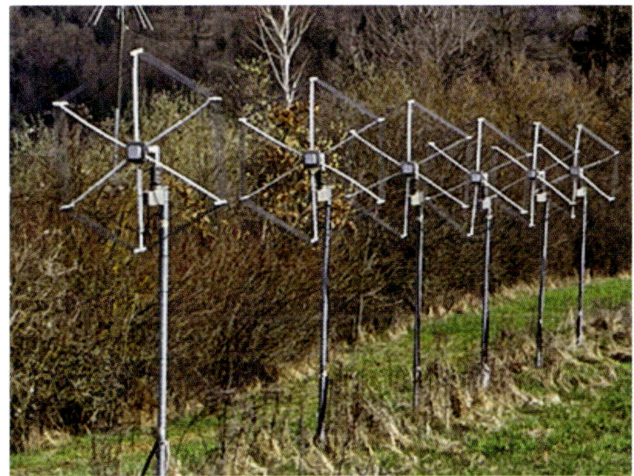

Abb. 28: Spezialantennen zur Messung der Sferics

Um diese Wetterprofile auch in einer Datenbank speichern zu können, bündelte er ihre elektromagnetischen Wellen auf einer kristallisationsfähigen Referenzsubstanz und codierte sie anschließend in Numerische Sequenzen. So ließen sich diese Kristallisate mit den Kristallisaten von Patienten vergleichen, um die Auswirkungen von bestimmten Wetterlagen auf den Körper diagnostizieren zu können. Indem Heinz die Frequenzen der Wetterfronten sodann in den hörbaren Bereich transponierte, machte er sie klangtherapeutisch verfügbar, um die Empfindlichkeit von Patienten auf bestimmte Wetterlagen zu minimieren.

5.2.1.2 Aufbau und Wirkung der Schallcluster

Das Klang-Hologramm der heutigen Schallcluster basiert auf physikalischen und biologischen Interferenzmustern. Dabei liegen den Schallclustern komplexe mathematische Prozesse der fraktalen Geometrie und des goldenen Schnitts unter Einbeziehung basaler Grundtöne (Sonnen-, Mond- und Erdperioden) zugrunde. Sie werden unter Berücksichtigung der biologisch wirksamen Schwingungen, wie sie bei Sferics zu beobachten sind, singulär und individuell von einem Frequenzgenerator erzeugt. Da die Schallwellen exakt dem biologischen Basismuster menschlicher Zellen entsprechen, können sie von deren Membranen optimal aufgeschlüsselt und verwertet werden. Ihre komplexe Asymmetrie hat das Ziel, eine dauerhafte strukturelle Veränderung im Stoffwechsel und eine anhaltende psychische Wirkung zu erzielen. In der Therapie werden sie für jeden Patienten individuell klassifiziert.[41]

In Flüssigkeiten bilden Schallcluster stehende Wellen. Diese Wirkung konnte eindrucksvoll demonstriert werden, indem die Wellenstrukturen mit einer besonderen fotografischen Technik (kymatische Fotografie) sichtbar gemacht wurden.[42] Wenn man sieht, welche ordnende Wirkung diese Schallcluster auf das Wasser ausüben, und dabei bedenkt, dass unser Körper zu mehr als 70 % aus Wasser besteht (Kinder: ca. 95 %), kann man sich vorstellen, auf welche Art diese Schallcluster als Impulsgeber regenerierende und strukturbildende Wirkung auf unsere Zellen ausüben können. So lassen sich Schmerzen und andere gesundheitliche Probleme häufig schnell und nebenwirkungsfrei durch die Wiederherstellung von biologischer Ordnung lindern.

Im Folgenden ist die Wirkung der Schallcluster anhand verschiedener Beispiele grafisch dargestellt.

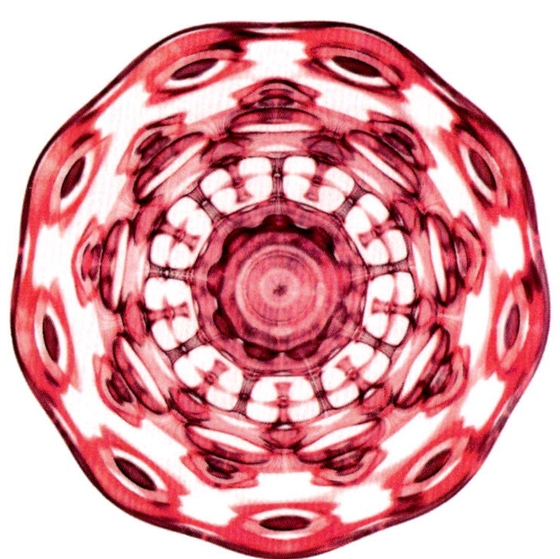

Abb. 29: Wirkung des Schallclusters „Kniearthrose" auf Wasser

41 Wasinger (2015), Modul 2.

42 Dies erfolgte in Zusammenarbeit der Firma Meta Cluster GmbH mit dem Fotografen und Künstler Michael Memminger. Er fotografierte die Wellenstrukturen des Wassers, die unter Einwirkung der Klangcluster entstehen, von oben; Memminger (o. J.). Friedrich Chladni machte schon 1787 die Wirkung von Frequenzen auf einer mit Sand bestreuten Metallplatte sichtbar.

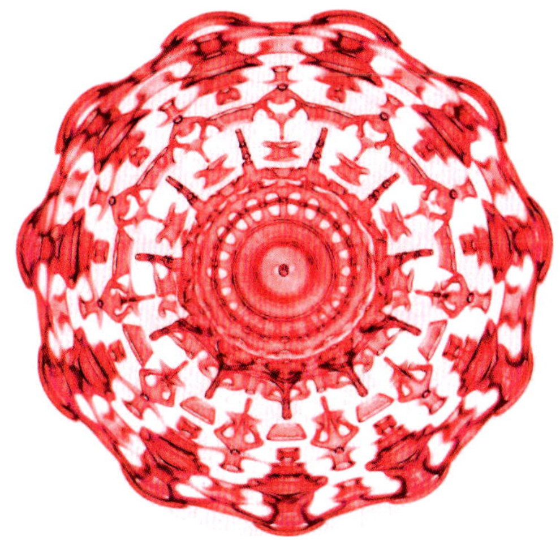

Abb. 30: Wirkung des Schallclusters „Schmerzgedächtnis löschen" auf Wasser

Im Laufe der Jahre wurden alle individuellen, aber auch alle indikativen Klangcluster (▶ Kap. 6.6.3–6.6.9) an den fraktal errechneten Klangraum angepasst.

Eine Sonderform der Klangcluster bilden die **SfericsCluster**. Sie regen speziell die Anpassung an elektromagnetische Begebenheiten in der Atmosphäre an. Wetterfühligkeit könnte hiermit beeinflusst werden.

5.2.2 Melodiecluster

Der Klangraum der Melodiecluster umfasst bei 128 unterschiedlichen Instrumenten acht Oktaven und ist als vierstimmiger Kanon mit harmonischer Themenführung aufgebaut. Das Thema (Melodie), die Instrumentenwahl, die Harmonie, der Rhythmus, die Tondichte und die Tonart werden fraktal aus den Ausgangsbedingungen, also dem Kristallisationsbild, errechnet und so individuell, aber auch themenbezogen komponiert. Melodiecluster wirken aufs Großhirn und fördern bewusste Erkenntnisprozesse. Aus diesem Grund eignen sie sich besonders bei psychischen Themen.

5.2.3 Rhythmuscluster

Der Klangraum der Rhythmuscluster umfasst 48 unterschiedliche Schlag- und Perkussionsinstrumente. Es ist ebenfalls als vierstimmiger Kanon mit harmonischer Themenführung aufgebaut. Das Thema (Rhythmus), die Instrumentenwahl, die Harmonie, die Tondichte und die Tonart werden, wie bei den übrigen Klangclustern, fraktal aus ihrem Kristallisationsbild errechnet und singulär, aber auch themenbezogen erzeugt. Die Schwerpunkte der Rhythmuscluster liegen in der Simulation und Korrektur von evolutionsbiologischen Grundrhythmen, wie z. B. dem Herzschlag der Mutter, dem eigenen Herzschlag oder der Darmperistaltik.

5.2.4 Praktische Durchführung

Klangcluster sollten über einen Lautsprecher im Raum oder über Kopfhörer täglich gehört werden. Um einzelne Körperpartien gezielt zu beschallen, kann ein Kopfhörer auch auf oder um das gewünschte Körperteil gelegt werden.

Häufigkeit und Dauer des Hörens und auch die Lautstärke sind beliebig. Entscheidend ist immer das Wohlgefühl des Patienten. Erfahrungsgemäß sichert tägliches, mindestens vierwöchiges Hören der CD den Therapieerfolg. Eine im Alltag sehr praktikable Methode ist das Hören über Nacht, so leise, dass der Schlaf nicht gestört wird. Im Gegensatz zu den Augen, die nachts geschlossen sind, ist der Hörsinn nicht abgeschaltet.

Bei akuten Problemen sollten die Klangcluster so oft und so lange wie möglich in entspannter Körperhaltung oder während täglicher Verrichtungen gehört werden.

Wiederkehrende Prozesse lassen sich häufig durch den Wechsel der Lautstärke zwischen sehr laut und sehr leise positiv beeinflussen.

5.3 Therapie mit Bildclustern

Den größten Teil der Umwelt nimmt der Mensch über die Augen wahr. Bestimmte Grundverschaltungen im Gehirn sind bei der Geburt vorgegeben, die späteren Algorithmen ändern sich entsprechend den Erbanlagen, Konditionierungen und Erfahrungen. Unser Bewusstsein ist indes immer nur der „Ratgeber“, die Entscheidung, welche Neuronen zu welchem Zeitpunkt und in welcher Verknüpfung aktiv sind, wird auf einer selbstorganisierenden und größtenteils unbewussten Ebene gefällt. Aus Sicht der Clustermedizin ist der schnellste Weg, diese „eidoforme“ Ebene therapeutisch zu beeinflussen, die Bildclustertherapie.

Analog zur wassergebundenen Informationstherapie über die Essenzcluster und zur tongebundenen Therapie über die Klangcluster wurde daher auch eine bildgebundene Therapie mit Bildclustern entwickelt. Diese wirken sensocerebral über das Sinnesorgan Auge und wie alle Therapiewerkzeuge über Interferenz.

5.3.1 Aufbau und Wirkung als Lern- und Steuerungselement

Referenz für die Erstellung eines Bildclusters als clusteranalytisches Trainingsinstrument ist die Numerische Sequenz des Patienten. Zunächst wird ein aktuelles Bild seiner hirnlichen Vernetzung erstellt. Dazu werden von einem digitalen Ausgangsbild mit 840 x 840 Pixeln, bei dem die Farben willkürlich verteilt sind, die Bewegungsschritte der einzelnen Pixel nach bestimmten Algorithmen analog zur NSQ des Patienten errechnet. Der in der NSQ codierte Inhalt zeigt über das so entstandene Bildcluster **die gegenwärtig wirksamen Denkregeln** des Patienten.

Durch mathematische Weiterverarbeitung der NSQ als Progression in verschiedene Ableitungen wird anschließend eine Projektion des hirnlichen Vernetzungsraums des Patienten in die Zukunft vorgenommen und als digital bewegtes, laufendes Bild generiert, sodass sich das Bildcluster jeweils vom ursprünglichen Zustand hin zum zukünftigen bewegt.

Bis zum 30. Rechenschritt des Bildclusters wird der **Jetzt-Zustand** repräsentiert.

Ab dem 31. Rechenschritt des Bildclusters werden die **Möglichkeiten** dargestellt.

Das Trainingsziel dieses Bildclusters ist die Interferenz und die eigene interaktive Spiegelung beim Betrachten des Bildes. Der Patient kann sich nun über visuelle Interaktion mit seinen eigenen Denkmustern auseinandersetzen. Über Interferenzen, also über das laufende Bild, können sich so neue Verknüpfungen, neue Algorithmen bilden, was den Patienten dabei unterstützt, über sein bisheriges Niveau hinauszudenken und einen Lösungsweg für sich zu finden.[43]

5.3.2 Praktische Durchführung

Das Bildcluster wird als digitales laufendes Bild als „exe"-Datei vom Clusterlabor erstellt und als CD an den Patienten versandt. Das für ihn individuell erstellte Bildcluster sollte täglich zweimal für einen Zeitraum von 10 Minuten zu Hause am Computerbildschirm angeschaut werden.

Aus technischen Gründen kann in den folgenden ▶Abbildungen 31 und 32 nur ein individuelles Standbild demonstriert werden.

43 Wasinger (2019).

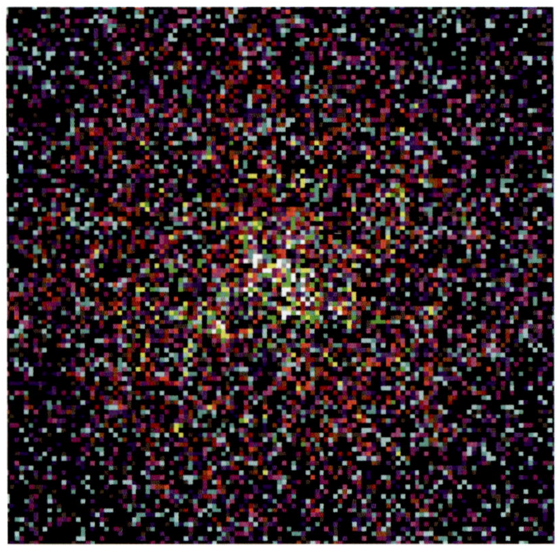

Abb. 31: Beispiel eines individuellen Bildclusters als Standbild

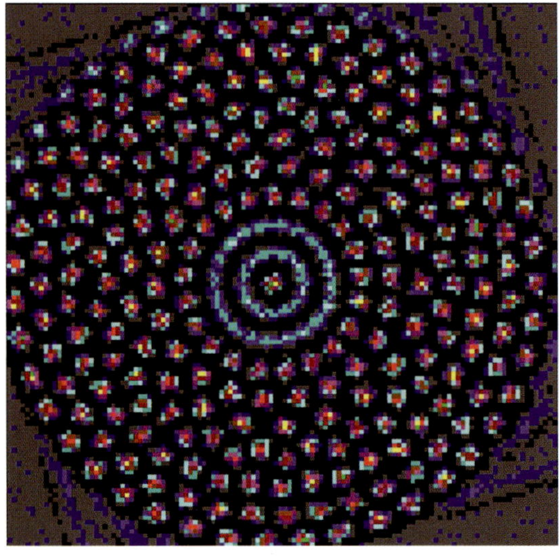

Abb. 32: Beispiel eines indikativen Bildclusters mit dem Thema „Nimm wahr"

Praxistipp

In meiner Praxis lasse ich vorwiegend individuelle Bildcluster aus der aktuellen Auswertung erstellen. Es können aber wie bei den Klangclustern auch indikative Bildcluster für bestimmte Themenbereiche angefordert werden.

5.3.3 Das Bildcluster als Analyseinstrument für den Therapeuten

Zusätzlich zur therapeutischen Nutzung eignen sich individuelle Bildcluster auch als Analyseinstrument für den Therapeuten, da in ihnen auch diagnostische Informationen codiert sind. Entweder lässt der Therapeut eine individuelle Bildclusterauswertung erstellen, oder er hat schon so viel Erfahrung im Umgang mit Bildclustern, dass er selbst Interpretationshinweise für analoge psychische Prozesse und Denkregeln des Patienten erkennt.

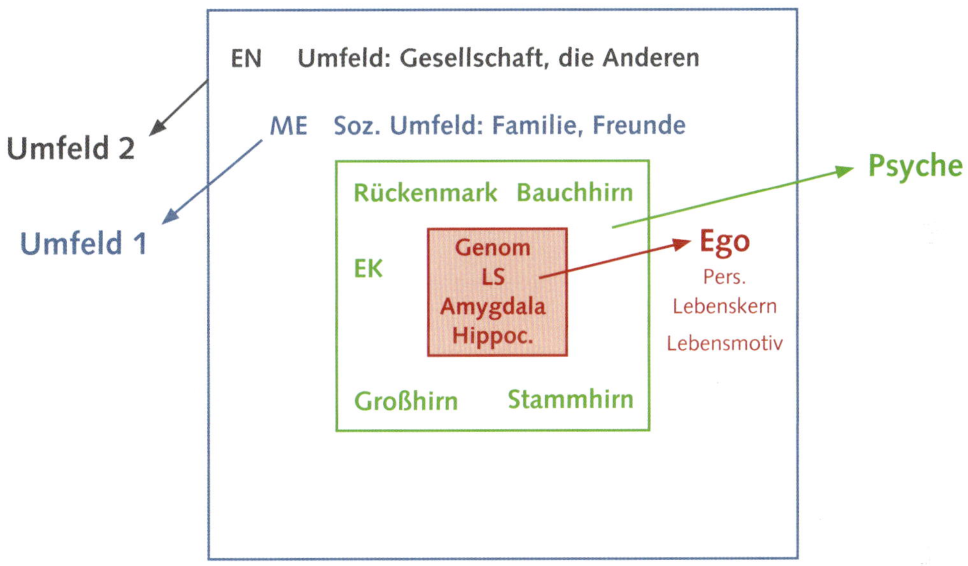

Abb. 33: Schema der einzelnen Bereiche, die das Bildcluster zeigt. Die Abkürzungen von außen nach innen entsprechen den Keimblättern Entoderm (EN), Mesoderm (ME) und Ektoderm (EK).

Analog zum Kristallisat wird im Bildcluster das Entoderm im äußeren Bereich, das Mesoderm im mittleren und das Ektoderm im inneren Bereich dargestellt (▶ Abb. 33).

In der speziellen **Bildclusterauswertung,** die der Therapeut für einen Patienten anfordern kann, werden individuelle Bildparameter errechnet.

Die Bezeichnung der Parameter ist dabei der Fotografie entnommen. Welche analoge Bedeutung sie in der Bildclusteranalyse haben, werde ich im Folgenden erläutern:

Helligkeit (50 bis 150)

Sie repräsentiert den energetischen Zustand des Menschen bezogen auf die Fragestellung. Dieser ist abhängig von Zufuhr oder Abnahme der Energie: Nahrungsmittel, Photonen, Wärme und sonstige physikalische und elektromagnetische Energie.

Kontrast (–500 bis +500)

Der Kontrast gibt Hinweise, wie der Mensch Dinge unterscheidet und wahrnimmt, und beschreibt die Unterscheidungsfähigkeit zweier oder mehrerer Grenzen. Hier macht sich die Interpretation von Wahrgenommenem unter der limbischen Filterung bemerkbar (–500 bis +500).

–500: Minimale Unterscheidungsdichte, keine Abgrenzung, keine Differenzierung, kein Unterschied, Vermischung

+500: Maximale Unterscheidungsdichte, nur Grenzen, viele Unterschiede (Schwarz-Weiß-Denken), scharfkantige, aggressive Wahrnehmung

–100 bis +100: Gute, ausgewogene Wahrnehmungsfähigkeit

Schärfe (–500 bis +500)

Wie „scharf" sieht der Mensch? Sieht er über Dinge hinweg, sieht er sie verschwommen, milchig, wie im Nebel (auch analog gesehen)? Oder wird alles genau untersucht und unter „die Lupe" genommen, bis hin zur Überzeichnung? Hat er einen guten Blick und eine gute Wahrnehmung für Ursachen und Wirkung?

–500 Minimaler Wert: Nicht genügende Trennschärfe zur Unterscheidung, verwaschen sehen, wie milchig; schlecht sehen, wegsehen und über etwas hinwegsehen

+500 Maximaler Wert: Genügende Trennschärfe zur Unterscheidung, überscharfes Sehen (bis man sich nichts mehr erlaubt), Verlust des Überblicks, alles wird genau unter „die Lupe" genommen

Bei höchstem Wert: Mögliche Ausprägung einer Manie (Lebensrecht verschaffen, durchschneidender, auch sarkastischer Blick)

–100 bis +100: Normale Trennschärfe mit gutem Blick und genauem Sehen von Ursachen und Wirkung

Nachleuchten (0 bis 250)

Nachleuchten bedeutet die nachhaltige Wirkung eines wahrgenommenen Inhaltes. Es zeigt, ob ein Erlebnis im Menschen noch lange wirkt und er es noch lange überdenkt oder ob es nur einen kurzfristigen Eindruck hinterlässt.

250: Hohe Nachwirkung und Nachhaltigkeit; Trägheit und Zähigkeit der Verarbeitung; der Patient kann sich schwer von alten Gewohnheiten trennen

0: In der Zeit sein, keine Nachhaltigkeit, kurzfristige und schnell vergehende Wirkung

Blende (0 bis 5)

Die Blende ist ein Maß für die zu verarbeitende Informations- und Lichtmenge. Je höher der Blendenwert, desto geringer der Lichteinfall und die Informationsmenge, aber desto detaillierter die Abbildung. Da nur der eine Punkt gesehen wird und das in voller Schärfe, kann es hier zu dem Phänomen kommen, dass „aus einer Mücke ein Elefant" gemacht wird.

5: Geschärfte, überpräzise Sichtweise; Überzeichnung mit Überdetaillierung (führt zu perfektionistischer Haltung und eigener Projektion von Wirklichkeit auf die Dinge, der Mensch peinigt sich selbst)

0: Informationsüberflutetes, daher verschwommenes und nicht detailliertes Sehen

Rauschen (0 bis 90)

Das Rauschen stellt die relative Größe des Energiefeldes dar, in dem ein Individuum lebt. Welchen Einfluss hat das Umfeld (primär die sozialen Kontakte) auf den Menschen? Ist es förderlich, ausgeglichen oder zehrend?

90: Überflutung mit reaktiver Überreaktion

45: Normale Einbettung mit wechselseitigem Austausch (auch im sozialen Umfeld)

0: Minimaler Grenzwert als repräsentierbare Konsistenzprobe des Potenzials des Individuums

Glanzlicht (0 bis 5)

Das Glanzlicht stellt die projektive Erwartungshaltung dar. Die eigenen Vorstellungen werden auf das soziale Umfeld projiziert. „Was meine ich, was die anderen von mir erwarten?" Dieser Erwartungsdruck kann zum zwanghaften Verhalten führen.

5: Hohe Erwartungseinbildung mit ausgeprägtem unfreiem Gefühl; jedermanns Freund sein wollen

3: Normales Verhalten ohne übersteigerte Erwartungseinbildung

0: Keine Erwartungseinbildung, kein selbsterzwungenes Zugehen auf andere

Farbe

Sie weist auf die Stoffwechseltätigkeit hin. Hat das Bildcluster keine Farbe, ist das Energieniveau relativ niedrig. Der Stoffwechsel braucht dringend Unterstützung.

Fluktuierende Farben mit schwarzen Anteilen: Gesunder Stoffwechsel

Schwarzes Loch: Energiezehrender Prozess

Türkis bis schwarz: Hypokritisch

Türkis bis weiß: Hyperkritisch

Schwarz-Weiß: Stoffwechsel defizitär

Zoom (50 bis 150)

Das Zoom repräsentiert die Stellung eines Individuums in und zu seiner Umwelt.

50 – Weitwinkelfunktion: Starke Einbettung in und Beeinflussung des Individuums durch seine Umwelt; die Umwelt dominiert die Verhaltensweisen des Individuums

100 – Normalprojektion: Fokussierung auf das Individuum selbst als Darstellung eines normalen, in seine Umwelt integrierten Lebens; die Verhaltensweisen des Individuums sind mit der Umwelt wechselseitig ausgeglichen

150 – Maximaler Zoom: Konzentration auf die Egostruktur und den limbischen Teil der Gefühlswelt des Individuums, unabhängig von seiner Umwelt

Die Bereiche der Zoomeinstellungen sind in Abbildung 34 schematisch dargestellt.

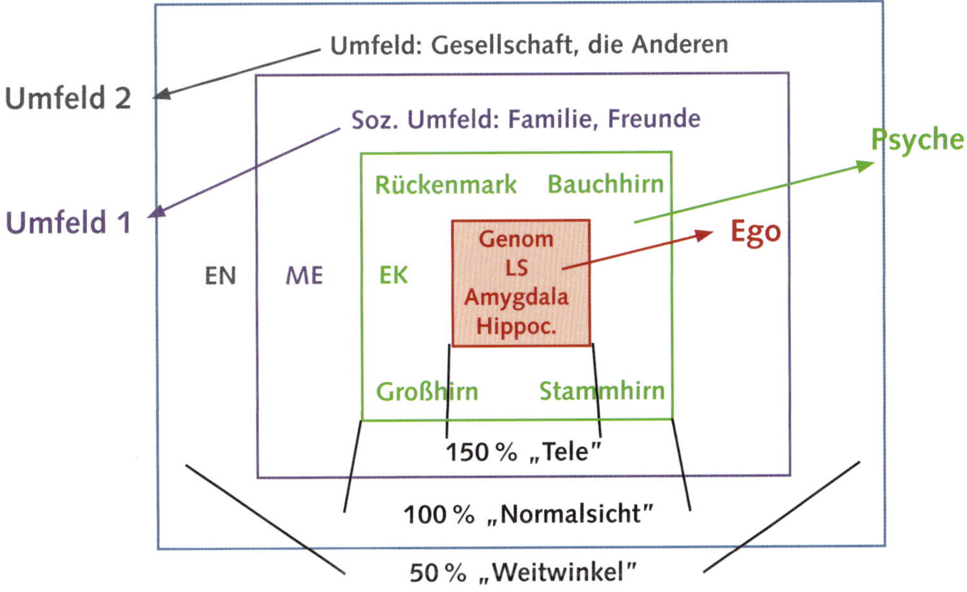

Abb. 34: Bereiche der Zoomeinstellungen eines Bildclusters

5.4 Ablauf der clusteranalytischen Diagnostik und Therapie

Zur raschen Übersicht für den Praxisablauf soll die nachfolgende Übersichtsgrafik dienen.

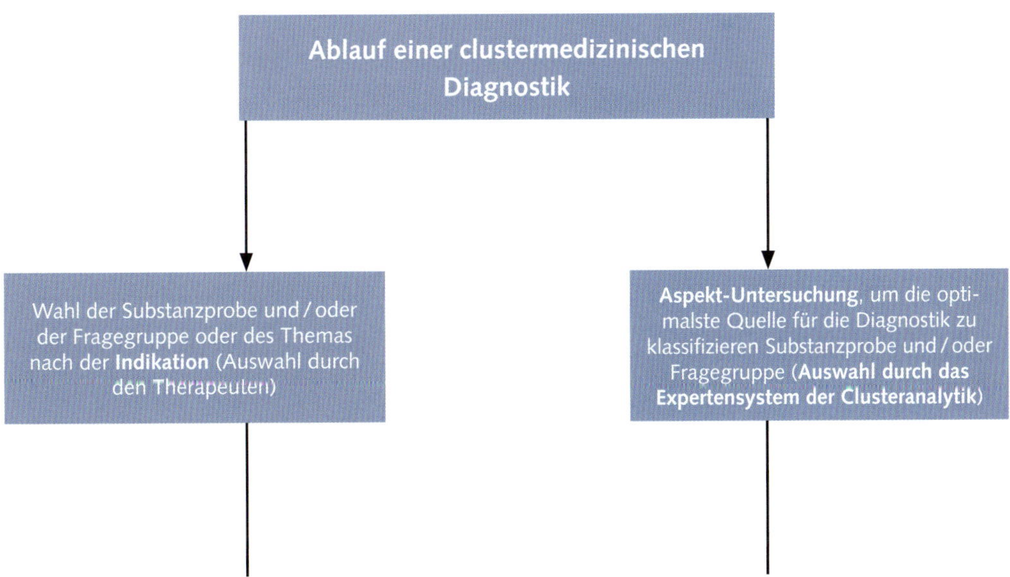

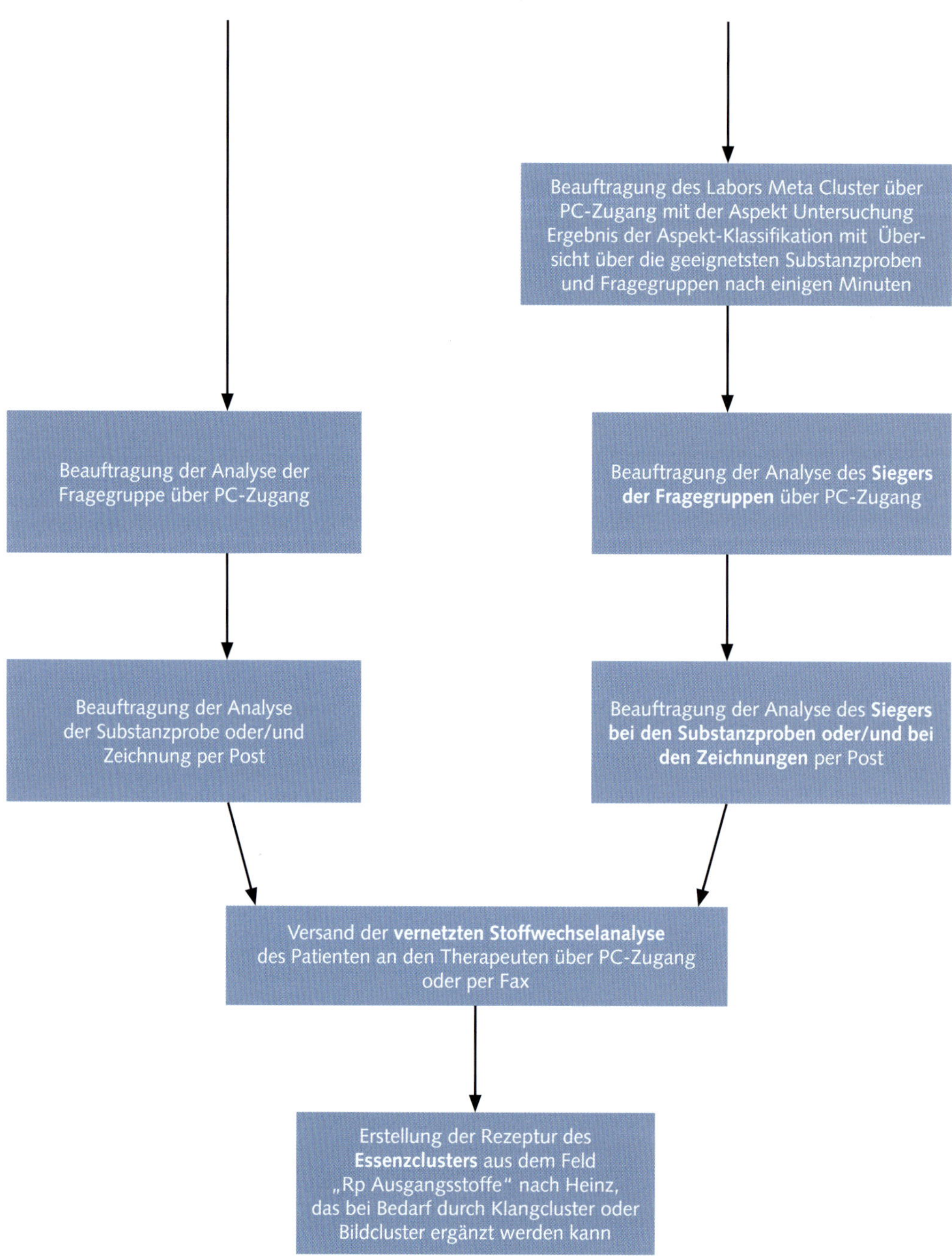

Abb. 35: Übersichtsgrafik für die Diagnostik und Therapie in der Clustermedizin

6 Die clusteranalytische Auswertung und ihre Interpretation

Die clusteranalytische Auswertung ist keine quantitative Analyse wie eine schulmedizinische Laboruntersuchung, sondern sie bildet Funktionen ab. So gibt sie das komplexe Leben eines Menschen mit seinen körperlichen Schwächen, seinen psychischen Verhaltensmustern, sogar mit seinen Gedanken in Form von Wertemustern wieder – und zwar jeweils das aktuell Wesentlichste. Sie zeigt Wahrscheinlichkeiten an, mit denen der Organismus des Patienten in seinem individuellen Reaktionsspektrum auf äußere Einflüsse reagiert. Zusätzlich zu den gegenwärtigen Stoffwechselschwächen berücksichtigen die Hinweise in der Analyse auch im Hintergrund wirkende Ereignisse aus der Vergangenheit oder wahrscheinliche Entwicklungen in der Zukunft. Die Auswertung zeigt also vernetzte Stoffwechselabläufe, blockierte Regulationskreise und psychische Belastungen. Im Therapieteil werden sinnvolle Maßnahmen aufgeführt, die momentan für die Gesundheit des Patienten am förderlichsten sind. Die Clusteranalyse holt den Menschen da ab, wo er steht. Das macht diese Therapie so hilfreich und sicher.

Grundsätzliches zur Auswertung

Je nach Bedarf und notwendigem Informationsumfang können verschiedene Auswertungstypen im Labor angefordert werden (▶ Tab. 9).[44]

Auswertungstyp	Hilfe zur Auswahl
Basis-1-Auswertung	Für den Einstieg in die Clustermedizin gut geeignet, weil sie bekannte Bereiche wie Schüßler-Salze und Homöopathie umfasst.
Basis-2-Auswertung	Diese Auswertung eignet sich als Arbeitsauswertung für eine naturheilkundlich orientierte Praxis und liefert eine gute Übersicht der körperlichen und psychischen Prozesse.
Basis-3-Auswertung	Hier liegt der Schwerpunkt bei der Psyche, die Auswertung zeigt aber auch körperliche und mentale Aspekte.
Vollauswertung	Sie eignet sich für komplexe Krankheitsbilder oder zu Beginn einer Clustertherapie, wenn man als Therapeut sehr tief in die genetischen Dispositionen eintauchen möchte.
Rezeptauswertung	Für den „kleinen Geldbeutel"
Kinderwunschauswertung	Als zielorientierte Auswertung bei Problemen

Tab. 9: Übersicht der verschiedenen Auswertungstypen

44 Eine Beispielauswertung „Basis 2" als Muster befindet sich im Anhang.

Zu Beginn ist die sogenannte **Basis-1-Auswertung** als überschaubare Größe zu empfehlen. Bei sehr komplexen Krankheitsbildern kann am Anfang einer Therapie eine ausführliche **Vollauswertung** nützlich sein. Insgesamt gibt es in der Clustermedizin über 420 verschiedene Felder, zu denen jeweils eine Vielzahl von kristallbildanalogen Klassen zur Verfügung steht.

Die Diagnostik mithilfe der Auswertung erlaubt eine klare Differenzierung: Auf der einen Seite gibt es die Stoffwechselvorgänge, die weit über der Auswertungsgüte (AWG, ▶ Kap. 6.1.4) liegen, auch laborchemisch oder klinisch nachweisbar sind und damit auch schulmedizinisch relevant sein können. Auf der anderen Seite werden auch Klassen sichtbar, die deutlich unter der Auswertungsgüte liegen. Sie bilden die Informationsebene ab, die epigenetisch vererbt wird und aktuell von geringerer Bedeutung ist.

Im letzten Teil der Auswertung werden die individualisierten Therapiehinweise aufgezeigt, die aktuell die beste Wirkung zur Korrektur des individuellen Stoffwechselnetzwerkes entfalten. Die clusterspezifische Therapie, die Essenzcluster, Klang- und Bildcluster umfasst, korrigiert dabei vorrangig die ausgewiesenen **Sieger** (= Klassen mit den höchsten Werten) in den einzelnen Feldern, die deutlich über der Auswertungsgüte liegen. Die Sieger der einzelnen Felder werden als ausführliche Textbausteine ausgegeben.

Darüber hinaus werden Empfehlungen für adjuvante Therapien aus anderen komplementärmedizinischen Bereichen gegeben, wie Homöopathie, orthomolekulare Medizin oder Schüßler-Salze, die ebenso individuell auf den Patienten abgestimmt sind. Weiterhin werden die wirksamsten Entspannungsmethoden wie auch die Trinkwassermenge, die zur Ausscheidung der anfallenden Toxinmenge notwendig ist, ausgewiesen.

Zusätzlich zu jeder bestehenden Auswertungsart können individuell weitere Felder angefordert werden, um die individuelle Diagnose zu vervollständigen. Ein großes Interessensgebiet von mir persönlich beispielsweise sind die Augen, daher werden sie in meiner Praxis durch die Klassifizierung des Feldes „Augen" mitberücksichtigt.

Bei der Besprechung der Auswertung mit dem Patienten ist es nicht notwendig, jedes einzelne Feld zu thematisieren. Vielmehr sind vor allem die Sieger wichtig, die über der Auswertungsgüte liegen – denn nur über die Sieger, die dem Patienten bewusst sind, eröffnet sich der Zugang zu ihm. In diesem Zusammenhang hat Ulrich Jürgen Heinz in seinen Seminaren stets eindrücklich darauf hingewiesen, es sei nicht sinnvoll, dem Patienten die Aussagen der Analysen wie Tatsachen zu präsentieren. Vielmehr sei geboten, ihn durch anhaltendes Fragen selbst zu Lösungen zu führen.

Wichtig ist es, dem Patienten einen roten Faden an die Hand zu geben und herauszuarbeiten, was er zusätzlich tun kann – auch ohne weiteren finanziellen Aufwand –, um seinen Heilungsprozess zu unterstützen und den Entwicklungsprozess in Richtung Gesundheit zu lenken.

Im Folgenden werde ich die einzelnen Bestandteile der Auswertung systematisch erläutern. Dabei ist von großer Bedeutung, dass die Clusterauswertung vernetzt gelesen wird – die Befunde sind also im Zusammenspiel und -wirken zu betrachten.

Um dieses vernetzte Lesen zu verdeutlichen, wähle ich für die nachfolgenden Erläuterungen die **Basis-2-Auswertung**, die in meiner Praxis bevorzugt genutzt wird. Mit dieser Analyse werden die körperlichen Ursachen des individuellen Krankheitsbildes von der Organebene bis hin zum Zellstoffwechsel aufgezeigt. Dabei werden auch die psychischen Verhaltensweisen und Belastungen beleuchtet, die das gesamte Netzwerk so stark beeinflussen, dass sie im Laufe der Zeit zu einem bestimmten Symptombild beim Patienten geführt haben.

Graphische Darstellung der Auswertung

Die nummerierten Kapitel und die fettgedruckten Felder einer Auswertung sind innerhalb eines Auswertungstyps identisch. Die Klassen hingegen, die unter den Feldern stehen, unterscheiden sich und werden für jeden Patienten individuell bestimmt. Sie zeigen in einer Balkengrafik die dominanten Fehlregulationen seines Stoffwechselsystems. Dabei geben die Prozente den Grad der Übereinstimmung zwischen den im Expertensystem gesammelten Daten und der vom Patienten stammenden Eidal- oder Substanz-NSQ an.

Die Länge der Balken ist nur in Beziehung zur Auswertungsgüte (▶ Kap. 6.1.4) aussagefähig und auch nur innerhalb eines Feldes vergleichbar, nicht zwischen den unterschiedlichen Feldern.

Integrale und sequentielle Darstellung der Analyse

Zu Beginn der Clustertherapie wird die Analyse vorwiegend aus einer Substanzprobe angefordert. Dabei gibt es für jeden der verschiedenen Auswertungstypen nur eine Möglichkeit der graphischen Darstellung. Sobald zwei verschiedene Diagnosequellen verwendet werden, kann entweder eine integrale oder eine sequentielle Analysenübersicht angefordert werden. Im Regelfall werden eine Substanz und eine Fragegruppe oder eine Zeichnung und eine Fragegruppe zur Diagnostik verwendet.

Bei der **integralen Auswertung** werden die Analysen aus der Substanzprobe und aus der Fragegruppe als **eine** Auswertung integral verarbeitet und in einer Spalte angezeigt. Der entscheidende Vorteil dieser Auswertung ist eine bessere Überschaubarkeit und damit leichtere Lesbarkeit für den Therapeuten. Daher ist die integrale Analyse für den Anfänger oder in einer sehr frequentierten Praxis zu empfehlen.

Bei der **sequentiellen Auswertung** werden die Analysen aus der Substanzprobe und der Fragegruppe **einzeln** verarbeitet und nebeneinander dargestellt. Auf diese Weise wird dem Therapeuten eine differenziertere Betrachtung der einzelnen Quellen ermöglicht.

Gegensätzliche Aussagen innerhalb einer Auswertung

Häufig werden gerade bei den sequentiellen Auswertungen scheinbar gegensätzliche Klassen aufgeführt, was zunächst unverständlich scheint. Hintergrund ist, dass die Klassen in der Clusteranalyse auf Basis quantenmechanischer Mathematik berechnet werden. Wie neue Forschungsergebnisse zeigen, können lebende Systeme sogar gleichzeitig unterschiedliche Zustände annehmen. So wird verständlich, dass der Stoffwechsel des Patienten je nach Einflussfaktoren aus dem inneren oder äußeren Milieu innerhalb seiner eigenen festgelegten Grenzen zwischen verschiedenen Variablen hin- und herschwingen kann.[45]

Intervall der Analysenerstellung

Die Dauer einer Therapie und auch die Empfehlung für das Intervall bis zur nächsten Untersuchung sind sehr unterschiedlich und hängen verständlicherweise von der Komplexität eines Krankheitsbildes und vom Alter des Patienten ab. Bei chronischen Erkrankungen empfiehlt sich ein 10- bis 12-wöchiger Abstand, der bei Bedarf verlängert werden kann. In den meisten Fällen sind regelmäßige Auswertungen mit anschließender Therapie sinnvoll, um langfristige und anhaltende Erfolge zu erzielen, auch wenn die Beschwerdesymptomatik häufig schon bei den ersten Therapien reduziert wird.

Systematische Erläuterung der Basis-2-Auswertung

Bei den nachfolgenden Erklärungen halte ich mich an die Nummerierung der Kapitel in der Auswertung. Eine Beispielauswertung befindet sich im Anhang.

6.1 Übersicht

Vor einer ausführlichen Interpretation der Auswertung empfiehlt es sich, zu Beginn die in der Auswertungsübersicht zusammengefassten Ergebnisse anzuschauen:

45 Scheeben/Wasinger (2019).

- **Die Kritizität**
- **Das virtuelle Alter**
- **Die ersten zwei Sieger aus dem Feld „Therapieerfolg"**
- **Die Auswertungsgüte**

6.1.1 Kritizität

Über den Begriff der Kritizität wird in der Clustermedizin der Versuch unternommen, die gegenwärtigen physiologischen, psychischen, somatischen und mentalen Prozesse eines Menschen einschließlich gewisser Tendenzen zu erfassen.[46]

Die Kritizität ist also ist ein Maß für die momentane körperliche und seelische Gesamtsituation. Dabei gelten die Angaben der folgenden Tabelle.

−5 bei einer Analyse mit einer FG als Quelle	Der Patient ist energetisch so defizitär, dass er eventuell nicht einmal eine klare Antwort zu formulieren vermag. Der „innere Arzt" sagt: „Ich weiß gar nicht mehr, wie ich es noch schaffen soll." Vieles nimmt der Patient mit einer Kritizität von −5 gar nicht mehr wahr. Andererseits ist mit einem Wert von −5 auch die wichtigste Schwachstelle des Patienten erreicht.
−4 bei FG „Zukunft"	Der Patient hat keine Vorstellung von seiner Zukunft.
−5 oder −4	Hinweis auf einen deutlichen Energieverlust, der durch das Clustermittel meistens zügig verbessert wird.
−5 oder +5	Diese Patienten spüren die therapeutische Wirkung des Essenzclusters in der Regel schneller als Patienten mit einer Kritizität von −1/−2. Dieser schnelle Erfolg wird aber erst durch eine längere Therapie stabilisiert.
+1 oder −1	Die Therapie läuft langsam an. Wenn zusätzlich zu diesem Kritizitätswert das virtuelle Alter (▶ 6.1.3) sehr nahe am realen Alter liegt, bedeutet dies Stabilität. Ist das virtuelle Alter deutlich höher als das reale, ist das System blockiert. Das Clustermittel reguliert zuerst die Blockade. Es ist mit Erstreaktionen zu rechnen.

▶

46 Wasinger (2015), Modul 1.

−5 oder +5 und virtuelles Alter viel jünger als das reale Alter	Es gab ein schicksalhaftes oder weichenstellendes Erlebnis in dem angegebenen Alter, das immer noch an dem Patienten zehrt.
00	Ein gesundes System schwingt um diesen optimalen Wert, der als Idealwert gilt. Taucht er aber zu Beginn auf, bedeutet dies eine große systemische Blockade, die Überraschungen birgt. Oft löst sich diese Blockade durch ein dramatisches Ereignis nach einigen Wochen Therapie.
00 bei einer Analyse mit Speichel als Substanzprobe	Oft ist ein beherdeter Zahn als Ursache vorhanden, der sich unter der Clustertherapie bemerkbar macht.
00 bei einer Analyse mit Blut als Substanzprobe	Dies ist ein Hinweis auf Progredienz, für die ein Zahnherd die Ursache sein könnte.
00 bei einer Analyse mit Stuhl als Substanzprobe	Der Patient könnte mit Alpträumen reagieren oder sich an ein einschneidendes Ereignis erinnern.

Tab. 10: Kritizitätswerte und ihre Bedeutung

6.1.2 Virtuelles Alter

Das virtuelle Alter ist in der Clustermedizin als das gewichtete arithmetische Mittel aus der Gesamtzahl aller verfügbaren Patienten- und Forschungsdaten definiert. Es spiegelt damit das Alter, in dem sich der Patient gegenwärtig im Verhältnis zu einem ideal gedachten anderen Menschen befindet.[47]

Bei Kindern sollte das virtuelle Alter noch nicht zur Diagnostik herangezogen werden, erst ab einem Alter von ungefähr Mitte 20 ist dieses Feld aussagefähig. Ein virtuelles Alter von etwa 20 Jahren ist bei Kindern normal. Wenn es bei Kindern deutlich vom realen Alter abweicht, spiegelt es häufig das Alter der Eltern, der Lehrer oder anderer wichtiger Bezugspersonen wider, denn Kinder sind bis zur Pubertät energetisch an die Eltern gekoppelt.

Hinsichtlich des virtuellen Alters gilt für Erwachsene die folgende Tabelle:

47 Wasinger (2015), Modul 1.

Virtuelles Alter gleich reales Alter	Das ist der Idealfall, dann lebt der Patient im „Hier und Jetzt“.
Virtuelles Alter höher als reales Alter	In diesem Fall ist der Patient blockiert oder kann die Toxine nicht genügend ausleiten. Es kann auch bedeuten, dass der Patient zu sehr in der Zukunft lebt. Steigt das virtuelle Alter im Laufe der Therapie kontinuierlich an, gilt dies als Hinweis auf eine zunehmende Sklerosierung. Von einer systemischen Blockade spricht man, wenn die Kritizität +1/−1 **und** das virtuelle Alter deutlich niedriger ist als das reale Alter. Dann ist auch mit Erstreaktionen zu rechnen.
Virtuelles Alter deutlich niedriger als reales Alter	Dies bedeutet einen Energieverlust, der gravierender ist als eine Blockade. Der Patient leidet psychisch an einem energiezehrenden Prozess, weil ein Teil des Unterbewusstseins Ereignisse, die in dem aufgeführten Alter stattfanden und momentan aktiviert werden, nicht wirklich verarbeitet hat.

Tab. 11: Relation von virtuellem und realem Alter und deren Bedeutung

6.1.3 Therapieerfolg

Das Feld „Therapieerfolg“ zeigt sehr schön, welche Entwicklung wir unter der Clustertherapie beim Patienten erwarten können. Es zeigt genau das, was die Clustertherapie beim Patienten vorrangig korrigieren wird und wodurch sich die Veränderungen als Erstes zeigen können. Die Erläuterungen zu den einzelnen Klassen beschreiben die Wirkung, wenn die jeweilige Klasse der erste oder zweite Sieger ist.

In den meisten Fällen liegen die Klassen in diesem Feld deutlich unter der AWG.

Praxistipp

Bei schwer zugänglichen Patienten sind im Feld „Therapieerfolg“ keine ausgeprägten Sieger zu erkennen und alle Werte liegen unter 10. Die Patienten sind häufig wenig reflektiert oder es laufen mehr unbewusste Prozesse im Hintergrund ab. Der Patient kann selbst nicht entscheiden, was er tun sollte, um seine Gesundheit zu verbessern.

Allgemeine Voraussetzungen für den Therapieerfolg sind:

1. Die Steigerung der Entgiftungsfähigkeit des Körpers. Diese lässt sich durch die Schallcluster „Detox" verbessern (▶ Kap. 6.6.6). Als primäre Entgiftungsorgane gelten Leber, Darm und Niere, als sekundäre Entgiftungsorgane Haut und Lunge.
2. Die Erhöhung des Energiehaushalts. Er lässt sich durch die Klangcluster „Sferics-Bänder" steigern (▶ Kap. 6.6.7).

Die erhöhte Aufmerksamkeit des Therapeuten gilt den Klassensiegern. Je mehr sie über der AWG liegen, desto wichtiger ist ihre Wirkung. Das vernetzte Betrachten hilft, den „roten Faden" einer Auswertung zu finden.

6.1.3.1 Überlebensdauer

Sie ist die bedeutendste Klasse und beschreibt die Fähigkeit des Gehirns, die Lebenszeit eines Menschen zu regeln. Als Sieger gibt sie Hinweise darauf, dass energiezehrende Stoffwechselvorgänge im Hintergrund überwiegen und die Überlebensdauer einschränken können. Dieser Hinweis wird noch verstärkt, wenn die Auswertung mittels einer Substanzprobe erstellt wurde.

Bei der FG „Zukunft" als Auswertungsquelle könnte dies eine fehlende Lebensmotivation anzeigen. Das Unterbewusstsein sagt: Wofür lebe ich? Ist die Quelle die Analyse eine Substanzprobe und ermittelt diese einen Wert über der AWG, ist der Befund gravierender. Wird die Klasse „Überlebensdauer" beispielsweise bei einer Auswertung mit einer zugrunde liegenden Blutprobe als Sieger aufgeführt, kümmert sich die Clustertherapie primär darum, die Lebenszeit zu stabilisieren und das Überleben zu sichern.

Liegt die Überlebensdauer über der AWG und besteht zugleich eine stabile Kritizität von −1/+1, zeigt dies eine systemische Blockade auf: Der „innere Arzt" sieht keinen Handlungsbedarf. Das gesamte System verliert aktuell Lebensenergie; die Patienten zeigen unter der Clustertherapie für 1 bis 2 Wochen oft eine Erstverschlimmerung.

Praxistipp
Es empfiehlt sich, den Patienten parallel zu entgiften, um körperliche Kompensationen, wie beispielsweise plötzliche Entzündungen oder Schmerzen, zu verhindern.

6.1.3.2 Schmerzfreiheit

Wird diese Klasse als Therapieerfolg-Sieger bestimmt, kann bei Schmerzpatienten eine Linderung oder sogar Schmerzfreiheit durch die Clustertherapie erreicht werden. Im Dialog mit dem Patienten wird klar, ob er unter körperlichen Schmerzen leidet oder eher psychische Schmerzen, also Leid, im Vordergrund stehen. Insbesondere wenn auch der Ausschlag in der Klasse „Schwerpunkt Psyche" hoch ist, kann man von psychischem Leid ausgehen.

Praxistipp

Wenn ein psychischer Schmerz nicht durch Tränen, Sporttreiben oder Reden kanalisiert wird, macht er sich körperlich als Schmerz bemerkbar, solange die psychischen Themen im Hintergrund nicht bearbeitet werden.

6.1.3.3 Toxine

Toxine können zum einen elementar als fehlgefaltene Proteine im Körper vorhanden sein, wodurch sich ihre räumliche Struktur verändert. Sie lassen sich aber auch analog verstehen: Toxine, die durch Gefühle der Mutter während der Schwangerschaft im Limbischen System des Kindes abgespeichert sind, können einen negativen Einfluss auf den Stoffwechsel haben.

Der Patient wird durch die Therapie hauptsächlich körperlich und psychisch entgiften. Mehr als 70 % der Toxine sind aus Sicht der Clustermedizin psychischen Ursprungs. Als Reaktion können eventuell verstärkte Träume auftreten, durch die der Patient auf kreative Art die psychische Belastung abbaut.

Praxistipp

Wenn Toxine im Feld „Therapieerfolg" als Sieger aufgeführt werden, sollte der Therapeut den Patienten eindrücklich auf die in der Auswertung errechnete Trinkmenge hinweisen, um eine Erstverschlimmerung zu vermeiden.

6.1.3.4 Entzündung

Im Körper können reale entzündliche Prozesse ablaufen. Analog verstanden weist die Klasse „Entzündung" auf psychisch gestaute Gefühle hin: negative, chaotische Gefühle. Angst- und Panikstörungen sind eine zunehmende Ursache für einen hohen Ausschlag in dieser Klasse.

6.1.3.5 Alltagsfähigkeit

Liegt dieser Wert sehr weit über der AWG, kann dies ein Hinweis für einen Prozess sein, der in eine chronische Erschöpfung mündet. Im Zuge der Therapie wird sich der Patient im Alltag besser fühlen, mehr Kraft finden, den Alltag zu bewältigen.

6.1.3.6 Körperliche Verfassung

Werte über der AWG weisen hier darauf hin, dass den Körper etwas stresst. Durch den momentan eingeschränkten Stoffwechsel verliert er Energie, was auch körperliche Gebrechlichkeit zur Folge haben könnte.

Im Laufe der Therapie wird sich vorwiegend die körperliche Verfassung verbessern.

6.1.3.7 Lebensqualität

Die Klasse „Lebensqualität" weist darauf hin, dass die Lebensqualität aktuell durch im Unterbewusstsein abgespeicherte Themen geschwächt ist. Sie wird durch die Clustertherapie deutlich ansteigen.

6.1.3.8 Wohlbefinden

Der Begriff des Wohlbefindens beschreibt die Lebenszufriedenheit des Menschen sowohl auf der körperlichen als auch auf der seelischen Ebene.

Das Wohlbefinden wird während der Therapie dadurch verbessert, dass sich Verhalten und Wertesysteme des Patienten in eine Richtung entwickeln, mit der er sich wohler fühlt.

6.1.3.9 Dysstress

Diese Klasse weist auf langanhaltende und starke Stressfaktoren im Leben des Patienten hin. Die Clustertherapie hilft, den Stress im Limbischen System besser zu verarbeiten.

6.1.3.10 Wachstum Tumorzellen

Diese Klasse ist nicht mit der schulmedizinischen Bedeutung eines Tumormarkers zu vergleichen. Wird sie bei einer Eidal-Analyse als Therapieerfolg-Sieger ermittelt, ist das Immunsystem nicht in der Lage zu erkennen, was ihm schadet.

Ist die Auswertungsquelle Blut – was selten vorkommt –, ist etwas im Stoffwechsel so gestört, dass die Gefahr einer Progression bis hin zu Krebs möglich ist. Zur Beurteilung eines möglichen Krebsgeschehens reicht dieser Parameter alleine nicht aus.

Grundsätzlich gilt: Ist in einer Analyse mit einer Substanzprobe als Quelle die Klasse „Wachstum Tumorzellen" höher als die Klasse „Wachstum Abwehrzellen", ist das Immunsystem des Patienten nicht ausreichend vor der Entstehung einer Krebserkrankung geschützt.

6.1.3.11 Wachstum Abwehrzellen

Körperlich schützt uns das Immunsystem vor Keimen, psychisch schützt es uns vor allem, was uns schadet. Wird diese Klasse als Sieger für das Feld „Therapieerfolg" ermittelt oder liegt sie sogar über der AWG, ist dies ein sicheres Zeichen dafür, dass das Immunsystem des Patienten stark eingeschränkt ist und deutlicher Unterstützung bedarf.

Wogegen er sich wehren muss, ist nicht klar: Ob der Ursprung auf der körperlichen, der psychischen oder der geistigen Ebene liegt, lässt sich erst in Verbindung mit anderen Klassen deuten. Hat zugleich die Klasse „Schwerpunkt Psyche" im Vergleich zu „Schwerpunkt Soma" und „Schwerpunkt Eidalik" den höchsten Wert, ist es am wahrscheinlichsten, dass der Patient sich psychisch gegen etwas nicht wehren kann. Wurde die zugrundeliegende Auswertung mittels einer Speichelprobe erstellt, wird der Patient sich während der Therapie vermehrt wehren, bei einer Blutprobe dagegen eher aktiv werden.

Sind die Klassen „Wachstum Tumorzellen" und „Wachstum Abwehrzellen" Sieger im Feld „Therapieerfolg", bedeutet dies, dass das Immunsystem insgesamt geschwächt ist.

6.1.3.12 Neoplasie

Auch diese Klasse bedeutet nicht eine gut- oder bösartige Neubildung von Gewebe, sondern sie zeigt analog, dass es im Umfeld des Patienten etwas Verdecktes gibt, das ihm schadet, was ihm aber nicht bewusst ist. Ist zugleich die Klasse „Schwerpunkt Psyche" hoch, weist dies auf eher psychische Verletzungen hin.

Wenn Neoplasie bei einer Analyse mit einer zugrunde liegenden Fragegruppe der Sieger des Feldes „Therapieerfolg" ist, lebt der Patient in einer Illusion, in einer Scheinwelt. Bei der FG „Motiv" beispielsweise liegt in der hormonellen Steuerung eine Störung vor, die ihn in einer Ersatzwelt leben lässt.

6.1.3.13 Milieu

Die Klasse „Milieu" beim Therapieerfolg zeigt an, dass das soziale Umfeld des Patienten, das Milieu, in dem er lebt, belastend für ihn ist. Dies wird sich unter der Clustertherapie ändern, besonders, wenn die Klasse hoch ausgewiesen wird – was selten vorkommt.

Praxistipp
Es ist sinnvoll, den Patienten zu fragen, was sich in seinem Umfeld verändert hat, wenn er sein Clustermittel schon einige Wochen gesprüht hat.

Die drei Schwerpunktklassen zeigen uns, in welchem der drei aufgeführten Bereiche momentan die größte Belastung zu finden ist:

Schwerpunkt Eidalik:

Die Eidalik spiegelt unsere Steuerungseinheiten, Glaubensmuster, unsere Denkmuster und Wertesysteme, die wir von unseren Eltern und der Gesellschaft, in der wir aufgewachsen sind, übernommen haben. Wenn diese Klasse der Sieger beim Schwerpunkt ist, wird der Patient unter der Therapie Erkenntnisse gewinnen, die sein Leben langfristig sinnvoller machen. Seine Denkmuster und das Wertesystem, das ihn trägt, werden sich verändern. Aktuell zwingen ihn die neuronalen Verschaltungen noch, so zu denken, wie er es gewohnt ist. Im Laufe der Therapie wird der Patient indes immer mehr Zusammenhänge erkennen.

Schwerpunkt Psyche:

Die Psyche wird in der Clustermedizin als Regel- und Meldesystem zwischen dem Menschen und seinem sozialen Umfeld definiert. Die Psyche versucht, die Erwartungen des sozialen Umfeldes mit den eigenen Bedürfnissen abzugleichen. Wenn diese Klasse der Sieger beim Schwerpunkt ist, werden sich die Emotionen des Patienten mithilfe der Therapie merklich verändern.

Schwerpunkt Soma:

Ist diese Klasse der Sieger beim Schwerpunkt, werden sich mithilfe der Therapie die Stoffwechselvorgänge verbessern und vorrangig körperliche Prozesse reguliert. In solchen Fällen wird eine Therapie über den Körper effektiver sein als über die Psyche.

Bei Kindern bis zum siebten Lebensjahr steht insgesamt noch die körperliche Entwicklung im Vordergrund.

Eine 0 im Feld „Therapieerfolg"

Wenn im Feld „Therapieerfolg" ein- oder zweimal eine 0 auftaucht, ist die betreffende Klasse das Hauptthema und zeigt eine Blockade. Ist eine 0 z. B. beim Schwerpunkt in der Klasse „Soma" oder „Eidalik" ausgewiesen, sind Körper oder Denkmuster blockiert. Eine 0 in der Klasse „Schwerpunkt Psyche" bedeutet, dass der Patient kaum einen Zugang zu seinen Gefühlen hat. Es ist mit Erstreaktionen zu rechnen.

Praxistipp

Treten im Feld „Therapieerfolg" zwei Blockaden gleichzeitig auf, sind sie häufig nur durch ein zusätzliches individuelles Klang- oder Bildcluster aufzulösen. Liegen alle drei Schwerpunkte unter 10, wird der Patient die Wirkung der Clustertherapie wenig oder gar nicht spüren. Liegen sie deutlich höher, bei ungefähr 20, merkt der Patient sehr viel von der Wirkung des verwendeten Essenzclusters.

Zusammenfassung der Konstellationen in der Auswertung, die als Blockade definiert werden:

1. Organblockade: Dasselbe Organ taucht in mehreren Feldern mit gleichem Wert auf. Dies bedeutet eine Regulationsblockade, Regulationsstarre oder Regulationsschwäche auf der Organebene, da in diesem Fall Körper und Psyche, die miteinander verwoben sind, einander nicht regulieren.
2. Eine 0 im Feld Therapieerfolg. Die Klasse mit der 0 zeigt, welches Thema / welcher Bereich blockiert ist, und ist ein Hinweis auf ein verdrängtes Thema.
3. Leichte systemische Blockade: Kritizität +/–1 und virtuelles Alter stark vom reellen Alter abweichend. Hier ist eine Erstverschlimmerung in den ersten Tagen der Clustertherapie wahrscheinlich.
4. Deutliche Systemische Blockade: Kritizität 00. Hier besteht eine somatische oder emotionale Krise, bei der die Regulationsfähigkeit des Systems wiederhergestellt wird. Daher sind innerhalb der ersten Wochen nach Beginn der Therapie Erstreaktionen wahrscheinlich.

6.1.4 Auswertungsgüte

Die Auswertungsgüte (AWG) hat nicht, wie es der Name vermuten lässt, mit der Qualität der Auswertung zu tun. Vielmehr ist sie ein rein rechnerischer Wert, der die Interpretation der einzelnen Klassen erleichtert. Sie spiegelt den Durchschnittswert aller Klassen wider.

Dabei gilt:
Alles, was unter der AWG liegt, kann der Körper selbst regulieren. Eventuell handelt es sich nur um Belastungen aus der Familie, die der Patient selbst noch nicht als Symptom spürt.

Bei den Klassen, die über der AWG liegen, spürt der Patient meistens schon Symptome und benötigt einen Heilimpuls.

Liegen die Klassen mehr als 10 Punkte über der AWG, sind häufig auch schulmedizinische Befunde zu erheben.

Erst ab dem folgenden Kapitel 6.2 der clusteranalytischen Auswertung ist die AWG wirklich relevant und wichtig. Mit ihrer Hilfe lassen sich die ermittelten Werte interpretieren und der Grad der Erkrankung korrekt einschätzen.

6.2 Körperprozesse

In diesem Kapitel werden die wichtigsten Funktionseinschränkungen des Stoffwechsels auf der körperlichen Ebene aufgezeigt.[48]

6.2.1 Organe pathoaktiv

Die Ursachen von pathoaktiven Organen können aus einer Erbdisposition aus der Vergangenheit, einer realen toxischen Belastung in der Gegenwart oder aus einer analogen psychischen Belastung resultieren.

Das Feld „Organe pathoaktiv" zeigt uns die Organe, in denen die Stoffwechselvorgänge durch eine zu große Toxinbelastung aktuell am stärksten eingeschränkt sind und daher einer therapeutischen Unterstützung bedürfen. Wenn viele Klassen erscheinen, also in vielen Organen mehr Toxine eingelagert sind, als der Patient verarbeiten kann, ist die Belastung des Patienten insgesamt größer.

Die oberste Priorität für den Therapeuten ist es, zu schauen, ob die Klassen in diesem Feld über der AWG liegen oder nicht.

48 Hier sowie bei allen folgenden Tabellen werden zur besseren Übersicht nicht alle im Expertensystem gespeicherten Klassifikationen aufgeführt, sondern lediglich die in meinem Praxisablauf häufig errechneten. Es handelt sich somit immer um eine Auswahl.

6.2.1.1 Organe pathoaktiv unter der Auswertungsgüte

Wenn alle Klassen unter der AWG liegen, ist der Stoffwechsel des Patienten sehr stabil und die Ursache der Probleme nicht im körperlichen Bereich zu suchen. Es kann aber auch bedeuten, dass der Patient erschöpft ist und nicht mehr kämpfen kann. Dann ist das System nicht mehr in der Lage, sich zu wehren.

6.2.1.2 Organe pathoaktiv über der Auswertungsgüte

Liegen die gezeigten Klassen deutlich über der AWG, finden sich durch den Toxinstau häufig erst einmal Symptome und später auch schulmedizinische klinische Befunde an den entsprechenden Organen. Dies trifft vor allem zu, wenn die Klassen 10 oder mehr Punkte über der AWG liegen. In diesem Fall sind die Stoffwechselvorgänge so massiv in ihrer Funktion eingeschränkt, dass man zumeist auch schulmedizinisch ein Korrelat findet. Wenn die Klassen nur 3 bis 5 Punkte über der AWG liegen, sind die Stoffwechselveränderungen durch die Toxineinlagerungen noch nicht so gravierend, dass sie zu schulmedizinischen Diagnosen führen.

Praxistipp
Je weiter die Klassen in dem Feld über der AWG liegen, desto wichtiger ist es für den Clustertherapeuten, auch schulmedizinische Untersuchungen durchzuführen oder in Auftrag zu geben.

6.2.1.3 Keimblätter im Feld „Organe Pathoaktiv"

Bei der Entstehung der Keimblätter, die sich im Zuge der Embryogenese bilden (▶ Kap. 4.1), gibt es aus Sicht der Clustermedizin noch kein „Ich" und keine Individualität. Nach Ulrich Jürgen Heinz entsteht zum Zeitpunkt der Zeugung die geistige Ebene, das „Planfeld" (▶ Kap. 2.2), das nicht zu zerstören ist.

Wenn Keimblätter im Feld „Organe pathoaktiv" genannt werden, ist die Steuerung der Stoffwechselvorgänge gestört. Die Organe, die sich aus dem Keimblatt entwickelt haben, stören somit dic innere Ordnung.

Je weiter die Keimblätter über der AWG liegen, desto instabiler ist das gesamte System. Liegen sie 10 Punkte über der AWG, ist die Regulation häufig so massiv eingeschränkt, dass der Patient seinen Alltag kaum noch bewältigen kann.

Aus den Funktionsstörungen der Keimblätter resultieren tiefe basale Regulationsschwächen, an die man mit Worten nicht herankommt. Der Patient leidet, weiß aber nicht, warum.

Praxistipp

Ich kenne keine andere Therapie neben der Clustermedizin, mit der man eine Keimblattbelastung diagnostizieren und therapieren kann. Dabei sind die Patienten, bei denen ein belastetes Keimblatt reguliert wurde, meiner Erfahrung nach die dankbarsten.

Zu Beginn meiner Therapie mit der Clustermedizin gab es kaum einen Patienten mit Keimblattbelastungen. Heute hat die Anzahl der Patienten, die eine oder zwei Keimblattbelastungen aufweisen, dramatisch zugenommen, wozu wahrscheinlich die steigenden epigenetischen Toxinbelastungen einen erheblichen Beitrag leisten. Wenn Keimblätter in der Auswertung genannt werden, laufen fatale Prozesse im Hintergrund ab; das gesamte System wird über das Nervensystem nicht optimal gesteuert.

Die Steuerung der körperlichen Prozesse als übergeordnete Ebene wird neben dem persönlichen Clustermittel vorrangig durch Klangcluster stabilisiert (▶ Kap. 6.6.2–6.6.9).

Wenn drei Keimblätter aufgeführt werden – etwas, das in den letzten Jahren keine vereinzelte Ausnahme mehr darstellt –, wird empfohlen, das individuelle Clustermittel rhythmisch alle 30 Minuten zu sprühen.

Werden bei einer Analyse mit einer Substanzprobe als Quelle mehrere Keimblätter bei pathoaktiven Organen über der AWG klassifiziert und sind zusätzlich andere Steuerungssysteme, wie Endokrinium und eventuell auch Animus / Anima (▶ Kap. 6.3.1) verdreht oder die Klasse „Viren" auffällig, empfiehlt sich ein individuelles Bildcluster. Bei Männern wirken die Bildcluster erfahrungsgemäß schneller als die Essenzcluster.

6.2.1.3.1 Ektoderm – Kommunikation

Wenn das Keimblatt Ektoderm weit über der AWG liegt, laufen belastende Lebensprozesse im Hintergrund ab, die eine stabile Steuerung des gesamten Nervensystems und der Haut erheblich einschränken. Impulse, die von außen kommen, können nicht adäquat verarbeitet werden.

Manche Patienten haben in der Kindheit dramatische Ereignisse erlebt, die sie dann im Alter beeinträchtigen. Insgesamt befinden sie sich in einer schicksalhaften Lebensphase.

Praxistipp
In diesem Fall ist ein individuelles Klangcluster empfehlenswert. Oft hilft auch gut das Clustermittel „Wohlfühl Haut" (▶ Kap. 6.6.12). Es hilft indes weniger, wenn die Hautprobleme durch Keime, wie z. B. Borrelien, entstanden sind.
Liegt das Keimblatt Ektoderm über der AWG, sind vorrangig Bildcluster zu empfehlen, da der Wille im Bewusstsein angelagert ist, der größte Prozentsatz der Steuerung aber über das Unterbewusstsein erfolgt.

6.2.1.3.2 Mesoderm – Bewegung

Aus dem Keimblatt Mesoderm entwickeln sich Sehnen, Muskeln, Blut, Gelenke und Herz.

Weist das Mesoderm einen Wert über der AWG auf, ist die Steuerung des Bewegungsapparates und auch der Hormone aus dem Takt geraten und dadurch erheblich eingeschränkt.

Wird das Mesoderm klassifiziert, ist nicht nur die körperliche, sondern auch die emotionale und geistige Beweglichkeit des Patienten eingeschränkt. Dem Patienten wird empfohlen, Sport zu treiben. Dabei erlebt man nicht selten, dass die Patienten bereits intuitiv mit dem Sport begonnen haben. Zur Stabilisierung des Mesoderms helfen Hormone, deren Bildung durch Bewegung angeregt werden. Ergänzend eignet sich das Wohlfühl-Cluster „Cluster Vital 2".

6.2.1.3.3 Entoderm – Anpassung

Wenn das Keimblatt Entoderm ausgewiesen wird, ist die Steuerung der Verdauungsprozesse gestört, die Verstoffwechselung der Nahrung funktioniert unzureichend.

Für den Patienten ist die Empfehlung hilfreich, seine Ernährung umzustellen und die Steuerung des Darms zunächst durch die Clustertherapie zu verbessern. Erst danach sollten Probiotika angewendet werden.

Liegt das Entoderm über der AWG und hatte der Patient zuvor als Symptom Durchfall, kann dieser kurzzeitig wieder auftreten.

Praxistipp
Liegt das Entoderm weit über der AWG, haben Probiotika meiner Erfahrung nach häufig nicht den üblichen positiven Effekt. In diesem Fall ist eher das sequentielle Schallcluster „Aufbau Darmflora" zu empfehlen (▶ Kap. 6.6.9).

6.2.2 Organe reaktiv

Noch wichtiger als die pathoaktiven Organe sind die reaktiven Organe. Häufig zeigen sie bei Störungen jedoch keine Symptome.

Die reaktiven Organe umfassen die Organe, in welche die gelösten Toxine während der Therapie vorübergehend geschoben werden und in denen sie daher Symptome erzeugen können. Würde der Patient keine Clustertherapie durchführen, sind es die Organe, die aufgrund seiner jetzigen Lebenssituation am stärksten belastet werden, weil sich die Toxine langfristig in ihnen anlagern könnten.

Liegt bei den pathoaktiven Organen z. B. das Herz über der AWG und bei den reaktiven Organen die Lymphe, bedeutet es, dass der Patient analog zur Lymphe psychisch reagieren sollte, sonst reagiert er mit Herzsymptomen.

Wenn bei pathoaktiven und reaktiven Organen derselbe Wert ermittelt wird, bedeutet dies eine Blockade, d. h. die Regulation der Stoffwechselprozesse funktioniert nicht.

Tritt die Blockade in drei Feldern auf, d. h. zusätzlich im Feld „Prägungen Profil", ist sie noch komplexer und schwerwiegender, als wenn sie in zwei Feldern erscheint.

Treten Blockaden von mehreren Organen in einer Analyse auf, ist oft ein Zahnproblem die tieferliegende Ursache.

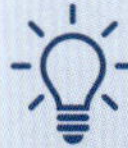
Praxistipp
Wenn die reaktiven Organe weit über der AWG liegen, muss man als Therapeut darauf achten, die Entgiftungsorgane zu stärken, da sie durch die Clustertherapie vorübergehend massiv belastet werden können.

6.2.3 Ausgewählte pathoaktive und reaktive Organe

In diesem Feld können mehr als 60 Klassen ausgewiesen werden. Die für den täglichen Praxisablauf relevantesten führe ich nachfolgend in alphabetischer Reihenfolge auf. Dabei sind nach dem Prinzip der Analogie sowohl physische als auch psychische und mentale Prozesse relevant. Für eine schnelle Übersicht der psychischen und mentalen Funktionen ▶ Tab. 1, S. 22. Zum vernetzten Lesen der jeweiligen Auswertung dienen die Kommentare zu den einzelnen Klassen bei den pathoaktiven Organen.

Arterien	Der Sauerstoff- oder Wärmetransport ist gestört. Liegen die Klassen „Arterien" und „Gefäße" deutlich über der AWG, gilt dies als Hinweis auf ein instabiles Kreislaufsystem aufgrund möglicher Durchblutungsstörungen. Analog könnte psychisch die Fähigkeit eingeschränkt sein, Energie optimal zu verteilen und Impulse in Ziele umzusetzen. **Praxistipp:** Trampolin springen.
Augen und Ohren	Die Sinne des Patienten sind überreizt. Die Sehfähigkeit kann körperlich eingeschränkt sein oder psychisch könnte die Neigung bestehen, nicht genau hinzusehen und dadurch etwas zu übersehen. **Praxistipp:** Es empfiehlt sich, einen Sinn isoliert zu schulen, indem der Patient mit geschlossenen Augen dem Wasser oder der Stille lauscht oder eine Sache mit allen Details genau anschaut. Werden Ohren klassifiziert, kann körperlich die Hörfähigkeit vermindert oder der Patient kann psychisch sehr abhängig von der Meinung anderer sein. Der Patient wird auch sehr sensibel auf das reagieren, was wir ihm von der Auswertung erzählen.
Bindegewebe	Das Bindegewebe gilt als Transitstrecke für die Ver- und Entsorgung der Zellen und ist an der Wundheilung und mit den mobilen Immunzellen auch maßgeblich am Immunsystem beteiligt. Toxineinlagerungen können zu chronischen Entzündungen führen, die Schmerzen im Bewegungsapparat nach sich ziehen. Das Bindegewebe kann man hervorragend durch Silizium unterstützen, das aber nur gut aufgenommen wird, wenn auch genügend Ballaststoffe vorhanden sind. Das Bindegewebe als das Gewebe, was verbindet, wird analog auch auf der psychischen Ebene belastet, wenn es Beziehungsprobleme gibt.

▶

Blut	Versorgung und Entsorgung, wie im Verkehrsnetz, funktionieren nicht ausreichend. Der Energiebedarf für die Versorgung ist höher. Toxine, die primär das Blut belasten, müssen ausgeschieden werden. Analog bedeutet es, dass die Fähigkeit, Pläne und Maßnahmen umzusetzen und durchzuführen, eingeschränkt ist. Auf der emotionalen Ebene fällt es dem Patienten schwer, sich in einem energetisch förderlichen Zustand zu halten.
Brust	Die Brust hat als psychisches Thema das Geben und Nehmen, aber bezeichnet auch den Ausdruck von Liebe. Hat der Patient gerne gegeben oder konnte er schwer annehmen? Psychisch zeichnen sich die Patienten häufig durch eine innere Zerrissenheit aus. Wenn die Brust über einen längeren Zeitraum bei den reaktiven Organen aufgeführt wird, entstehen gerne Zysten, die eventuell auch entarten können. **Praxistipp:** Wenn die Brust bei pathoaktiven *und* reaktiven Organen genannt wird, handelt es sich zumeist um Menschen, die in ihrem Leben zu viel gegeben haben und nicht nehmen konnten, momentan aber nicht mehr geben wollen oder können.
Dickdarm	Die physiologische Aufgabe des Dickdarmes besteht darin, das Unverwertbare auszuscheiden.
	Analog bedeutet dies, dass der Patient psychisch das nicht loswerden kann, was er nicht mehr braucht.
Dünndarm	Die physiologische Aufgabe des Dünndarms besteht in der Aufschließung des Nahrungsbreis und Umwandlung in kleinere Moleküle. Analog kann der Patient seine Rolle in seinem Lebensumfeld nicht akzeptieren und sich anderen gegenüber nicht öffnen. Er kann das, was er braucht, nicht genügend aufnehmen. Als reaktives Organ kann der Dünndarm auch Diarrhoen verursachen. Auf der mentalen Ebene steht der Dünndarm für Fülle und Erfüllung.

Duodenum	Das Duodenum leistet körperlich einen großen Anteil der Verdauung und stellt Enzyme und Hormone her, um für den Stoffwechsel Verwertbares herzustellen. Der Patient kann nicht unterscheiden, was ihm guttut und was nicht. Er hat eine Schwäche, die eigenen Fähigkeiten zu akzeptieren, was häufig zur Selbstüberforderung führt, um Anerkennung zu bekommen.
Epiphyse	Sie produziert Melatonin und steuert nachts die Erholung. Die Epiphyse regelt die Zeit und synchronisiert uns mit der Außenwelt. Sie reguliert alle Rhythmen, wie Herzrhythmus, Schlaf-Wach-Rhythmus und die Hormonausschüttung. Die Epiphyse ist bei voller Funktion wie ein Dirigent eines Orchesters, der dafür verantwortlich ist, dass alle Organe harmonisch miteinander spielen, damit insgesamt eine wunderschöne Musik entsteht. Diese Funktion ist gestört, wenn die Epiphyse in der Auswertung erscheint. **Praxistipp:** Die Epiphyse kann man entlasten, indem man den Sternenhimmel anschaut und rhythmische Dinge tut, wie Reime aufsagen, trommeln oder tanzen. Ebenso hilft ein rhythmischer Tagesablauf.
Gallenblase	Die physiologische Funktion der Gallenblase ist die Speicherung und Emulgierung der Galle und ihre kontrollierte Entleerung in den Darm. Die Gallenblase steht psychisch für die Ich-Erkennung. Analog ist die Wahrnehmung der inneren psychischen Prozesse nicht ausgebildet. Die Patienten wollen eher den Mitmenschen gefallen, sind abhängig von den Urteilen anderer und lassen sich leicht überrumpeln. Steht die Gallenblase bei den reaktiven Organen, können die Patienten jähzornig oder impulsiv sein und mit starken Gefühlsausbrüchen und Aggressionen reagieren.

▶

Gefäße	Die Versorgung mit Nährstoffen oder die Entsorgung über die Lymphgefäße funktionieren nicht ausreichend. Auf der psychischen Ebene kann der Patient die Informationen und Gefühle nicht angemessen an seine Umgebung weiterleiten. **Praxistipp:** Es empfiehlt sich Kreislaufsport wie Joggen, Fahrradfahren, Schwimmen und Walken.
Gelenksystem	Bei dieser Klasse können körperlich die Gelenke beeinträchtigt sein. Besonders bei Analysen mit einer FG als Diagnosequelle sollte jedoch analog an die emotionale oder mentale Beweglichkeit gedacht werden. Der Patient kann eventuell eine bestehende Gefühlslage nur sehr langsam verändern. Wenn diese Klasse bei den reaktiven Organen erscheint, wird der Patient durch die Therapie gut in Bewegung kommen.  **Praxistipp:** Dem Patienten eine Sportart nach seiner Wahl empfehlen.
Großhirn	Es verarbeitet Impulse, die von außen über die Sinnesorgane ins ZNS transportiert werden. Wenn es klassifiziert wird, kann der Patient nicht richtig auf die Impulse aus der Umwelt reagieren. Das Großhirn ist der jüngste Gehirnteil und ist zuständig für das bewusste Erkennen. All unsere Sinneserfahrungen und die Auseinandersetzung mit der Welt werden im Großhirn verarbeitet. Daher steht das Großhirn analog auch für soziale Kontakte und Kommunikation mit der Umwelt. Der Patient hat Probleme, Dinge bewusst zu erkennen, oft versteht er auch die Auswertung nicht. Während der Clustertherapie werden neue neuronale Verschaltungen entstehen und bewusstes Erkennen gefördert.  **Praxistipp:** Liegt die Klasse über der Auswertungsgüte, ist es empfehlenswert, die Behandlung durch adjuvante Therapiemodule wie Bildcluster oder das Wohlfühl-Cluster „Cluster Vital 3" zu ergänzen. Eine verbesserte Wahrnehmung ändert die neuronalen Verschaltungen und optimiert unsere Wahrnehmungsmatrix.

▶

Harnblase / Harnleiter	Die physiologische Funktion des Harnleiters ist der kontrollierte und geregelte Transport des Harns aus der Niere in die Blase. Die Funktion der Harnblase ist die Speicherung des Harns bis zu seiner Entleerung über die Harnröhre. Analog steht die Harnblase für die Fähigkeit, Gefühle kontrollieren oder angemessen zeigen und ausdrücken zu können. Wird diese Klasse ausgewiesen, ist die Fähigkeit eingeschränkt. Der Harnleiter oder die Harnblase verursachen, wenn sie bei den reaktiven Organen erscheinen, oft überschießende Gefühle.
Herz	Die körperliche Funktion des Herzens, als Pumpe den Kreislauf und die Versorgung aufrechtzuerhalten, kann eingeschränkt sein. Analog kann die Lebensenergie momentan nicht ausreichend fließen, und der Ausdruck der Lebendigkeit ist gestört. Wenn das Herz bei den reaktiven Organen erscheint, ist das Herzchakra blockiert. **Praxistipp:** Wenn das Herz als reaktives Organ erscheint, hat es sich bewährt, die sublinguale Therapie der Essenzcluster einschleichend zu dosieren. Mit 5 Sprühstößen täglich beginnen und dann allmählich alle 3 Tage um 2 bis 3 Sprühstöße steigern bis zur üblichen Dosis von 10- bis 15-mal täglich 1 Sprühstoß.
HWS	Die Steuerung, den Kopf in eine andere Richtung zu drehen, ist gestört und somit analog die Flexibilität der Gedanken. Der Patient ist steif im Denken, es fällt ihm schwer, seine Denkmuster zu verändern. Der Kopf steht für Gestaltung des Lebens und für bewegtes Denken.
Hypophyse	Die Hypophyse als zentrales Steuerungsorgan für die Hormone während des Tages ist zuständig für die Leistungsbereitschaft und Wachheit. Wird sie als Klasse ermittelt, bestehen bei dem Patienten grundsätzliche Lebensangst, Selbstzweifel oder ein reduzierter Lebenswille.

Knochen	Körperlich kann die Produktion von Blutzellen eingeschränkt sein, es scheint etwas zu wirken, was die Stabilität schwächt. Wenn die Knochen bei pathoaktiven *und* reaktiven Organen genannt werden, ist häufig ein Zahnherd die tieferliegende Ursache.
Kleinhirn	Kleinhirn und Hirnstamm erscheinen insgesamt selten im Feld „Organe pathoaktiv". Das Kleinhirn, das morphologisch eine fast kristalline Struktur aufweist, hat eine ordnende Wirkung auf das gesamte Gehirn und prüft Dinge auf Symmetrie und Periodizität.[49] Wird diese Klasse aufgeführt, ist die Steuerung der übrigen Hirnteile nicht korrekt. Zudem weist dies auf eine Inkompatibilität des Erbgutes der Eltern untereinander hin. Im Kleinhirn werden nach Ulrich Jürgen Heinz zudem ererbte Strukturen in lesbarer Form gespeichert; der gesamte Körper wird über das Kleinhirn gesteuert. Hier wird abgeglichen, was ererbt ist und was aktuell geschieht. Zugleich ist das Kleinhirn der Ort, an dem die Regulationsprozesse der Essenzcluster primär ablaufen. Daher kommt dem Kleinhirn in der Clustertherapie eine besondere Bedeutung zu. Verstärkte Aufmerksamkeit verdient das Kleinhirn nach einem Sturz oder einer Kopfverletzung. Diese sind ein Hauptgrund dafür, dass das „Kleinhirn" in der Analyse angezeigt wird. **Praxistipp:** Nach leichter oder schwerer Gehirnerschütterung ist das sequentielle Schallcluster „Kleinhirn" empfehlenswert (▶ Kap. 6.6.9). Das Hören kurzfristig nach einem Kopftrauma bringt den besten Erfolg; wenn es Jahre später ist, hilft das Schallcluster nicht mehr allein ohne individuelles Essenzcluster.

▶

49 Heck/Sultan (2001).

Leber	Die physiologischen Aufgaben der Leber sind der Auf-, Ab- und Umbau von körpereigenen Stoffen (Fette, Eiweiße, Zucker), der Abbau von Fremdstoffen (Medikamente, Toxine) und die Speicherung von Energieträgern. Analog steht die Leber für die Integration von unterschiedlichen Funktionen, wie Denken, Fühlen, Empfinden und Verstehen, deren zielstrebige Abstimmung die Ich-Organisation ergibt. Die Leber steht für „Ich will". Der Patient kann nicht das verwirklichen, was er möchte, weil er durch Vorschriften zu stark eingeschränkt ist. Erscheint die Leber im Feld „Organe reaktiv", kann es sein, dass der Patient mit klärenden Wutanfällen während der Therapie reagiert. **Praxistipp:** Er soll den Ärger nicht runterschlucken, sondern aggressionsabbauende Tätigkeiten verrichten, wie z. B. Holz hacken oder auf einen Sandsack schlagen. Wenn die Leber bei den reaktiven Organen erscheint, wird empfohlen, sie über Nahrungsmittel oder die Gabe von Bitterstoffen zu entlasten.
Lunge	Die physiologische Funktion der Lunge ist der Gasaustausch, d. h. die Aufnahme von Sauerstoff zur Energieversorgung und die Abgabe von Kohlendioxid. Analog steht die Lunge für äußere Freiheit. Es stellen sich Fragen wie „Was im Umfeld schränkt meine Freiheit ein?". Der Patient wünscht sich mehr Freiheit. Auch, wenn er objektiv frei zu sein scheint, ist sein Gefühl offensichtlich ein anderes. **Praxistipp:** Da die Lunge stark auf Kuhmilchprodukte reagiert, empfiehlt es sich, diese zu vermeiden.
Lymphe	Die Lymphe übernimmt physiologisch die Funktion eines Transport- und Filtersystems und gilt als wichtiges Immunorgan zur Abwehr von Fremdstoffen. Analog steht die Lymphe für das psychische Thema der Abwehr.

▶

Lymphe	Erscheint die Lymphe bei den reaktiven Organen, können die Beine durch Wassereinlagerungen angeschwollen sein. Analog kann der Patient auch psychische Reaktionen zeigen, indem er überschießend reagiert oder gar nicht erkennt, wogegen er sich wehren soll. Die Lymphe wird in der Clustermedizin auch als „Müllabfuhr" oder als Puffer der Psyche bezeichnet. Die Lymphe steht für Verteidigung. Die zentrale Frage: Wogegen muss sich der Patient verteidigen; kann er sich angemessen verteidigen?
Magen	Die physiologische Aufgabe des Magens besteht darin, die Speisen mit Hilfe des Magensaftes zu einem Speisebrei zu verarbeiten und im angepassten Rhythmus weiterzutransportieren. Analog steht er psychisch für die Anpassung. Der Magen kompensiert oft Belastungen des Nervensystems. Dabei wird er oft bei überangepassten Patienten klassifiziert, die nicht in ihrer Mitte sind. Durch eine übernormale Anpassung richten sie sich zu sehr nach dem, was andere von ihnen erwarten. Der Magen gehört in der traditionellen chinesischen Medizin zum Element Erde, zu dem auch das gesamte Nervensystem gehört. Patienten, die den Magen als Sieger bei den reaktiven Organen haben, sind oft chronische Nein-Sager. **Praxistipp:** Nur kleine Mahlzeiten zu sich nehmen.
Mandeln	Die Mandeln sind körperlich als Teil des lymphatischen Rachenringes für die lokale Abwehr zuständig. Analog stehen sie psychisch für die Abwehr von negativen Einflüssen. Patienten, bei denen die Mandeln klassifiziert werden, können sich nicht angemessen gegen negative Einflüsse wehren. Alle Giftstoffe, die der Körper über Niere und Lunge nicht ausscheiden kann, sammeln sich in den Mandeln. Wenn sie bei den reaktiven Organen klassifiziert werden, entstehen während der Clustertherapie eventuell Halsschmerzen.

▶

Mastdarm	Physiologisch hat der Mastdarm die Aufgabe, dem Speisebrei Flüssigkeit und wichtige Nährstoffe zu entziehen und das Unverwertbare festzuhalten, bevor es ausgeschieden wird. Wenn der Mastdarm bei pathoaktiven und reaktiven Organen gleich hoch ausgewiesen wird, also blockiert ist, sollte der Patient wahrscheinlich psychisch etwas loslassen. Oft ist die Ursache ein unverarbeiteter Tod im nahen Umfeld. Die Themen begegnen uns im Leben immer in „unterschiedlichen Kleidern". Oft haben die Patienten als Reaktion wirre Träume oder auch Träume vom Tod. Nach diesen Träumen erleben sie aber einen ganz besonderen Durchbruch in der Therapie.
Milz	Patienten, bei denen die Milz klassifiziert wird, zeigen körperlich häufig eine große Erschöpfung. Die emotionale Belastung durch innere Unruhe und ständiges Grübeln und Selbstbeschuldigung schränkt die Erholungsfähigkeit erheblich ein. Häufig wird diese Überforderung noch durch übertriebene Freizeitaktivitäten kompensiert.
Muskeln	Die physiologische Funktion der Muskeln, die Bewegung, kann eingeschränkt sein. Außerdem kann die Myokinbildung[50] als wichtiger Anteil der Immunabwehr im Gewebe eingeschränkt sein. Analog besteht bei den Patienten psychisch eine Schwäche zu handeln, was ggf. durch Hyperaktivität kompensiert wird. Die Klassifizierung kann auch ein Hinweis auf fehlende Eiweiße sein, da die Grundbausteine der Myokine Aminosäuren sind, die nicht immer optimal synthetisiert werden können. **Praxistipp:** Hochwertige Eiweiße wie Hanfprotein geben, eventuell Magnesium und orthomolekulare Unterstützung mit Aminosäure-Komplexen.

▶

50 Myokine aktivieren als eine Untergruppe der Zytokine viele Kaskaden von Signalmolekülen, die sowohl für das Vegetativum als auch das Hormon- und Immunsystem von weitreichender Bedeutung sind.

Nebenniere	Die körperliche Funktion der Nebenniere, ausreichend Stresshormone zu produzieren, kann eingeschränkt sein. Wenn die Nebenniere erscheint, kann dies ein Hinweis auf einen möglichen Burn-out sein. Die Patienten haben das Gefühl, dass alles, was sie tun, nicht reicht, auch wenn sie sich noch so sehr anstrengen. Daraus kann eine extreme körperliche und psychische Erschöpfung resultieren.
Niere	Die Niere regiert aus naturheilkundlicher Sicht den Unterleib und den Mineralstoffhaushalt. Sie hat die Aufgabe, Emotionen auszuscheiden, vor allem aus Beziehungsproblemen. Beim Toxinstau lagern sich Nierentoxine gerne in der Muskulatur ab. Es gibt eine Wechselwirkung zwischen Niere und ZNS. Die Toxine, die die Niere nicht bewältigen kann, belasten vorwiegend das ZNS, die Neurotoxine müssen über die Niere ausgeschieden werden. **Praxistipp:** Die Niere kann man über Schwitzen und Cluster-Salze entlasten.
NNH	Körperlich können Schmerzen an der Nasenwurzel oder im Wangenbereich vorliegen. Psychisch neigen die Patienten, bei denen diese Klasse ermittelt wird, zum Verdrängen von Problemen. Man kann gut mit ätherischen Ölen arbeiten oder Nasenspülungen mit Cluster-Salz (▶ Kap. 6.5.2 und 6.6.14) empfehlen.
Ohren	Die Patienten, bei denen die Ohren klassifiziert werden, nehmen alles Gehörte besonders intensiv wahr. Sie entwickeln also auch schnell Ängste, wenn wir ihnen zu viel von der Auswertung mitteilen.
Pankreas	Das evolutionsbiologisch jüngste Organ ist körperlich wichtig für den Kohlehydratstoffwechsel. Heutzutage ist es durch massiven Kohlehydratverbrauch häufig stark überlastet. Wird diese Klasse ermittelt, kann der Patient psychisch unter Selbstbeschuldigungen leiden.
PNS	Das Periphere Nervensystem hat die Aufgabe, die Impulse von außen über die Sinnesorgane an das Gehirn weiterzuleiten.

▶

PNS	Über unsere Sinnesorgane wird das PNS entlastet. Wird diese Klasse ausgewiesen, ist die Steuerung der Organe nicht in Ordnung. Der Patient bekommt nicht die richtigen Impulse, die er braucht; er kann seine Sinneswahrnehmung momentan nicht optimal steuern. Es besteht Suchtpotenzial. Konkret ist die Klassifizierung ein Hinweis darauf, dass die äußeren Impulse auf das PNS aus dem Umfeld zu groß/zu stark sind (z. B. Babyphon, Zimmer voller Spielsachen, Geräuschpegel, elektromagnetische Belastung).
Prostata	Die physiologische Aufgabe der Prostata besteht darin, das Sperma zielgerichtet nach außen zu transportieren. Bei Auftreten dieser Klasse haben die Patienten psychisch eine Schwäche, ihre eigenen Vorstellungen und Ziele durch- und umzusetzen. Sie weisen eine innere Zerrissenheit auf. **Praxistipp:** Da sich Kuhmilch erfahrungsgemäß negativ auf die Prostata auswirkt, sollte sie bei Auftreten dieser Klasse gemieden werden.
Schilddrüse	Wenn die Schilddrüse als reaktives Organ erscheint, erleben die Patienten zumeist starke emotionale Schwankungen, auf die man als Therapeut vorbereitet sein sollte. Diese Patienten spüren alles, ängstigen sich aber auch sehr vor allem und reagieren heftig auf sämtliche Impulse von außen. **Praxistipp:** Bei der Therapie mit dem individuellen Essenzcluster mit 5 Sprühstößen beginnen und erst bei Verträglichkeit steigern. Braunalgen können die Schilddrüsenunterfunktion positiv beeinflussen.
Stimme	Die Ursachen der aktuellen Beschwerden liegen hauptsächlich im psychischen Bereich. Oft liegt eine verdeckte psychische Belastung zugrunde, die sich körperlich manifestiert: Die Stimme steht für psychische Themen im Hintergrund, die ausgedrückt werden möchten, aber nicht ausgedrückt werden können. Sie müssen daher körperlich kompensiert werden. Die Klassifizierung der Stimme zeigt, dass auf der unbewussten Ebene die eigene Lebendigkeit nicht genügend ausgedrückt werden kann.

▶

Stimme	Ist der Körper jedoch sehr geschwächt, lässt sich nicht mit der psychischen Therapie beginnen, sondern zunächst gilt es, den Körper zu stabilisieren. Um das Problem langfristig in den Griff zu bekommen, muss sodann im psychischen Bereich die Ausdrucksfähigkeit der eigenen Individualität, der eigenen Persönlichkeit, die über die Stimme stattfindet, gestärkt, unterstützt und gefördert werden. Ein wichtiger Teil des Menschen kann momentan nicht so leben, wie er leben möchte, um seine Identität und Einmaligkeit zu entfalten. Dabei gilt: Je älter wir werden, desto wichtiger ist es, die eigene Individualität zu leben. Auch Patienten, die den Verlust eines nahestehenden Menschen erleben oder einer starken psychischen Belastung ausgesetzt sind, haben oft Probleme mit ihrer Stimme. Besonders wenn die Stimme bei pathoaktiven *und* reaktiven Organen auftaucht, also eine Blockade besteht, weist dies darauf hin, dass der Ausdruck der eigenen Persönlichkeit nicht gelebt werden kann oder darf, was den Patienten psychisch sehr unter Druck setzt. Über die Stimme erfahren wir, was den Menschen qualitativ ausmacht. Zudem kann der Therapeut über dieses Organ tiefe Schichten des Limbischen Systems erkennen. **Praxistipp:** Der Patient sollte mit der eigenen Stimme spielen: mal laut, mal leise reden, mal schön, mal hässlich, mal hoch, mal tief. Außerdem sollte er ein individuelles Klangcluster hören.
Uterus	Der Uterus gilt bei Naturheilkundigen auch als Ausleitungsorgan für Toxine. Werden diese nicht korrekt ausgeleitet, entstehen oft Zysten oder Myome. Zudem können als Reaktion auch Schmierblutungen auftreten oder eine länger ausgebliebene Regelblutung wiedereinsetzen. Emotional äußert sich diese Klassifikation in Hoffnungslosigkeit und Ängstlichkeit. Ein mangelndes Selbstwertgefühl prägt die Patientin, was sich darin äußert, dass sie ein anderes Bild von sich selbst hat, als sie es nach außen zeigt.
Venen	Körperlich können Spannungsgefühle oder Schwellungen der Beine auftreten.

Venen	Psychisch bedeutet diese Klasse analog, dass der Patient mit Einflüssen von außen nicht gut umgehen und vergangene Probleme schwer loslassen kann.
Wirbelsäule	Die Wirbelsäule steht körperlich für die Aufrichtung des Menschen und psychisch für die Ausrichtung des Lebens. Wird diese Klasse genannt, ist der Patient orientierungslos und hat momentan seine Ausrichtung verloren. Wird diese Klasse bei einer Analyse mit einer FG als Quelle klassifiziert, bedeutet dies, dass die Psyche die Wirbelsäule belastet.
ZNS	Wird das ZNS klassifiziert, bedeutet dies, dass die gesamte übergeordnete Steuerung gestört ist. Die Patienten neigen dazu, sich treiben zu lassen. Der Patient kann zu Konzentrationsstörungen oder auch Kopfschmerzen neigen, besonders wenn er nicht ausreichend trinkt oder während der Therapie nicht häufig genug gesprüht wird. Das ZNS ist das Organ, das am stärksten die Belastungen der Vorfahren in sich trägt, die durch konsequente Clustertherapie korrigiert werden sollen.

Tab. 12: Klassen im Feld „Organe pathoaktiv / reaktiv"

6.2.4 Prägungen Profil

In der Neurobiologie wird unter Prägung ein bestimmter Lernvorgang verstanden, der in einer sensiblen Phase stattfindet. Diese kann manchmal nur Stunden oder Tage dauern.[51]

In der Clustermedizin werden als Prägungen die lebensmitbestimmenden, teilweise traumatisierenden Muster eines Menschen klassifiziert. Vorwiegend stammen sie aus der pränatalen Phase und können direkt nach der Zeugung oder während der Zeit im Mutterleib entstehen, ebenso aber auch erst während oder nach der Geburt in der Kindheit.

Jahrelang begleiten diese Prägungen uns unbemerkt und aktivieren sich oft erst nach einem starken körperlichen Prozess, wie z. B. nach einem Unfall, emotionalen Ereignissen wie einem psychischen Schock oder nach einer unglücklich verlaufenden Beziehung.

51 Hemminger/Weyand/Medicus (1999).

Die Patienten wundern sich oft, dass sie die betreffenden Eigenschaften zuvor im Leben noch nicht hatten.

Das Prägungsprofil (Feld „Prägungen Profil") zeigt vergangene Ereignisse, die in der Psyche gespeichert sind und nicht verarbeitet werden konnten. Diese eingeschränkte psychische Regulation im Unterbewusstsein stört aus dem Hintergrund die Steuerung der Psyche auf den Körper und beeinflusst dadurch in der Gegenwart eine optimale Stoffwechselfunktion der Organe.

Manche Organe, die im Prägungsprofil klassifiziert werden, können auch auf epigenetisch vererbte Erlebnisse der Vorfahren hinweisen. Wenn viele Organe erscheinen, existieren viele kleine Probleme, die das Leben des Patienten belasten. Wurde nur ein Organ klassifiziert und liegt dessen Wert über der AWG, hat dieses Organ aktuell den entscheidenden Einfluss im Leben. In diesem Fall ist es hilfreich, ein individuelles Klangcluster in die Therapie einzubeziehen.

Liegen viele Prägungen über der AWG, bedeutet dies, dass vergangene Prozesse das Gleichgewicht zwischen Körper, Seele und Geist so stark belasten, dass es über ein therapeutisches Gespräch allein nicht wiederhergestellt werden kann. Erst die Veränderung der neuronalen Verschaltung, die allein durch Willensanstrengung nicht zu erreichen ist, kann eine dauerhafte Änderung beim Patienten bewirken.

Sind die Ausschläge im Prägungsprofil höher als bei den pathoaktiven Organen und liegen sie über der AWG, ist dies ein Hinweis darauf, dass der Patient vermehrt vergangene Ereignisse kompensiert.

Das Prägungsprofil macht sich insgesamt deutlicher bemerkbar als das Genfunktionenprofil (▶ Kap. 6.2.6). Erfahrungsgemäß lassen sich aber hohe Ausschläge im Prägungsprofil unkomplizierter therapieren als hohe Ausschläge im Genfunktionsprofil.

6.2.4.1 Konditionierungen

In der neueren Basis-3-Auswertung wird ein weiteres wichtiges Feld, welches die aktuell wirkende Konditionierung ausweist, musteranalog bestimmt.

Der Unterschied zwischen Prägung und Konditionierung betrifft Dauer und Intensität einer Belastung: Überschreiten sie ein bestimmtes Maß, entsteht aus einer Prägungsbelastung eine Konditionierung. Sie bewirkt, dass die neuronalen Verschaltungen aufgrund von Erlebnissen im Mutterleib oder in der frühen Kindheit so tief im Steuerungssystem der Psyche und im Limbischen System verankert sind, dass wir sie mit unserem Bewusstsein nicht erreichen oder beeinflussen können. Konditionierungen wirken wie

Fesseln unseres Unterbewusstseins und zwingen unseren Körper, bestimmte Stoffwechselvorgänge so und nicht anders ablaufen zu lassen, und unsere Psyche, auf eine bestimmte Art selbstorganisiert und automatisch reagieren zu lassen.[52]

Ulrich Jürgen Heinz spricht in diesem Zusammenhang von einer „Matrix der Wahrnehmung, der Verhinderung und des Verhaltens", die durch „Erlebnismuster höchster negativer Empfindungen" gebildet werde. Diese Matrizes „prägen die Wahrnehmungs- und Reaktionsweisen des betroffenen Lebens, sodass die Art des Lernens, die Art des Umgangs mit der Umwelt und vor allem die Art der Bewertung von Ereignissen durch sie konditioniert wird, so wie dies ein optischer Filter für das Licht tun kann"[53].

Praxistipp
Konditionierungen und Organe, die im Prägungsprofil über der AWG liegen, können im Laufe der Zeit durch intensive Clustertherapie, bevorzugt mit individuellen Klangclustern, abgebaut werden. Eine Prägung lässt sich nicht vollständig löschen, die negative Wirkung der Prägungen jedoch kann durch die Clustertherapie abgeschwächt werden.

6.2.4.2 Organe im Feld „Prägungen Profil"

In diesem Feld werden die wichtigsten Klassen mit ihrer analogen psychischen und mentalen Bedeutung beschrieben; die körperlichen Funktionen werden als bekannt vorausgesetzt.

Augen	Werden die Augen im Prägungsprofil genannt, weist dies auf ein Missverhältnis zwischen der Vorstellung vom Leben und dem jetzigen Leben hin. **Praxistipp:** Es empfiehlt sich, einen Sinn isoliert zu schulen, indem der Patient mit geschlossenen Augen dem Wasser oder der Stille lauscht oder eine Sache mit allen Details genau anschaut.
Duodenum	Dem Patienten fällt es schwer, zu unterscheiden, was ihm guttut und was nicht.
Epiphyse	Die Epiphyse regelt die Zeit in uns und synchronisiert uns mit der Außenwelt. Läuft unsere innere Uhr nicht stabil, werden die Organe nur unzureichend synchronisiert.

▶

52 Heinz (1993).
53 Heinz (1995).

Epiphyse	Die Epiphyse sorgt aus Sicht der Clustermedizin dafür, dass der Patient den richtigen Platz auf dieser Erde findet, um ein selbsterfülltes Leben führen zu können. Erscheint die Epiphyse im Prägungsprofil, hat der Patient Probleme damit, seinen Platz im Leben und den richtigen Partner zu finden. Der Patient kann nicht entspannen; er sollte so oft wie möglich rhythmische Dinge tun. Essen und Schlafen sollten regelmäßig zur selben Uhrzeit erfolgen. Da das Lichtspektrum, das uns umgibt, besonders aber das Sternenlicht, unsere inneren Rhythmen synchronisiert, wird in der Clusterauswertung oft empfohlen, den Sternenhimmel anzusehen oder im Freien zu schlafen. **Praxistipp:** Eleganter lässt sich die Epiphyse durch das sequentielle Schallcluster „Epiphyse" synchronisieren (▶ Kap. 6.6.9).
Endokrinium	Der Hormonhaushalt ist für das Wohlfühlen zuständig. Erscheint das Endokrinium im Prägungsprofil, weist dies darauf hin, dass die Regulation des gesamten Hormonsystem schon in der Vergangenheit suboptimal angelegt ist. Dies wirkt sich entsprechend auch negativ auf die Gefühlswelt aus – man könnte von einer Ablehnung durch das biologische System sprechen. Der Patient leidet unter einer tiefen Prägung von Misstrauen und hat das Gefühl, dass niemand ihn mag. Bei allen Organen, die zum Hormonsystem gehören und im Prägungsprofil klassifiziert werden, kann man davon ausgehen, dass der Patient unter starken emotionalen Schwankungen leidet.
Gallenblase	Der Patient hat sich in seinem Leben nicht genug Zeit genommen zu überlegen, wer er ist und was er will. Dieses Gefühl äußert sich oft in Rastlosigkeit, weil er weglaufen will, eventuell vor sich selbst. „Wer bin ich, wo stehe ich, was will ich? Was ist meine Identität, was ist meine Einmaligkeit? Wie möchte ich leben, wenn ich nicht dauernd im Kopf hätte: Du musst, du musst, du musst?" Fragen wie diese stellen sich, wenn die Gallenblase im Prägungsprofil auftaucht.
Gonaden (analog Ovarien)	Die Gonaden als paarige Keimdrüsen sind zuständig für die Bildung der Keimzellen (Spermien beim Mann und Eizellen bei der Frau).

▶

Gonaden (analog Ovarien)	Körperlich weist diese Klasse auf Druck oder Schmerzen im Bereich der Samen- oder Eileiter hin, sie kann auch ein Hinweis auf Zysten sein. Psychisch neigen die Patienten zum Rationalisieren der Gefühle.
Großhirn	Diese Klasse im Prägungsprofil gibt einen Hinweis auf Ablehnung während der Schwangerschaft, die beim Patienten das Gefühl hervorrufen kann, von seiner Mutter nicht gemocht zu werden. Da das Großhirn auch die eintreffenden Impulse aus der Umwelt verarbeitet, könnte der Patient analog auch Probleme mit seinem sozialen Umfeld haben.
Harnblase	Durch das Gefühl der Mutter, während der Schwangerschaft wenig beachtet oder unterdrückt zu werden, hat der Patient Probleme, sich so darzustellen, wie er ist. Die Klasse zeigt, dass der Patient zu viele psychische Belastungen im Laufe des Lebens angesammelt hat.
Haut	Die Haut ist in ihrer Schutzfunktion gegenüber äußeren Einflüssen eingeschränkt. Diese Klasse wird häufig bei elektrosensiblen Patienten ausgewiesen.
Herz	Die Mutter hatte in der Schwangerschaft eventuell Herzschmerzen, die der Patient jetzt auch haben kann, oder sie hat analog emotional belastende Dinge erlebt. **Praxistipp:** Wenn das Herz im Prägungsprofil erscheint, eventuell sogar als Organblockade (= gleiche Zahl in den Feldern „Organe pathoaktiv“, „Organe reaktiv“ und „Prägungen Profil“), dann langsam mit der Clustertherapie beginnen und langsam die Einnahmefrequenz steigern.
Hirnstamm	Der Hirnstamm ist unsere wichtigste Überlebenszentrale, unser „Reptiliengehirn“. Als unser ältestes Gehirn steuert er alle überlebenswichtigen Parameter, wie Herzschlag, Darm, Atmung und Schluckreflexe, die mit Worten nicht zu erreichen sind. Der Hirnstamm ist somit für die Grundsteuerung unseres Körpers und die Instinkte zuständig. Bei Bedarf kann er das Großhirn abschalten, um das Überleben zu sichern, indem sich die Instinkte einschalten. Der Hirnstamm sollte in der Clusterauswertung gar nicht erscheinen. Kommt er aber vor, zeigt dies basale Regulationsschwächen beim Patienten, die die Steuerung des Körpers ▶

Hirnstamm	einschränken. Oft bekommen Patienten im späteren Leben Probleme mit dem Darm oder auch mit basalen Rhythmen wie Herz- oder Atemrhythmus. **Praxistipp:** Liegen die Werte im Prägungsprofil weit über der AWG und wurde eine Substanzprobe für die Analyse verwendet, bedeutet dies, dass der Patient unfallgefährdet ist. Gerät etwas so Basales wie der Hirnstamm außer Kontrolle, kann dies analog zudem inneres Chaos verursachen.
Hypophyse	Sie steuert die Tageshormone und unsere Lebensfreude. Wird sie im Prägungsprofil klassifiziert, zeigt dies eine grundsätzliche Lebensangst, die durch Selbstzweifel den Lebenswillen einschränkt.
Hypothalamus	Er ist für die gesamte hormonelle Steuerung zuständig sowie für alle Wohlfühlfaktoren wie Hunger, Durst und Libido. Wird er im Prägungsprofil klassifiziert, bedeutet dies, dass der Patient in seiner Lebensbefähigung eingeschränkt und unausgeglichen in seinen Reaktionen ist. Dies kann teilweise lebensgefährdendes Verhalten zur Folge haben. Die basale Grundsteuerung und die hormonelle Steuerung sind gestört; analog ist die Steuerung der Lebendigkeit stark beeinträchtigt.
Leber	Sie steht für „Ich will". Erscheint sie im Prägungsprofil, sieht der Patient keine Möglichkeit, sein Leben so zu gestalten, wie er es gerne hätte. Es wird von seinem Umfeld gestaltet. Durch ständige Vorschriften und „pädagogische" Eingriffe in die kindlichen Entwicklungsphasen werden Selbstbewusstsein und Zielstrebigkeit eingeschränkt.
Lunge	Die Lunge steht für innere und äußere Freiheit. Über die Lunge tauschen wir uns mit unserer Umwelt aus. Wenn körperlich keine Symptome an der Lunge bestehen, bedeutet ihre Klassifizierung analog, dass der Mensch sich vom sozialen Umfeld zu sehr eingeschränkt, unfrei und ständig überlastet fühlt. Der Patient kann depressive Symptome zeigen.
Lymphe	Diese Prägung entsteht entweder durch einen massiven körperlichen Infekt der Mutter oder durch einen massiven psychischen Druck, gegen den sich die werdende Mutter zur Wehr setzen muss.

Lymphe	Die Prägung bewirkt bei dem Patienten, dass ihm keine angemessene Abwehr gelingt. Insgesamt fühlen sich Patienten, bei denen die Lymphe klassifiziert wird, nicht wohl in ihrer Haut.
Magen	Der Magen kompensiert oft psychische Belastungen aus dem sozialen Umfeld, die nicht gelöst werden können. Der Patient ist überangepasst an die Bedürfnisse anderer und stellt seine eigenen Ziele zurück.
Mastdarm	Der Mastdarm steht analog für tief im Unterbewusstsein nicht verarbeitete Sterbe- oder Todesprozesse. Entweder ist ein Nahestehender gestorben, bei dem der Patient den Schmerz noch nicht verarbeitet hat, oder er war selbst in Lebensgefahr, was er ebenfalls noch nicht gänzlich verarbeitet hat.
Milz	Der Patient, bei dem die Milz im Prägungsprofil klassifiziert wird, hat in seinem Unterbewusstsein einen Archetypus, der sein eigener Feind ist und ihm oft einen falschen Rat gibt. Er boykottiert ihn wie ein reeller Feind. Diese Prägung entsteht oft während der Schwangerschaft, wenn die Mutter Auseinandersetzungen mit jemandem hatte, oder es handelt sich um eine von den Großeltern übertragene Eigenschaft. Der Patient muss lernen, wahrzunehmen, welcher Anteil in ihm diesen Zustand bewirkt. Diese innere Spannung zwischen dem Anteil, der einem helfen, und dem, der einen daran hindern will, erschöpft den Patienten. Er neigt auch dazu, außerhalb seines Lebens Feinden zu begegnen, wie z. B. Mitarbeitern oder dem Chef. Je besser man diesen Anteil in sich bewusst wahrnimmt, desto eher kann man ihn transformieren. Über Träume kann der Patient ihm begegnen und ihn entwaffnen. (Bedürfnis: Sich vor sich schützen!) Ulrich Jürgen Heinz formulierte es in seinen Seminaren so, dass die Milz wie ein Marktplatz sei, auf dem sämtliche Informationen ausgetauscht werden. Der Patient ist oft leistungsorientiert und erschöpft sich selbst durch Überforderung und Überschreitung seiner Grenzen. Er braucht daher häufige Erholungsphasen.
Muskeln	Die Mutter hat in der Schwangerschaft eventuell Sport getrieben, hatte Magnesiummangel oder hat eine besondere Aufregung erfahren, was die Gebärmutter zur vorzeitigen Kontraktion anregte. Der Patient hat diese Situation im Mutterleib ▸

Muskeln	als lebensbedrohlich erlebt. Diese Erfahrung ist im Limbischen System des Patienten als Todeserfahrung gespeichert, was im Patienten basale Lebensangst auslösen kann. Im späteren Leben führt dies dazu, dass auf der körperlichen Seite die Handlungsfähigkeit des Patienten eingeschränkt ist. Auf der psychischen Seite kann er immer wieder Aggressionen seiner Mutter gegenüber haben, weil sie es war, die ihn ausstoßen wollte.
Niere	Die Niere ist das klassische Prägungsorgan. Körperlich ist sie wichtig für den Mineralstoffwechsel; psychisch steht sie für Kommunikation, für Abgrenzung und besonders für Beziehung. Die Niere im Prägungsprofil deutet auf emotional belastende Beziehungsprobleme der Eltern während der Schwangerschaft hin. Diese können sich auf das Leben des Kindes auswirken, indem sie beim Kind Muster hinterlassen, die sich im späteren Leben aktivieren können. Körperlich könnte der Patient mit Mineralstoffwechselstörungen kämpfen und Probleme am Bewegungsapparat zeigen. Er kann auch psychisch im Laufe seines Lebens immer wieder mit Beziehungsproblemen konfrontiert werden und aggressiv reagieren. Kommunikationsprobleme können ihn im Laufe des Lebens belasten. Der Patient spürt oft tiefe unbewusste Ängste, die ihn energetisch schwächen. Auch in der Traditionellen Chinesischen Medizin gilt die Niere als Sitz der Lebensenergie.
Ohren	Ohren im Prägungsprofil weisen auf eine übergroße Abhängigkeit von der Meinung anderer hin. Liegen die Werte der klassifizierten Ohren über der AWG, sind die Sinne des Patienten überreizt und ihre Steuerung ist momentan gestört. **Praxistipp:** Es empfiehlt sich, einen Sinn isoliert zu schulen, indem der Patient mit geschlossenen Augen dem Wasser oder der Stille lauscht oder eine Sache mit allen Details genau anschaut.

Ovarien	Die Ovarien sorgen für innere Gelassenheit und Fürsorglichkeit. Werden sie bei einem männlichen Patienten angezeigt, ist dies ein Hinweis darauf, dass der Patient körperlich etwas mehr weibliche Hormone haben kann. Psychisch bedeutet es, dass die Eltern oder ein Elternteil sich ein Mädchen gewünscht haben. Analog zeigt die Klasse eine Neigung, Gefühle zu unterdrücken, überzubewerten oder desorientiert zu sein. Insgesamt kann die Fortsetzung der eigenen Lebendigkeit geschwächt oder gefährdet sein.
Pankreas	Die Bauchspeicheldrüse bildet Enzyme, um das Optimale aus der Nahrung ziehen zu können. Analog bedeutet diese Klassifizierung, dass der Patient eine Steuerungsschwäche des Pankreasorgans aufweist. Er kann seine optimalen Chancen im Leben nicht nutzen und unterschiedliche Belastungen nicht ausgleichen.
Prostata	Die Prostata im Prägungsprofil weist unabhängig vom Geschlecht auf eine Schwäche hin, die eigenen Vorhaben durchzusetzen. Dies kann sich auch als Kompensation durch ein übersteigertes trotziges Durchsetzungsvermögen ausdrücken. Tritt diese Prägung bei einem weiblichen Patienten auf, hat sich ein Elternteil oder beide Eltern haben sich einen Jungen gewünscht. Die erwachsene Frau mit dieser Prägung versucht, sich über Leistung zu definieren, um so ihre Daseinsberechtigung zu erlangen. Sie hat ein tiefes Gefühl, nicht zu genügen. Solche Patientinnen sind dauernd auf der Suche nach Anerkennung. Sie überschreiten ihre individuellen Grenzen und leisten oft bis zur eigenen Erschöpfung.
Wirbelsäule	Der Patient hat momentan keine Richtung, ist orientierungslos. Er weiß nicht, auf welches Ziel und nach welchen Regeln er sein Leben ausrichten will, weil er sich zu sehr von seiner Umwelt beeinflussen lässt.
HWS	Diese Klasse weist auf eine eingeschränkte Flexibilität hin.
BWS	Mangelnder Schutz, der Patient fühlt sich nicht geschützt.
LWS	Diese Klasse ist ein Hinweis auf eine tiefe unbewusste Furcht.
PNS	Das Periphere Nervensystem hat die Aufgabe, Impulse von außen zum Gehirn weiterzuleiten. Wenn es im Prägungsprofil ►

PNS	erscheint, sind die äußeren Impulse auf das Nervensystem zu stark und können nicht verarbeitet werden. Es kann sich dabei sowohl um elektromagnetische Impulse als auch um Geräuschpegel, haptische oder visuelle Reize handeln, die den Patienten überfordern.
Rückenmark	Die Aufgabe des Rückenmarks ist die Impulsleitung vom peripheren zum zentralen Nervensystem und umgekehrt. Wird diese Klasse aufgeführt, ist diese Impulsübertragung gestört. Analog bedeutet dies, dass die Steuerung zwischen dem Bewusstsein, was der Patient will, und dem Körper, der das Gewollte umsetzt, momentan geschwächt ist. Durch die Clustertherapie soll die Verbindung zwischen Kopf und Körper wieder optimiert werden, damit der Patient seine Pläne konsequent in die Tat umsetzen kann.
Schilddrüse	Die emotionalen Spannungen, die die Mutter während der Schwangerschaft erlebt hat, spiegeln sich im Patienten wider. Dies kann sich in Depressionen oder Unruhe äußern. **Praxistipp:** Erscheint die Schilddrüse zusätzlich bei den reaktiven Organen und eventuell zusammen mit „Herz", gilt es als Therapeut, besonders achtsam zu sein: Reaktionen wie Panikattacken, Ängste oder emotionale Ausbrüche sind erwartbar.
Zweifache Option	Hier ist eine Zwillingsanlage vorhanden. Diese ist zurzeit aktiv, macht sich oft mit widersprüchlichen Wünschen bemerkbar und äußert sich in großen inneren Spannungen. Die Patienten haben oft zwei Stimmen im Kopf, zwei Hobbys oder zwei Berufe. Sie beschreiben sich als zwei Persönlichkeiten in einem Körper. Häufig haben sie auch zwei verschiedene Meinungen zu einem bestimmten Thema. **Praxistipp:** Der Therapeut sollte dem Patienten klarmachen, dass diese Anlage nicht krankhaft ist. Der Patient soll lernen, sein Bauchhirn zu aktivieren und seiner Intuition zu folgen. Das Ziel wäre, einen Weg zu finden, beide Anteile zu leben, damit der unterdrückte Anteil sich nicht in Form einer Krankheit bemerkbar machen muss.

▶

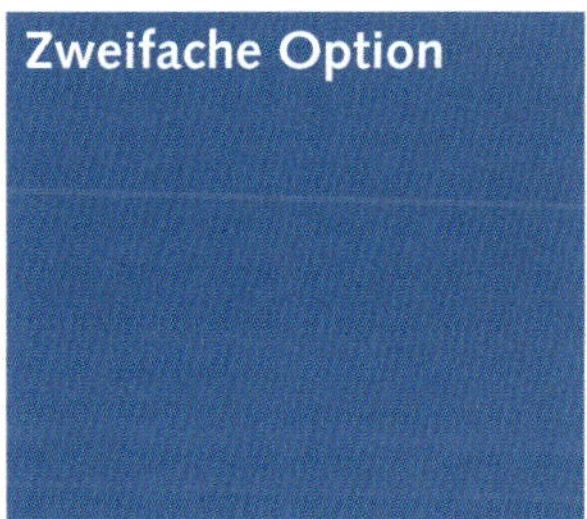

Zweifache Option	Bei Werten über der AWG könnte sich der „ungelebte Zwilling“ theoretisch auch in einem Krebsgeschehen äußern, sollte der Patient dieser unbewussten Anlage keinen angemessenen Raum in seinem Leben geben. Wenn die Analyse mit einer FG als Quelle erstellt wurde, kann die Klassifizierung eine psychische Spaltung bedeuten.

Tab. 13: Klassen der Organe im Feld „Prägungen Profil“

6.2.5 Hormone Analogie

Hormone bestimmen in erster Linie das Wohlgefühl eines Menschen. Sie steuern den Stoffwechsel, die Leistungsfähigkeit und Entwicklung des Gehirns, aber auch einen wichtigen Teil der Alterungsprozesse: Lässt die Hormonbildung nach, können degenerative Prozesse im Gehirn entstehen. Im Mutterleib werden erst die Gene für die hormonelle Steuerung und danach die Gene für die Entwicklung des Gehirns aktiviert.

In diesem Feld werden die Hormone aufgeführt, die entweder real einen Mangel oder Überschuss aufweisen oder die analog für Symptome stehen, die einen Mangel oder Überschuss hervorrufen können.

Adrenalin	Wird diese Klasse ausgewiesen, ist der Patient innerlich gestresst. Durch das Clustermittel wird er lernen, mit Stress besser umgehen zu können und mehr zu entspannen. **Praxistipp:** Adrenalin weist eher auf psychischen Stress, Cortisol eher auf körperlichen Stress hin.
Aldosteron	Aldosteron gehört zu der Gruppe der Mineralcorticoide, die in der Nebennierenrinde gebildet werden. Diese Klasse kann entweder auf eine Erschöpfung (analog Aldosteronmangel) oder einen Bluthochdruck (analog Aldosteronüberschuss) hinweisen.
Androstendion	Diese Klasse ist ein Hinweis auf eine Funktionsstörung der Nebenniere, was auch eine übermäßige Zystenbildung an den Eierstöcken zur Folge haben könnte.
Dopamin	Dopamin ist ein Neurotransmitter. Es fördert Konzentration, Kreativität, Intuitionsfähigkeit und insgesamt die Leistungsfähigkeit des Gehirns. Der Patient wird sich im Laufe der Clustertherapie besser konzentrieren können.

▶

Glukokortikoide	Diese Klasse ist ein Hinweis darauf, dass die hormonelle Regulation über die Nebenniere gestört ist. Glukokortikoide sind wichtig für die Regulation des Blutzuckers und auch für die Entwicklung des Gehirns. Wenn diese Steuerung gestört ist, kann es bei dem Patienten zu vermehrtem Heißhunger auf Kohlehydrate (Craving) kommen.
Insulin	Bei instabilen Insulinspiegeln können Herzrhythmusstörungen auftreten, besonders bei niedrigen Glukosespiegeln.
Kortisol	Wird Kortisol klassifiziert, kann dies ein Hinweis auf entzündliche Prozesse oder körperlichen Stress sein.
LH (Luteinisierendes Hormon)	Dieses Hormon löst bei Frauen den Eisprung aus, bei Männern fördert es die Bildung des männlichen Geschlechtshormons Testosteron. Daher ist diese Klasse ein Hinweis auf eine mögliche Zyklusstörung bei der Frau oder auf Potenzprobleme beim Mann. Wenn dieses Hormon in der Auswertung eines Kindes erscheint, ist dies ein Hinweis darauf, dass das Kind eventuell zum falschen Zeitpunkt auf die Welt gekommen ist oder nicht das gewünschte Geschlecht hat. Es bedeutet indes nicht, dass das Kind gar nicht gewünscht war, sondern dass es nicht um seiner selbst willen gewünscht wurde, sondern unterbewusst aus irgendeinem anderen Grund (z. B. weil die Mutter einen Mann an sich binden oder nicht mehr arbeiten wollte).
Mineralokortikoide	Sie werden wie die Glukokortikoide in der Nebennierenrinde gebildet und stabilisieren vorwiegend den Natrium/Kalium-Haushalt und damit den Blutdruck. Sie erhöhen durch Rückresorption von Natrium den Wassergehalt des Körpers. Überproduktion führt zu Kaliummangel. Diese Klassifizierung zeigt eine Störung des Mineralstoffwechsels, was sich an Ödemen oder auch an Herzrhythmusstörungen zeigen könnte.
Östrogen	Ein ausreichender Östrogenspiegel sorgt bei der Frau für einen regelmäßigen Zyklus und Knochenaufbau. Weiterhin schützt er Herz und Gefäße und das Gehirn. Er sorgt für Wohlgefühl, Geborgenheit und Geduld. Diese Klassifizierung kann bei Frauen ein Hinweis auf Zyklusstörungen, Hitzewallungen oder gestörten Knochen- ▶

Östrogen	stoffwechsel sein, bei Männern deutet sie auf Konzentrationsstörungen oder eine Gefäßbelastung hin.
Oxytocin	Wenn viel Oxytocin vorhanden ist, kann ein Mensch leichter soziale Kontakte knüpfen. Zudem läuft der Stoffwechsel besser, wenn wir genügend Oxytocin haben. Häufig ist die Klassifizierung beim Erwachsenen ein Hinweis darauf, dass es sich um einen Einzelgänger handelt. Es kann aber auch bedeuten, dass dieser Patient sich nun in einer Transformationsphase seines Lebens befindet. Ein Mangel führt zu Ablehnung, bei Kindern häufig zu Mobbing in der Schule. Im Laufe der Therapie berichten die Patienten häufig davon, dass ihr Umfeld bereits besser mit ihnen umgeht.
Parathyrin	Dieses Hormon als ältere Bezeichnung für Parathormon wird in der Nebenschilddrüse gebildet und regelt den Kalziumhaushalt. Man trifft es selten über der AWG an. Wenn es aber doch hoch angezeigt wird, ist dies ein Hinweis auf eine Funktionsstörung im Gehirn, das viel Kalzium braucht.
Progesteron	Progesteron schützt die Frucht im Mutterleib während der Schwangerschaft. Wenn es in der Klassifizierung erscheint, braucht der Patient analog Schutz oder es kann eine depressive Verstimmung vorliegen.
Serotonin	Diese Klasse weist entweder auf Schlafstörungen hin oder aber auf depressive Verstimmungen, die während der Clustertherapie wahrscheinlich reduziert werden. Patienten werden locker und fröhlich, das Große und Mächtige wird kleiner und machbarer. Die Depression, die durch Serotoninmangel entsteht, wird allmählich weniger und durch häufigere Glücksmomente ersetzt, da die Clustertherapie auf einen Anstieg von Serotonin abzielt.
Somatostatin	Wird dieses Wachstumshormon bei einem Kind klassifiziert, wächst dieses eventuell nicht angemessen und ist zu klein. Psychisch bedeutet die Klassifizierung bei Erwachsenen, dass der Patient lustlos ist, am liebsten weglaufen und aus seiner Situation verschwinden möchte, wenn er auch nicht weiß, wohin.

▶

Somatostatin	Analog kann die Klassifizierung auch bedeuten, dass der Patient wünscht, ein Anteil von ihm möge nicht mehr existieren. Dies kann auch auf einen devitalen Zahn hinweisen. **Praxistipp:** Wenn sich ein realer devitaler Zahn im Oberkiefer befindet, sollte man ihn auf jeden Fall extrahieren lassen. Wird Somatostatin bei Patienten in der Pubertät zwischen 13 und 18 Jahren deutlich über der AWG klassifiziert, sollte man als Therapeut sehr achtsam sein, weil dies auch Selbstmordgefahr bedeuten könnte.
Testosteron	Tritt diese Klassifizierung bei einer Frau auf, kann sie sich psychisch gegen etwas nicht wehren. Durch die Stärkung ihres Willens im Laufe der Therapie soll sie lernen, sich besser zu wehren. Tritt die Klassifizierung bei einem Mann auf, braucht er mehr Sport und hat wahrscheinlich zu wenig Testosteron.
Vasotocin	Es gilt als ursprünglichstes Hormon der Neurohypophyse. Wie Vasopressin senkt es den Blutdruck und verringert den Harnfluss.[54] Nach neuerer Forschung wirkt es als Signalmolekül im Gehirn auf Körpertemperatur und Emotionen. Es ist an der Entwicklung von Depressionen und Autismus beteiligt.[55] Diese Klassifizierung kann ein Hinweis auf einen erhöhten Blutdruck oder depressive Verstimmungen sein.

Tab. 14: Klassen im Feld „Hormone Analogie“

6.2.6 Genfunktionen Profil

Das Feld „Genfunktionen Profil“ zeigt uns die körperlichen und psychischen Ereignisse, die zum Zeitpunkt der Zeugung im Patienten durch die Erlebnisse der Vorfahren abgespeichert sind. Sie werden im Planfeld, also in der direkt nach der Zeugung entstehenden unzerstörbaren geistigen Ebene des Patienten, weitergegeben.

Das Genfunktionsprofil spiegelt somit das Leben der Vorfahren und die daraus resultierenden ererbten Funktionsschwächen im Körper. Diese ererbten Strukturen können die

54 Spektrum.de (2000).
55 Pharmazeutische Zeitung (2011).

Gesamtregulation des Organismus schwächen und die stabile Funktion einzelner Organ- und Stoffwechselbereiche blockieren. Sie werden entweder durch Sport kompensiert oder aber man behandelt sie mit der Clustertherapie, die die Planfelder nicht nur abbilden, sondern auch korrigieren kann.

Liegen die Ausschläge in diesem Feld über der AWG, muss der Patient viel Geduld aufbringen. Nur durch eine konsequente und lege artis durchgeführte Clustertherapie mit Aspekt-Untersuchung erzielt er einen dauerhaften Erfolg. Auch wenn das Feld „Genfunktionen Profil" höhere Werte als die Felder „Organe pathoaktiv" und „Profil: Prägungen" aufweist, ist eine längere Therapie zu erwarten. Wenn viele Klassen erscheinen, hat der Patient große Belastungen von seinen Vorfahren zu tragen, die es zu kompensieren gilt.

In der nachstehenden Tabelle werden die Funktionen, die im Genfunktionsprofil klassifiziert werden, für den besseren Überblick in alphabetischer Reihenfolge den entsprechenden Organen zugeordnet. Diese Organanalogien wurden von Ulrich Jürgen Heinz, wie alle anderen Synopsen, über die philosophische Methode der eidetischen Reduktion entwickelt und sind in den Kapiteln 6.2.3 und 6.2.4 aufgeführt.

Analytisches Ablagern	Magen
Anpassende Mobilität	Gelenke
Aufschließendes Verdauen	Zwölffingerdarm
Ausbreitendes Kommunizieren	PNS
Ausscheidendes Trennen	Nieren
Basaler Lebenswille	Hypophyse
Beschütztes Gestalten	Uterus
Bevorratendes Speichern	Milz
Bewegliches Aufrichten	WS
Bewegliches Tragen	LWS
Bildverarbeitung	Augen
Emulgieren	Galle
Erhaltendes Wandeln	BWS
Gase tauschen	Lunge
Gebündeltes Übertragen	Rückenmark
Geregelte Zwischenspeicherung	Dickdarm
Geregeltes Ausscheiden	Harnleiter
Geschützter Transport	Eileiter
Gesteuerte Hydrolyse	Darmsystem
Gezieltes Verteidigen	Nebennieren
Gezieltes Zerkleinern	Zähne
Grundsätzliches Lernen	Stammhirn

▶

Hydraulischer Infotransport	Blut
Hydraulisches Kommunizieren	Gefäße
Hydraulisches Saugen	Venen
Hydraulisches Schieben	Arterien
Hydrolytische Resorption	Dünndarm
Interaktive Lipidsynthese	Fettgewebe
Kontrollierte Ausscheidung	After
Koordinierendes Steuern	ZNS
Kurzfristiges Lernen	Großhirn
Lokal wirksames Schützen	Blinddarm
Motivierendes Begeistern	Thalamus
Musterbezogenes Lernen	Kleinhirn
Netzartiges Verteidigen	Lymphe
Orientierendes Wenden	HWS
Persönliches Ausdrücken	Stimme
Photorhythmische Steuerung	Epiphyse
Pneumatischer Austausch	Bronchien
Pulsierendes Versorgen	Herz
Rasches Verändern	Leber
Regelmäßiges Bereithalten	Ovarien
Regelndes Überwachen	Hormonsystem
Steuerndes Koordinieren	Hypothalamus
Strukturelles Festigen	Knochen
Tektonische Strukturierung	Bindegewebe
Temporäres Zwischenlagern	Blase
Thermisches Grenzregulieren	Haut
Unterscheidendes Prüfen	Nasenmukosa
Unwillkürliches Wahrnehmen	Ohren
Urteilendes Empfinden	Schilddrüse
Verbergendes Ansammeln	Mastdarm
Verfügbares Fortpflanzen	Gonaden
Vermittelndes Fortbewegen	Speiseröhre
Versetztes Anpassen	Kopfhöhlen
Vorsorgliches Filtern	Mandeln
Zubereitendes Mischen	Speicheldrüse
Zweckmäßiges Bewegen	Muskeln
Zweckmaximierte Synthese	Brüste

Tab. 15: Klassen im Feld „Genfunktionen Profil"

Aufschließendes Verdauen beispielsweise zeigt eine angelegte Aufnahmeschwäche von Nährstoffen.

Musterbezogenes Lernen im Genfunktionsprofil weist auf eine Schwächung des Kleinhirns hin, die oft aufgrund von Gehirnerschütterungen auftritt.

Ein pneumatischer Austausch ist ein Hinweis auf die Lunge, über die wir uns mit der Welt verbinden. Die Lunge gilt in der Clustermedizin als geistige Verbindung zwischen dem Individuum und der Welt.

Eine ermittelte photorhythmische Steuerung ist ein Hinweis auf die Epiphyse. Der Patient weiß teilweise nicht wirklich, was er möchte.

Unwillkürliches Wahrnehmen im Genfunktionsprofil bedeutet, dass die Sinne des Patienten mehr Informationen aufnehmen, als sein Gehirn bewusst verarbeiten kann. Das passiert häufig, wenn Patienten als junge Menschen oft in Gefahr waren. Sie können auch im Mutterleib gefährlichen Situationen ausgesetzt gewesen sein, sodass das Gehirn die Sinne stärker öffnet, dadurch aber überlastet ist.

6.2.7 Keime: Übersicht

Das Feld „Keime: Übersicht" ist sehr wichtig. Es zeigt, ob der Körper im Gleichgewicht mit den Keimen lebt oder ob eine der Keimgruppen chronisch bzw. akut überrepräsentiert ist und den Körper somit gefährdet. Wenn eine Sorte der Mikroorganismen weit über der AWG liegt, ist dies eine der wichtigsten Aussagen überhaupt. Dann ist die oberste Priorität, das Immunsystem zu stärken und herauszufinden, was den Patienten körperlich und/oder psychisch schwächt und das Immunsystem chronisch belastet.

Hier kann man gut erkennen, ob der Organismus in der Lage ist, selbstständig seine Krankheit zu überwinden, oder ob er einen deutlichen Heilimpuls braucht. Liegen alle Klassen im Feld „Keime: Übersicht" unter der AWG, kann eine gute genetische Disposition vorausgesetzt werden: Das Immunsystem des Patienten ist schlagkräftig und braucht keinen zusätzlichen Impuls. Liegen die Klassen der einzelnen Mikroorganismen über der AWG, schafft das Immunsystem es nicht ohne therapeutische Hilfe.

Da chronische Infekte aus naturheilärztlicher Sicht zur Ausheilung erst in ein akutes Stadium überführt werden, bevor sie gänzlich ausheilen, reagiert der Patient unter der Clustertherapie häufig mit Erkältungssymptomen.

Das Feld zeigt mit einem Blick, welche Gruppe von Krankheitserregern (fett gedruckt) momentan die dominanteste ist. In der Basis-2-Auswertung werden die einzelnen Keimarten nicht weiter spezifiziert. Bei Interesse kann die Klassifikation der gewünschten

Keimarten durch eine Nachforderung von Einzelfeldern erfolgen. Daher habe ich in der folgenden Tabelle nur die häufig klassifizierten Bakterien und Viren aufgeführt.

Bakterien	Sie stehen analog für die körperliche Vitalität. Wenn Bakterien und Viren hoch ausgewiesen sind, besonders wenn die Auswertung mittels einer Blutprobe vorgenommen wurde, kann auch ein Zahnherd die Ursache sein. Zusätzliche Hinweise auf Zahnherde: • Wenn im Feld „Residualkörper" auch Bakterien auftauchen • Wenn im Feld „Depottoxine/NNH" devitale Zähne erscheinen • Tote Zähne im Feld „Herde" gilt als deutlicher Hinweis • Staphylokokken liegen weit über der AWG In diesem Fall muss der Zahnherd operativ saniert werden. Bei leichten bakteriellen Infekten können antibakteriell wirksame Phytotherapeutika aus Knoblauch oder aus polyphenolhaltigen Zubereitungen von Curcuma oder Propolis hilfreich sein. Wurde Ohrenschmalz als Probe für die Analyse eingeschickt, bedeutet die Klasse, dass zu viele Bakterientoxine das Gehirn belasten und damit auch ganz besonders die Augen. Wenn Bakterien im Feld „Keime" unter der AWG liegen, aber unspezifische Keime im Feld „Synergien pathogen" auftreten, ist die Klassifizierung eher psychisch zu verstehen. Dann kann der Patient nicht unterscheiden, ob andere Lebewesen ihm nutzen oder schaden.
Borrelien	Diese intrazellulären Bakterien, die eine morphologische Ähnlichkeit mit Viren aufweisen, haben eine Analogie zum Thema Frauen: Es besteht ein Konflikt mit einer weiblichen Person (Freundin, Kollegin, Mutter, ...). Die Patienten können auch schneller eine Borreliose entwickeln.
Staphylokokken	Sie belasten vornehmlich Niere, Blase oder Unterleib.
Streptokokken	Sie belasten vornehmlich den gesamten lymphatischen Rachenring.
Myceten (Pilze)	Werden diese klassifiziert, isst der Patient entweder zu viel Süßes oder es kann eine reale Pilzbelastung vorliegen. Diese tritt eventuell als Kompensation einer Metallbelastung auf, weil Pilze in der Lage sind, Schwermetalltoxine zu binden.

▶

Myceten (Pilze)	Die psychische Analogie bedeutet, dass der Patient leicht beeinflussbar und gutgläubig ist. Er soll durch die Therapie lernen, seine eigenen tragfähigen Werte zu bilden. Liegt dieses Feld über der AWG, was selten ist, ist dies ein Hinweis, dass der Patient manipuliert wird oder andere manipuliert. Myceten gelten als wesentlicher Indikator für zerebrale Prozesse, können aber auch als Kompensation für einen psychischen Wandlungsprozess auftreten.
Prionen	Prionen sind Eiweißbruchstücke, die Keimcharakter haben und eine Affinität zu Nervenzellen besitzen. Schulmedizinisch ist eine seltene Prionen bedingte Krankheit als Creutzfeldt-Jakob-Krankheit bekannt, die auch durch BSE-befallene Kühe übertragen werden kann und als Rinderwahn bekannt ist. Weist diese Klasse im Feld „Keime Übersicht" einen hohen Wert auf, ist dies aber in der Regel kein Hinweis auf eine schwerwiegende Erkrankung, sondern auf eine deutliche generalisierte Fremdeiweißunverträglichkeit, welche vermehrt Neurotoxine entstehen lässt und somit das Nervengewebe belastet. Psychisch handelt es sich häufig um sensible Patienten, die auch nur langsam auf die Therapie reagieren. Sie können Nahrung schwer verstoffwechseln, da sie enzymatisch nicht komplett aufgespalten werden kann, was zu Ablagerungen von Eiweißbruchstücken besonders im Nervengewebe führt. Prionen „ersticken" Nervenzellen oder Herzzellen. Prionen liegen selten über der AWG. Wenn dies doch der Fall ist oder sogar eine 0 als Hinweis auf eine Blockade erscheint, deutet dies auf massiven psychischen Stress. **Praxistipp:** Essenzcluster sind zwar hervorragende Blockadeöffner, sollten aber bei einer so starken Belastung durch individuelle Klangcluster ergänzt werden, da sie eine schnellere Wirkung auf das Nervensystem ausüben.
Viren	Viren steuern unsere DNA. Sie kompensieren Stoffwechselschwächen auf der körperlichen Ebene und codieren Denkmuster ▸

Viren	und Glaubenssätze auf der mentalen Ebene. Aus Sicht der Clustermedizin speichern die Viren codierte Informationsanweisungen. Wenn sie hoch klassifiziert werden, ist dies ein Hinweis darauf, dass sich der Patient im Laufe seines Lebens keine neuen Denkmuster erarbeitet hat. So entstehen auf körperlicher Ebene Stoffwechselschwächen, die durch Viren korrigiert und kompensiert werden. Daher ist die Therapie von Viren auch keine schnelle Therapie, weil es mit Blick auf die Ursachen der Störungen die einzelnen Lebensphasen des Patienten abzuarbeiten gilt. Viren belasten insgesamt das Nervensystem und können durch Stresssituationen auch ohne externe Infektion aktiviert werden. Wenn die Klasse „Viren" über der AWG liegt, ist das Wertesystem des Patienten, das im Regelfall vom Vater aufgebaut wird, momentan nicht sehr förderlich für ihn. Dieser Hinweis wird noch verstärkt, wenn der Analyse eine Zeichnung als Quelle zugrunde liegt. Dann können diese gestörten Denkmuster zu massivem Fehlverhalten führen. Der Patient sollte sein Wertesystem so verändern, dass es ihm nützt, nicht schadet. **Praxistipp:** Bei Viren bevorzugt Schallcluster und Bildcluster einsetzen. Meine Erfahrung zeigt, dass viral bedingte Warzen folgenlos abheilen, wenn die psychische Entwicklung abgeschlossen ist. Wird die psychische Entwicklung durch eine erhöhte Toxinbelastung blockiert, persistieren Viren oft jahrelang.
Alphaviren (Togaviren)	Diese Viren befallen vornehmlich das zentrale Nervensystem und Gelenke. Da reale Infektionen überwiegend in tropischen Ländern vorkommen, deutet diese Klassifizierung eher auf bestehende Ängste hin.
Arterivirus	Diese Klasse weist auf fortschreitende Alterungsprozesse, eine Durchblutungsschwäche des Gehirns, Herzschwäche und Allergien hin. **Praxistipp:** Das Schallcluster „Arterivirus" kann sich regenerierend auf diese Prozesse auswirken.

EBV (Epstein-Barr-Virus)	Als Erreger des Pfeifferschen Drüsenfiebers im Kindesalter persistieren diese Viren oft lebenslang unbemerkt, können im Laufe des Lebens aber immer wieder in unterschiedlicher Ausprägung reaktiviert werden. Diese Klassifizierung weist auf eine sehr starke Belastung des Atem- und Sexualsystems hin. Zudem ist von einer starken Belastung des Knochensystems, der Gehirnteile, des Darmsystems, der endokrinen Drüsen und des Bindegewebes auszugehen. Die Allergiebereitschaft steigt. Analog codiert dieses Virus Beziehungsthemen und steht für Unfreiheit und ein **eingeschränktes Lebensgefühl.**
HPV (Humane Papillomaviren)	Humane Papillomaviren sind sehr verbreitet; manche verursachen Warzen. Bestimmte Subtypen gelten als Risiko für Gebärmutterhalskrebs. Ein hoher Wert bei dieser Klasse weist auf eine sehr starke Belastung des Abwehrsystems und der Lymphe, des Herzsystems, des Leber-Blut-Systems und der Wirbelsäule hin. Zudem ist von einer starken Belastung des Darmsystems, der Gehirnteile, Gefäße, des Gelenk- und Muskelsystems, des Magens, der Niere und des Zahnsystems auszugehen. Die Patienten leiden oft unter unerträglichen Schmerzen, die schulmedizinisch schwer in den Griff zu bekommen sind. Das Virus gilt in der Clustermedizin generell als Vorbote von Krebsgeschehen. Es verursacht daneben auch psychische Schmerzen (Leid), zudem empfinden betroffene Patienten häufig starke äußere Zwänge, **Unausgeglichenheit**, geringe innere Freiheit und haben ein instabiles Urteilsvermögen.
Puumalavirus	Diese Viren werden auch als Hantaviren bezeichnet. Eine reale Infektion beginnt oft mit Augensymptomen, wie verschwommenem Sehen, und eskaliert häufig in einem Lungen- oder Nierenversagen. Zudem beeinflussen sie den Gehirnstoffwechsel negativ. Patienten, bei denen diese Klasse angezeigt wird, zeigen oft Lidrandentzündungen, Ringe an den Augen oder klagen über ein verschleiertes Sehen. **Praxistipp:** Es empfiehlt sich die Anwendung des sequentiellen Schallclusters „Puumalavirus".

Varizella Zoster Virus	Dieses Virus als Untergruppe der Alphaviren verursacht Gürtelrose und Windpocken. Dieses Virus bedeutet eine sehr starke Belastung der Gehirnteile, des Herz- und Atemsystems, endokriner Drüsen und des PNS. Zudem sind ZNS, Sexualsystem, Nasennebenhöhlen, Magen und Bindegewebe stark kompromittiert. Die Allergiebereitschaft steigt. Auf der psychischen Ebene gehen ein behindertes Verstehen, geringe innere Freiheit, **Unfreiheit** und **Uferlosigkeit** mit diesem Virus einher.
Herpetoviren	Wird diese Klasse angezeigt, weist dies auf eine sehr starke Belastung des Zahnsystems hin. Zudem ist von einer starken Belastung des Darm-, Leber-Blut-Systems, der Gefäße und des PNS auszugehen. Auf der psychischen Ebene neigt der Patient zur **Verhärtung**.
Herpes Virus	Dieses Virus verantwortet eine sehr starke Belastung des Herz- und des Sexualsystems; zudem sind die endokrinen Drüsen stark belastet. Psychisch empfinden Patienten, bei denen diese Klasse genannt wird, geringe innere Freiheit und ängstliche **Ungeborgenheit**.
Helminthen, Parasiten	Bei dieser Klasse können entweder real Parasiten vorhanden sein, die vorwiegend die neuronale Steuerung beeinflussen, oder es trifft die psychische Analogie zu. Diese codiert selbstschädigendes Verhalten. Eventuell gehen auch andere Menschen nicht gut mit dem Patienten um: Von einer Reihe von Parasiten ist inzwischen nachgewiesen, dass sie über das Nervensystem ihres Wirtes dessen Verhalten manipulieren.[56] Sie verändern das Verhalten eines Menschen schleichend, sodass er sich selbst schädigt, ohne dass es ihm bewusst ist. *Dazu ein prominentes Beispiel aus der Tierwelt: Parasiten haben die Möglichkeit, das Gehirn des Zwischenwirts derart zu manipulieren, dass das Lebewesen sich selbstschädigend verhält. Der Parasit Toxoplasma gondii, der als Zwischenwirt* ▶

56 von Hopffgarten (2019).

Helminthen, Parasiten	*die Maus und als Endwirt die Katze befällt, kann beispielsweise das Gehirn einer Maus so umprogrammieren, dass die Maus ihre Angst vor der Katze verliert – und noch viel mehr: Die infizierte Maus wird gar vom Urinduft der Katze angezogen und folgt ihr.*[57] *Wird sie dann von der Katze gefressen, befällt Toxoplasma gondii den Endwirt, die Katze selbst. Wie Wissenschaftler herausfanden, ist der Parasit in der Lage, zu diesem Zweck die Astrozyten im Gehirn zu modifizieren.*[58] Liegt diese Klasse über der AWG und erscheint im Feld „Darm: Übersicht" auch „Wurmbefall / analog", können ebenso real Würmer vorhanden sein.
Protozoen	Protozoen sind kernhaltige einzellige Organismen, die dem Tierreich zugeordnet werden. Sie codieren analog das soziale Umfeld des Patienten. Werden Protozoen klassifiziert, gibt es im Umfeld des Patienten Faktoren, die ihn schwächen. Liegt diese Klasse unter der AWG, ändert sich im Zuge der Clustertherapie allmählich das soziale Umfeld, da der Patient neue Kontakte knüpft und dafür andere aufgibt. Liegt sie jedoch über der AWG oder ist die Kritizität –5 / +5, kann die Änderung radikaler sein.

Tab. 16: Klassen im Feld „Keime: Übersicht"

Praxistipp
Wenn insgesamt viele Keime hoch ausgewiesen werden, erreicht man sie gut über ein Bildcluster, da es besonders auf das Ektoderm und damit auf das Steuerungszentrum, das zentrale Nervensystem, wirkt.

6.2.8 Zelle

Das Feld „Zelle" in der Auswertung der Körperprozesse zeigt, welche Zellorganellen oder welche Stoffwechselfunktionen in der Zelle gestört sind, welche Toxine eingelagert sind und welcher Zellanteil seine spezifische Aufgabe am schlechtesten ausüben kann.

57 Heinemann (2015).
58 Behnk (o.J.).

Werden mehrere Klassen aufgeführt, ist der Zellstoffwechsel durch verschiedene Faktoren stark belastet. Dabei stellt die Ernährung die Hauptursache dar. Insgesamt ist im Zuge eines belasteten Zellstoffwechsels die Erholungsfähigkeit des Patienten stark eingeschränkt.

Die gestörten Zellfunktionen verursachen keine spezifischen klinischen Symptome, da sie unsere gesamten Zellen (ca. 50 Billionen) betreffen. Dennoch sind sie ein wichtiger therapeutischer Hinweis, der zeigt, dass Heilungsprozesse möglicherweise einen längeren Zeitraum beanspruchen.

Chondrozyten	Diese Klasse ist ein Hinweis darauf, dass Knorpel- und Bindegewebe nicht optimal aufgebaut werden und eine Neigung zur Arthrose besteht.
Ergastoplasma (rauh)	Ergastoplasma ist die frühere Bezeichnung für das rauhe oder granuläre endoplasmatische Reticulum, das aus abgeflachten Hohlräumen besteht. An seinen Membranen, die zum Zellplasma zeigen, werden hauptsächlich Membran- und Transportproteine gebildet, die nach außen abgegeben werden, während im Zellplasma vorwiegend die Proteine gebildet werden, die im Plasma bleiben oder in die Mitochondrien transportiert werden. Die Hauptfunktion des glatten endoplasmatischen Reticulums besteht in Entgiftungsfunktionen und in der Lipidsynthese, bei der das Phosphatidylcholin (Lecithin) die Hauptrolle spielt. Beide Formen können ineinander übergehen.[59] Die Membranbildung und auch die Entstehung des Zellkernes bei Eukaryoten konnte nach der Endosymbiontentheorie erst durch die Fusion zweier Bakterienarten entstehen. Analog zeigt diese Klasse das Thema Regelung der Abgrenzung oder des Kontaktes zur Umwelt.

▶

59 Arnheim/Klonk (1999).

Lysosomen	Sie haben als membranumschlossene Zellorganellen die Funktion des Darmes in der Zelle, da sie durch ihre Enzyme körpereigene und fremde Substanzen abbauen können. Wenn sie klassifiziert werden, ist dies ein Zeichen dafür, dass insgesamt zu viele Toxine in der Zelle abgelagert sind. Die Patienten neigen zu Ablagerungskrankheiten. **Praxistipp:** Das sequentielle Schallcluster „Lysosomen" ist hervorragend zur Zellentgiftung, besonders der Nervenzellen, geeignet.
Mitochondrien	Die Mitochondrien, von denen wir durchschnittlich in jeder Zelle 1.500, in den Nervenzellen sogar mehr als 4.000, besitzen, werden ausschließlich durch die Mutter (maternal) vererbt. Bei einem gesunden Stoffwechsel müsste die Mitochondrien-Neubildung (Mitobiogenesis) einwandfrei funktionieren und die ATP-Bildung in den Mitochondrien dauerhaft gesichert sein. Die Klassifizierung von Mitochondrien ist ein Hinweis auf einen ausgeprägten Sauerstoffmangel in der Zelle und eine eingeschränkte ATP-Bildung. Damit einher gehen ein deutlicher Energiemangel bis zum Bild der chronischen Erschöpfung. Der Patient hat nicht genug Kraft, sein Leben zu leben. Treten Mitochondrien in der Analyse eines Kindes auf, was sehr ungewöhnlich ist, ist dies ein Hinweis auf eine schwerwiegendere Störung. Meiner Erfahrung nach hat diese Belastung der mitochondrialen Dysfunktion in den letzten Jahren deutlich zugenommen: Da die Mitochondrien evolutionsbiologisch von Bakterien abstammen, können sie durch eine große Anzahl von konventionellen Medikamenten oder elektromagnetische Belastungen in ihrer Funktion beeinträchtigt werden.
Mitose	Kernteilung und Zellteilung sind aneinandergekoppelt. Liegt eine so wichtige Klasse über der AWG, zeigt sie eine suboptimale Zellerneuerung. Schon bei der Zeugung kann etwas passiert sein, das den Körper belastet. Die Clustermedizin ist nicht in der Lage, diese Belastung aufzuheben, sondern zielt darauf ab, die daraus resultierenden Funktionsstörungen zu korrigieren.

Nervenzellen multipolar	Diese sind vor allem im Gehirn vorhanden. Wenn sie musteranalog bestimmt werden, ist die Vernetzungsfähigkeit des Gehirns durch beginnende Umbauprozesse eingeschränkt, was sich in Konzentrationsstörungen oder Vergesslichkeit äußern kann. Patienten, bei denen diese Klasse ermittelt wird, befinden sich zumeist in einer Wandlungs- und Transformationsphase, wie beispielsweise Geburt eines Kindes, Auszug des letzten Kindes oder Ende der Berufsphase. In solchen Phasen sind unsere Gehirnteile im Regelfall besonders plastisch, was bedeutet, dass sie sich entsprechend dem Nutzungsgrad verändern und adaptieren können. Werden in der Auswertung aber die multipolaren Nervenzellen klassifiziert, ist diese Fähigkeit möglicherweise eingeschränkt. **Praxistipp:** Das sequentielle Schallcluster „Nervenzellen multipolar" ist hervorragend geeignet, um diese Umbruchphasen zu meistern, damit neue Horizonte eröffnet werden.
Nukleus (Zellkern)	Im Zellkern, der unser Erbgut enthält, finden neben DNA-Replikation und -Transkription viele Transportprozesse von Proteinen aus und in den Kern statt. Wird er klassifiziert, laufen basale Steuerungsmechanismen nicht ordnungsgemäß ab, was sich nicht sofort in klinischen Symptomen äußert. Bis vor einigen Jahren wurde dem Zellkern (Nukleus) die Aufgabe der Steuerung der Stoffwechselvorgänge in der Zelle zugeordnet. Neueste Forschungen ergaben, dass enukleierte Zellen, also Zellen, deren Zellkern entfernt wurde, noch eine Zeit lang weiterleben, wobei hauptsächlich die Membran die Steuerung übernimmt. Daher wird die Membran gerne als „Membrain" bezeichnet, um zu zeigen, dass sie die Gehirnfunktion im Zellstoffwechsel übernehmen kann.[60]  **Praxistipp:** Da der Nukleus auch stark durch Photonen (Licht) gesteuert wird, sollte der Therapeut bei dieser Klasse auch eine Licht-Smog-Belastung in Betracht ziehen.

60 Lipton (2014).

Zellmembran	Wird diese Klasse ausgewiesen, sollte das Zellmembranpotenzial, das auch durch Elektrosmog beeinträchtigt werden kann, wieder auf den Normalwert (–90 mV) reguliert werden. Bei Entzündungen und rheumatischen Erkrankungen liegt es häufig nur bei –60 mV, bei Krebskranken sogar nur bei –40 mV.
Zytoplasma	Bei dieser Klasse ist die Funktion des Zellplasmas beeinträchtigt. Körperlich bedeutet die Klassifizierung, dass die biochemischen Prozesse in der Zelle nur eingeschränkt funktionieren, weil möglicherweise der Anteil des strukturierten Wassers zu niedrig und damit das Zellpotenzial vermindert ist. Nach Prof. Pollack[61] besteht unser Zellwasser aus strukturiertem Wasser, was erst die vielfältigen Zellfunktionen ermöglicht. Da die Zelle ein abgeschlossener Raum ist, zeigt diese Klasse analog eine Belastung der Familienverhältnisse an. In welchem familiären Umfeld ist dieser Patient aufgewachsen, wie war seine Kindheit? Gab es Trennungen oder Streitigkeiten, die eine emotionale Belastung des Patienten zur Folge haben und sich störend auf die Funktion des Zellplasmas auswirken? Die Art der Belastung lässt sich hier nicht erkennen. Bei älteren Patienten liegt diese Klasse häufig über der AWG.

Tab. 17: Klassen im Feld „ Zelle"

6.2.9 Residualkörper Zelle

Dieses Feld zeigt die Toxine, die momentan in den Zellen eingelagert sind. Damit beeinflussen sie negativ deren Stoffwechsel und fördern so die Alterungsprozesse. Die Belastungen können epigenetisch von den Vorfahren stammen.

Bakterientoxine	Die Toxine der Bakterien sind oft gefährlicher als die Bakterien selbst. Je nach Luftdruck können sie ins Gehirn penetrieren, da die Siebbeinhöhlen nur durch einen hauchdünnen Knochen (Lamina cribrosa) vom Gehirn getrennt sind. **Praxistipp:** Wenn Bakterientoxine weit über der AWG liegen, besteht die erste therapeutische Aufgabe darin, den Darm zu regulieren, da die Toxine der Darmbakterien massiv den Stoffwechsel des Patienten stören können.

▶

61 Pollack (2015).

Mycobacter bovi	Dieses Bakterium ist Erreger der Rindertuberkulose, die auch auf Menschen, meistens durch nicht pasteurisierte Rohmilch, übertragen werden kann. Diese Erkrankung hat heute eine
Mycobacter bovi	untergeordnete Bedeutung. Als Klasse weist sie auf häufig auftretende Halsschmerzen hin.
Mycobacter leprae	Wird diese Klasse ermittelt, ist die Information von den Vorfahren ererbt. Analog zu den Leprakranken, die isoliert wurden, fühlt sich der Patient von anderen Menschen verstoßen oder zumindest oft ausgegrenzt. Er bekommt nicht die Anerkennung, die er sich wünscht. Dieses Gefühl kann der Patient im Laufe der Therapie in sich selbst lösen.
Herpes Simplex	Das Herpesvirus codiert eine belastende Zeit im Mutterleib. Die Mutter hat während der Schwangerschaft vermutlich viele belastende Stresssituationen erlebt, die auch auf das Kind übertragen wurden.
Metalle	Manche Metalle wie Molybdän, Kobalt oder Chrom gehören zu den notwendigen Spurenelementen. Bei dieser Klasse ist davon auszugehen, dass der Körper mit Metallen überlastet ist, was sich vorwiegend an Einschränkungen der Nierenfunktion oder Störungen bei der Blutbildung äußern kann. **Praxistipp:** Nicht mit einer Ausleitungstherapie beginnen, wenn die Niere belastet ist.
Strahlung	Diese Information weist auf Strahlenbelastungen hin, die, z. B. durch eine langfristige Strahlentherapie, durch Belastung von Atomreaktoren oder bei Vielfliegern, in der Zelle abgespeichert werden und den Stoffwechsel behindern. **Praxistipp:** Meine Beobachtung in der Praxis ist, dass diese Klasse häufig bei den Patienten ermittelt wird, die 1986 kurz nach der Nuklearkatastrophe in Tschernobyl geboren wurden.

Tab. 18: Klassen im Feld „Residualkörper Zelle"

6.2.10 Toxine

Werden insgesamt viele Toxine klassifiziert, ist dies ein Hinweis darauf, dass entweder ausscheidungspflichtige Substanzen ungenügend ausgeschieden und daher angelagert werden oder insgesamt zu viele Toxine den Körper belasten. Im Volksmund werden diese Toxine auch „Schlackenstoffe" genannt.

Toxine können analog auch auf negative Erlebnisse hinweisen, die als psychische Toxine fungieren und unsere Gefühlswelt vergiften. Toxine von Bakterien und Viren sind oft gravierender als die Keime selbst.

Abbautoxine Lymphe	Die Lymphe gilt in der Naturheilkunde als Puffer der Psyche. Da die Lymphe aber in ihrer Zusammensetzung dem Liquor ähnelt, verbessert sich durch eine Lymphentlastung und den damit verbundenen Toxinabbau auch die Leistungsfähigkeit des Gehirns. Das „glymphatische System" im Gehirn, das toxische Stoffwechselprodukte aus dem ZNS entfernt, wurde schulmedizinisch erst 2013 entdeckt.[62] Diese Klassifizierung zeigt einen ungenügenden Toxinabbau über den Lymphweg. Sie kann auch ein Hinweis auf ererbte Strukturen sein, die im Patienten wirken und im Hintergrund die Lymphe belasten.
Bakterientoxine	Sie tauchen nur in den Fällen über der AWG auf, wenn der Patient lange mit bakteriellen Infekten belastet war oder ist.
Borrelien	Hier ist eine Toxinbelastung durch Borrelien anzunehmen. Analog zu Borrelien-Toxinen kann diese Klasse auch ein Hinweis auf starke psychische Spannungen einer weiblichen Person gegenüber sein. Diese sind für den Patienten kaum lösbar und erzeugen ein chronisches Leiden.
Darmtoxine	Bei Patienten, die noch keinen Kontakt zu Naturheilverfahren hatten, sind die Darmtoxine oft weit über der AWG, ansonsten sind sie niedriger.
EBV (Epstein-Barr-Virus)	Hier ist von einer Toxinbelastung durch EBV auszugehen. Analog codieren Epstein-Barr-Viren belastende oder unglückliche und leidvolle Beziehungen. Wenn eine Beziehung leidvoll beendet wird, entwickeln Patienten häufig Pfeiffersches Drüsenfieber oder es taucht EBV in der Auswertung auf. **Praxistipp:** Das Melodie-Rhythmus-Klangcluster „EBV" hilft besonders bei Beziehungsthemen.
Glyphosat	Dieses Toxin beeinträchtigt hauptsächlich die Durchblutung. Es reichert sich vornehmlich in Weizen an, da konventioneller ▶

62 Meyer (2013).

Glyphosat	Weizen bis zur Ernte zweimal damit behandelt wird, sowie in Kuhmilch, da die Kühe mit Soja gefüttert werden, in denen sich Glyphosat anreichern kann. Glyphosat aktiviert aus Sicht der Clustermedizin ererbte Schwachstellen. Die Anreicherung im Körper ist bei jedem Menschen unterschiedlich, weil die Entgiftungsfähigkeit variiert. Werte in Höhe der AWG deuten auf eine Nierenschwäche hin.
Metastasen	Diese Klasse bedeutet nicht zwingend Toxine von metastatischen Krebszellen, sondern muss analog verstanden werden als Informationseinheiten psychischer Herkunft, die eine Toxinwirkung haben und dem Patienten schaden. Die Toxine können aber, analog zu Metastasen, auch sehr bösartig sein.
aus NNH	Diese Klassifizierung deutet auf eine übermäßige bakterielle und virale Toxinbelastung der Nasennebenhöhlen hin, die zu Konzentrationsstörungen führen kann. Wenn diese Klasse bei einer Analyse mit der FG „Prägung" als Quelle ausgewiesen wird, ist die Belastung schon in der Zeit im Mutterleib angelegt. Die Nasennebenhöhlen waren zu dem Zeitpunkt bereits prädisponiert, Bakterien und Viren zu sammeln.
Neurotoxine	Diese Klasse zeigt abgelagerte Toxine, die eine Affinität zu Nervenzellen haben. Liegt sie bei einer Analyse mit einer Substanzprobe als Quelle mehrfach über der AWG, werden ausscheidungspflichtige Substanzen ungenügend ausgeschieden und belasten vornehmlich die Nervenzellen. Vorsicht: Es besteht beim Patienten Vergesslichkeit oder Demenzgefahr! **Praxistipp:** Es empfiehlt sich, den Darm zu sanieren, da Neurotoxine oft im Darm entstehen. Die Neurotoxine lassen sich gut durch Klangcluster mobilisieren, am besten durch das sequentielle Schallcluster „Lysosomen", das sogar besser hilft als das Klangcluster „Neurotoxine". Steigern lässt sich die Wirkung durch das indikative Clustermittel „Wohlfühl Haut".
Tumortoxine	Diese Klasse bedeutet nicht notwendigerweise Toxine aus einem realen Tumor. Bei einer Auswertung mit einer FG als ▶

Tumortoxine	Quelle können auch solche Toxine gemeint sein, die das Potenzial haben, einen Tumor zu bilden und / oder dem Patienten zu schaden (z. B. Aflatoxine, die leberkarzinogen sind).[63] Wurde die Auswertung z. B. aus einer Blutprobe erstellt, könnten auch Mercaptan und Thioäther aus devitalen Zähnen ein solches Potenzial entfalten.
Varizellen	Diese Klasse weist auf Toxine durch eine abgelaufene Varizellen-Infektion oder analog auf eine starke nervliche Belastung hin.

Tab. 19: Klassen im Feld „Toxine"

6.2.11 Toxine: Dynamik

Die Klassen dieses Feldes sind selbsterklärend und beschreiben die momentane Tendenz des Toxinverlaufs, die einen Hinweis gibt, ob eher der Ablagerungsprozess oder der Abbau überwiegt.

Klassen, die auf eine gesteigerte Ablagerung hinweisen, sind: „Plaques aufbauend", „Tendenz ablagernd", „Tendenz Plaques bildend", „Toxine ablagernd", „Toxine Plaques bildend", „Toxinpegel steigend".

Treten diese Klassen in einer Auswertung mit einer Fragegruppe als Quelle auf, bedeutet dies, dass psychische Erlebnisse, die nicht förderlich sind, abgelegt werden. Die Patienten neigen zum Verdrängen.

Klassen, die auf einen Toxinabbau hinweisen, sind: „Plaques abbauend", „Tendenz ausscheidend", „Toxine ausscheidend", „Toxinpegel fallend".

Wenn die Klassen „Toxinpegel fallend" und „Toxinpegel steigend" gleichzeitig auftreten, ist dies kein Widerspruch. Dies kann der Fall sein, da wir keinen homogenen Körper haben: In einem Organ können die Toxine abgebaut, während sie gleichzeitig in einem anderen angelagert werden.

6.2.12 Depot-Toxine: NNH und Zähne

In diesem Feld werden die Toxine aus den verschiedenen Nasennebenhöhlen und den Zähnen einschließlich des Zahnhalteapparates klassifiziert.

---

63 Magnussen/Parsi (2013).

Devitale Zähne suchen und abklären

Von einem realen devitalen Zahn kann man ausgehen, wenn diese Klasse mindestens 15 bis 20 Punkte über der AWG liegt. Werden zusätzlich im Feld „Keime: Übersicht" die Bakterien und Viren über der AWG ausgewiesen, vermehren sie sich also vermutlich real, kann man von einem wirklichen Zahnherd sprechen. Dieser ist dadurch definiert, dass er auf andere Organe eine Fernwirkung auslöst. Die Leichentoxine der aktiven Herde stressen das Herz und das Immunsystem. Oft spüren die Patienten unter der Clustertherapie durch Schmerz, welcher Zahn oder welche Zähne einen aktiven Herd gebildet haben. Die Toxine von devitalen Zähnen haben oft weitreichendere Folgen als Metalltoxine.

In den meisten Fällen ist das Feld aber analog zu verstehen, da die Weisheitszähne aus Sicht der Clustermedizin die Zeit im Mutterleib codieren. Sie können sich wie tote Zähne verhalten. Gab es im Mutterleib lebensbedrohliche Situationen, können sich diese in der Klasse „devitale Zähne" viele Jahre später manifestieren.

Auch nach der Zahnsanierung oder -extraktion wirkt das Informations- oder Prägefeld weiter, sodass die Klasse ermittelt werden kann. Sie gibt einen Hinweis, dass die Toxinlast noch zu hoch oder die immunologische Situation noch nicht bereinigt ist.

Bei Kindern zeigt diese Klasse die gespeicherte Information der Eltern, da sie in der Regel noch keine devitalen Zähne haben.

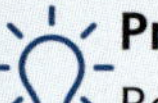

Praxistipp:

Bei scheinbar schwerwiegenden neurologischen Erkrankungen kann manchmal ein devitaler Zahn die Ursache sein. Die Toxine von devitalen Zähnen aus dem Oberkiefer streuen vornehmlich ins ZNS. Eine Extraktion ist daher häufig zielführender.

Wichtig ist, nicht alle vier Weisheitszähne gleichzeitig ziehen zu lassen, weil es nicht möglich ist, psychisch alles auf einmal zu verarbeiten, und so die Gefahr eines Resttraumas bestünde. Als Unterstützung empfiehlt es sich, aus den gezogenen Zähnen ein Clustermittel herstellen zu lassen und die Therapie langsam mit 3 bis 5 Sprühstößen täglich zu beginnen. Die Zähne gehören zum Ektoderm, der Kieferknochen zum Mesoderm – hier treffen zwei „Welten" aufeinander. ▶

Milchzahn	Erscheint diese Klasse bei erwachsenen Patienten, die ja keine Milchzähne mehr haben, deutet dies darauf hin, dass die Kleinkindphase bis zum Beginn der Grundschulzeit nicht einfach war. Psychische Themen und Belastungen aus dieser Zeit sind momentan aktiv und wirken auf den Patienten. Bei Klassifizierung des Milchzahns 62 zeigt dies Belastungen der Harnblase an.
NNH: unspezifischer Infekt	Die NNH lagern unverarbeitete Impulse ein und sind ein sicherer Aufenthaltsort für persistierende Restkeime aus früheren Infektionskrankheiten. Unser Immunsystem kann hier nur eingeschränkt schützen. **Praxistipp:** NNH spülen (▶ Kap. 6.5.2 und 6.6.14) und mit Duftölen inhalieren.
Plattenepithel	Wenn diese Klasse erscheint, ist die Schutzfunktion der Schleimhaut vor thermischen, chemischen und mechanischen Einflüssen in den NNH und im Mund eingeschränkt. Der Transport von Molekülen kann sowohl in der Resorption als auch in der Sekretion eingeschränkt sein.
Querliegende Zähne	Diese Klassifizierung bedeutet in den meisten Fällen nicht, dass die Zähne körperlich real querliegen. Da aus Sicht der Clustermedizin in der Zahnstellung die materialisierte Information der Familiengeschichte gespeichert ist, ist diese Klasse zumeist analog zu verstehen. Dies bedeutet, dass die Vorfahren traumatische Erlebnisse hatten, die über die Zähne weitervererbt werden und in dem Patienten wirken. Wenn sie zu dramatisch sind, kann es auch sein, dass der Patient sich nicht mehr weiter fortpflanzen kann. Gerade wenn sich auch beim Genfunktionsprofil hohe Ausschläge finden, ist von einer analogen Bedeutung auf der psychischen Ebene und einer sehr starken Belastung von den Vorfahren auszugehen. Der Patient muss in seinem Leben Dinge abarbeiten, die aus ererbten Verwicklungen stammen. Querliegende Zähne kann analog auch „querliegende Wertesysteme" bedeuten, die vererbt worden sind und daher nicht hinterfragt werden. In solchen Fällen findet der Zahnarzt daher keinen Befund. **Praxistipp:** Bildcluster helfen, um die Denkmuster zu verändern.

▶

Zahnwurzel 28	Es handelt sich um den Weisheitszahn links oben. Die linke Seite ist aus Sicht der Clustermedizin eher die psychische Seite, die rechte Seite eher die Entgiftungsseite. Die Zahnwurzel 28 hat Bezug zum Geschlechtspartner und codiert die Erlebnisse aus dem Mutterleib, die sich an dem Zahn manifestieren. Eine Klassifizierung der Zahnwurzeln der Weisheitszähne kann aber ebenso eine körperliche Funktionsstörung am Herzen bedeuten. Wenn die Weisheitszähne (18, 28, 38 oder 48) mit 10 bis 15 Punkten deutlich über der AWG klassifiziert werden, ist es empfehlenswert, sie zu ziehen (aber nicht zeitgleich alle vier).
Zahnwurzel / Nervenschmerzen	Diese Klasse ist ein Hinweis auf eine belastende Zeit im Mutterleib, die sich in Zahnschmerzen äußern kann. Dabei ist an den Zähnen selbst in den meisten Fällen kein krankhafter Befund zu erkennen. In manchen Fällen kann eine Fehlbelastung der Zähne als mechanische Ursache eruiert werden. **Praxistipp:** Liegt diese Klasse deutlich (mehr als 10 Punkte) über der AWG, ist das indikative Klangcluster „Zähne“ zu empfehlen, um die Zähne energetisch zu stabilisieren und langfristig gesund zu erhalten.

Tab. 20: Klassen im Feld „Depot-Toxine: NNH und Zähne“

Praxistipp

Wenn unter der Clustertherapie Sensibilitätsstörungen im Oberkiefer auftreten, empfiehlt es sich, 3-D-Aufnahmen von den Zähnen machen zu lassen.

Nasenbluten sollte aus Sicht der Clustermedizin nicht mit Gewalt gestoppt werden, um eine möglicherweise auftretende Hirnblutung zu verhindern.

Aus dem Oberkiefer streuen die Toxine von belasteten Zähnen eher ins Gehirn und belasten die Augen, aus dem Unterkiefer beeinträchtigen solche Toxine massiv die Schilddrüse und das Herz-Kreislauf-System.

6.2.13 Herde

Herde sind dadurch definiert, dass sie eine Fernwirkung im Körper auslösen können.

Sie sind nicht kontinuierlich aktiv, sondern die Toxine streuen je nach körperlicher Verfassung oder Wetterlage in den Blutkreislauf, wodurch spontane unerklärliche Symptomverschlechterungen entstehen. Daher ist es schwierig, festzustellen, ob ein Herd momentan den Stoffwechsel schwächt oder die Ausleitungsorgane überlastet sind.

Eine große Anzahl von Klassen in diesem Feld ist ein Zeichen dafür, dass der Patient Toxineinlagerungen lange Zeit kompensiert hat, bis sie so groß werden, dass das Bindegewebe die Toxinlast nicht mehr puffern kann und Symptome entstehen.

Einlagerung Umweltgifte	Wird diese Klasse ermittelt, sollte der Therapeut auch Medikamente in Betracht ziehen, die der Patient unzureichend ausscheidet. **Praxistipp:** Nicht über das Organ ausleiten, das schon massiv belastet ist.
Neurotoxine	Als Neurotoxine werden die Substanzen bezeichnet, die sich besonders schädigend auf das Nervensystem auswirken. Daher kann diese Klasse ein Hinweis auf Schlafstörungen, Unruhezustände, Alpträume oder auch Epilepsien sein. Wurde die Analyse mit einer Substanzprobe erstellt, gilt diese Klasse als Hinweis auf die Gefahr, in Zukunft eine Demenzerkrankung zu entwickeln. Besonders, wenn Neurotoxine in mehreren Analysen aus Körpersubstanzen nacheinander auftreten, ist der Hinweis umso alarmierender. **Praxistipp:** Da Neurotoxine oft im Darm entstehen, sollte gezielt entgiftet werden, z. B. mit dem Wohlfühl-Cluster „Cluster Würze“, „Cluster-Salz-Sole“ oder dem sequentiellen Schallcluster „Lysosomen“.
Durch tote Zähne	Diese Klassifizierung weist auf lebenstötende Informationen im Zahnbereich hin. Durch beherdete tote Zähne entstehen oft Leichengifte (Mercaptan und Thioäther, aber auch Putreszin und Cadaverin), die den Körper deutlich belasten können. Analog kann

Durch tote Zähne	es jedoch auch nur um die Information toter Zähne oder aber um bereits gezogene Zähne gehen. Wenn diese Klasse bei Kleinkindern unter sechs Jahren oder schon bei Neugeborenen auftritt, handelt es sich um die Informationsfelder der Herde der Eltern, die das Kind geerbt hat und die die Steuerung des kindlichen Immunsystems stören. Zwar können Kinder selbst theoretisch tote Zähne haben; diese stören aber erfahrungsgemäß noch nicht als Herde andere Organe. **Praxistipp:** Hier ist anzuraten, mit Klangclustern oder auch Bildclustern zu arbeiten, da die Informationen teilweise nur in den Denkmustern gespeichert sind.
Herpes	Dieses Feld deutet auf sehr belastende psychisch verursachte Stressmomente im Mutterleib hin. Diese sind aktuell aktiv und beeinflussen das Lebensgefühl des Patienten.
Keime	Oft tritt unter der Clustertherapie eine akute Erkrankung ohne ein wirkliches Krankheitsgefühl auf, die vom Patienten als reinigender Prozess wahrgenommen wird.
Mandelherde	Liegt diese Klasse weit über der AWG, können diese Mandelherde langfristig unser Immunsystem sehr schwächen. **Praxistipp:** Gurgeln mit Cluster-Salz als Sole (▶ Kap. 6.6.14)

Tab. 21: Klassen im Feld „Herde"

6.2.14 Darm: Übersicht

In diesem Feld werden die wichtigsten ursächlichen Faktoren für eine Funktionseinschränkung des Darmes aufgeführt.

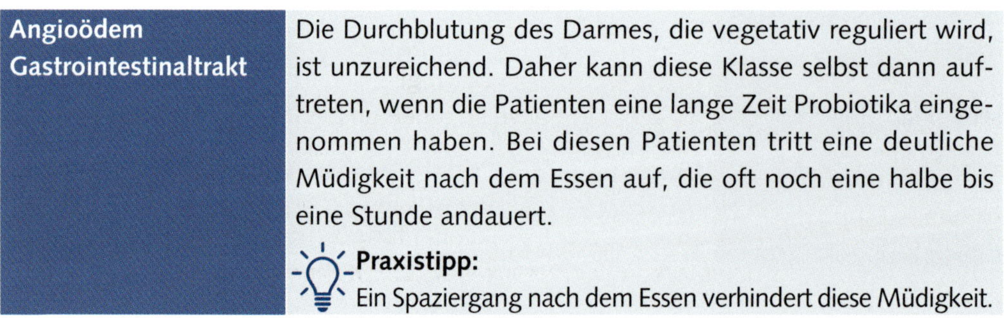

Angioödem Gastrointestinaltrakt	Die Durchblutung des Darmes, die vegetativ reguliert wird, ist unzureichend. Daher kann diese Klasse selbst dann auftreten, wenn die Patienten eine lange Zeit Probiotika eingenommen haben. Bei diesen Patienten tritt eine deutliche Müdigkeit nach dem Essen auf, die oft noch eine halbe bis eine Stunde andauert. **Praxistipp:** Ein Spaziergang nach dem Essen verhindert diese Müdigkeit.

▶

Beachte: Dünndarm	Diese Klasse kann entweder bedeuten, dass der Patient reale Nahrungsmittelunverträglichkeiten hat, oder dass er analog psychisch etwas „nicht verdauen" kann. Viele Patienten leiden an Verdauungsstörungen, da die Psyche eine enge Verbindung zum Darm hat und psychische Belastungen seine Leistungsfähigkeit einschränken.
Ca durch Rückstände aus Umweltgiften	Diese Klasse bedeutet nicht, dass der Patient schon ein Karzinom hat, sondern dass die Toxine, die die Darmschleimhaut beeinträchtigen, eine starke aggressive Wirkung ausüben. So sind sie möglicherweise in der Lage, Gene zu aktivieren, die eventuell ein Krebsgeschehen auslösen können.
Darmdysbiose / chronisch toxisch	Bei dieser Klasse ist das Mikrobiom, das bakterielle Ökosystem im Darm, nicht im Gleichgewicht. Eine Regulierung der Darmflora mit Probiotika ist in diesem Falle zu empfehlen. **Praxistipp:** Es empfiehlt sich das sequentielle Schallcluster „Aufbau Darmflora".
Darmkrypten	Diese schlauchförmigen Einsenkungen des Dick- und Dünndarmepithels haben neben der Funktion der Oberflächenvergrößerung und Enzymbildung auch eine Wirkung auf den Eisenstoffwechsel. Bei dieser Klasse ist die Funktion der auch als „Lieberkühnschen Drüsen" bekannten Krypten eingeschränkt.
Durchfallneigung	Wird diese Klasse ermittelt und hatte der Patient nie körperlichen Durchfall, ist dies ein Hinweis auf eine mögliche analoge Bedeutung auf der psychischen Ebene: Eventuell strebt das Unterbewusstsein danach, Altes loszuwerden. Dies gilt besonders dann, wenn sich im Genfunktionsprofil zugleich Klassifizierungen über der AWG finden.
Dysbiose TBC Erbdiathese	Wird diese Klasse angezeigt, verträgt der Patient keine Kuhmilch. Daher sollten möglichst alle Kuhmilchprodukte und vor allem Kuheiweiße für einen Zeitraum von 3 Monaten gemieden werden. Kuhmilchunverträglichkeit hat sich vor allem dadurch entwickelt, dass die Pockenimpfung über Jahre hinweg mit Kuhpocken durchgeführt wurde. Kuhmilch kann im Limbischen ▸

Dysbiose TBC Erbdiathese	System über die Bildung von Caseomorphin als Opioid ein Suchtpotenzial fördern.[64]
Enterochromaffine Zellen Serotonin	Diese Klasse zeigt an, dass die Serotoninbildung momentan eingeschränkt ist. Körperlich kann eine verminderte Darmmotilität resultieren; psychisch eine gedrückte Stimmung und verminderter Antrieb. Im Laufe der Clustertherapie fühlt sich der Patient in der Regel glücklicher.
Neoplasie	Diese Klasse ist ein Hinweis auf Toxine im Umfeld, die dem Darm schaden. Zu beachten ist: Werden im Feld „Depot-Toxine: NNH und Zähne" zugleich devitale Zähne hoch angezeigt, ist es nicht sinnvoll, hier mit Probiotika oder anderen Nahrungsergänzungsmitteln zu arbeiten, da der Toxinnachschub der Zähne zu hoch ist. **Praxistipp:** Wurde die Klasse aus einer Blutprobe als Quelle ermittelt und erscheint zusätzlich beim Genfunktionsprofil „Aufschließendes Verdauen", sollte eine genaue Stuhlanamnese vorgenommen werden, ob ein Wechsel von Obstipation und Durchfall besteht. Zudem sollte eine Überweisung zum Facharzt für eine Coloskopie erfolgen.
Wurmbefall analog	Diese Klasse weist analog auf selbstschädigendes Verhalten hin. Erfolgte die Auswertung mittels einer Gensekretprobe, kann die Selbstschädigung die Weiblichkeit bei weiblichen Patienten oder die Männlichkeit bei männlichen Patienten betreffen. Tritt Wurmbefall in dieser Klasse über der AWG auf, handelt es sich oft auch um reale Parasiten.

Tab. 22: Klassen im Feld „Darm: Übersicht"

64 Pharma-Zeitung.de (2012).

6.2.15 Allergene

In diesem Feld werden die wichtigsten allergieauslösenden Faktoren für den Patienten dargestellt. Werden viele Lebensmittel unter der AWG klassifiziert, ist dies ein Hinweis darauf, dass es eher psychische Faktoren sind, die die Allergien verursachen.

Federn und Federvieh	Wird diese Klasse ermittelt, ist eine naheliegende Frage, ob der Patient mit Daunendecken schläft. Eventuell sollten diese gegen hypoallergene Decken ausgetauscht werden.
Nahrungsmittel multipel	Erscheint diese Klasse, hat der Patient keine grundsätzliche Nahrungsmittelallergie. Vielmehr tritt diese erst durch äußere Einflüsse auf, wie Wetter, eigene Stimmung, Gespräche, Geräuschkulisse oder elektromagnetische Frequenzen. Der Patient fühlt sich für Ereignisse in seinem Leben verantwortlich und schuldig, die er nicht zu verantworten hat, spricht es aber nicht aus.

Tab. 23: Klassen im Feld „Allergene"

6.2.16 Synergien pathogen

Dieses Feld zeigt die Substanzen an, die eine toxische Symptomatik verstärken würden, käme der Patient mit ihnen in Kontakt. Insgesamt werden über 200 Klassen ausgewertet, die Metalle für zahnärztliche Werkstoffe, Bakterien, Viren, aber auch Nahrungsmittel und inhalative Toxine umfassen. Wenn hier viele moderne Stoffe erscheinen, ist dies ein Hinweis darauf, dass der Patient schwer entgiften kann. Werden aber viele Toxine aus einer ähnlichen Gruppe, wie z. B. Weichmacher, klassifiziert, kann eine Belastung mit Hormon Mimics vorliegen.

Amalgam /-wirkung	Amalgamfüllungen in den Zähnen können die Beschwerdesymptomatik des Patienten verstärken.
Borrelia burgdorferi	Kommt ein Patient in Kontakt mit Borrelien, kann er leichter eine Borreliose entwickeln. Die musteranaloge Klassifizierung bedeutet indes nicht, dass er bereits eine Borreliose hat. **Praxistipp:** Es empfiehlt sich das Klangcluster „Borrelien" als Kompilations-CD (18 Tracks, alte Version). Die einzelnen Tracks wechseln mit Sferics-Klangclustern ab.
Helicobacter	Der Patient verträgt Eiweiß weniger gut.

Hochfrequenz (30 KHz–300 MHz)	Die Symptome können durch Pulsuhren oder Funknavigationsfrequenzen verstärkt werden.
Microwelle (300 MHz–300 GHz)	Bei dem Patienten könnte WLAN-Verwendung, Bluetooth oder Benutzung eines Mikrowellenherdes die Beschwerdesymptomatik verstärken.
Permethrin	Bei dieser Klasse könnte durch eine Verwendung von Präparaten gegen Kopfläuse oder Pflanzenschädlinge eine Verstärkung der Beschwerdesymptomatik auftreten.
Stickstoffmonoxid	Bei diesem Patienten könnten eine HWS-Instabilität[65] sowie Medikamente gegen Bluthochdruck, Angina pectoris oder gegen Potenzstörungen seine Symptomatik verschlechtern.

Tab. 24: Klassen im Feld „Synergien pathogen"

6.2.17 Wirbelsäule: Segmente

In diesem Feld werden die am stärksten gestörten Wirbelsäulenabschnitte klassifiziert. Die häufigsten Beschwerden, die mit den entsprechenden Wirbelsegmenten korrespondieren, sind in den Tabellen 25–27 aufgeführt.[66]

Für die Halswirbelsäule (HWS, C1–C7) gilt die clustermedizinische Analogie „mangelnde Flexibilität".

C1	Kopfschmerzen, Bluthochdruck, Migräne, Gedächtnisstörungen, chronische Müdigkeit, Schwindel
C2	Nasennebenhöhlenbeschwerden, Polypen, Augenleiden, Hörstörungen, Ohrenschmerzen
C3	Gesichtsnervenschmerzen, Neuralgie, Pickel, Akne, Zahnschmerzen, schlechte Zähne, Karies, Zahnfleischbluten, Tinnitus (Ohrgeräusche)
C4	Dauerschnupfen, Katarrh, Gehörverlust, aufgesprungene Lippen, verkrampfte Lippenmuskulatur, Polypen
C5	Heiserkeit, Halsschmerzen, chronische Erkältung, Kehlkopfentzündung, Hals
C6	Mandelentzündung, Krupp, Keuchhusten, steifes Genick, Oberarmschmerzen, Kropf
C7	Schilddrüsenerkrankungen, Erkältungen, Schleimbeutelerkrankungen in der Schulter, Depressionen, Ängste

Tab. 25: Zuordnung der Wirbelkörper der HWS zu organischen Beschwerden

65 Kuklinski (2014).
66 Koch/Steinhauser (2008).

Für die Brustwirbelsäule (BWS, Th1–Th12) gilt die clustermedizinische Analogie „mangelnder Schutz".

Th1	Schulterschmerzen, Nackenverkrampfung, Schmerzen in Unterarm und Hand, Sehnenscheidenentzündung im Unterarm, Tennisarm, pelziges Gefühl in den Fingern / Händen
Th2	Herzbeschwerden, Rhythmusstörungen, Ängste, Schmerzen im Brustbein
Th3	Bronchitis, Grippe, Rippenfellentzündung, Lungenentzündung, Husten, Atembeschwerden, Störungen im Brustbereich, Asthma
Th4	Gallenleiden, Gallensteine, Gelbsucht, seitliche Kopfschmerzen (im Bereich des Gallenblasenmeridians)
Th5	Leberstörungen, Sorge um andere, niedriger Blutdruck, Kreislaufschwäche, Blutarmut, Müdigkeit, Gürtelrose, Arthritis
Th6	Magenbeschwerden, Verdauungsstörungen, Sodbrennen, Diabetes mellitus, Pankreasstörungen
Th7	Zwölffingerdarmgeschwüre, Magenbeschwerden, Schluckauf; bei Fehlstellung des Wirbels über längere Zeit: z. B. Vitaminmangel, Schwächegefühl
Th8	Milzprobleme, Abwehrschwäche
Th9	Allergien, Nesselausschläge
Th10	Nierenprobleme, unzureichende Salzausscheidung, Arterienverkalkung, chronische Müdigkeit
Th11	Raue Haut, Pickel; Hauterkrankungen wie Akne, Ekzeme, Furunkel, Schuppenflechte
Th12	Dünndarmstörungen, Blähungen, Rheuma, Wachstumsstörungen, Unfruchtbarkeit

Tab. 26: Zuordnung der Wirbelkörper der BWS zu organischen Beschwerden

Für die Lendenwirbelsäule (LWS, L1–L5) gilt die clustermedizinische Analogie „dumpfe Furcht".

L1	Dickdarmstörungen, Darmdurchblutungsstörungen, Verstopfung, Durchfall, Darmträgheit
L2	Blinddarmreizung, Bauchkrämpfe, Übersäuerung, Krampfadern
L3	Schwangerschaftsbeschwerden, Menstruationsbeschwerden, Wechseljahrprobleme, Blasenleiden, Knieschmerzen (hängen häufig mit der Blase zusammen), Impotenz, Bettnässen
L4	Ischialgie, Hexenschuss, Prostatastörungen, schmerzhaftes oder zu häufiges Harnlassen

▶

L5	Durchblutungsstörungen der Unterschenkel und Füße, kalte Füße, Wadenkrämpfe, Schwellungen der Füße und Beine
Kreuzbein	Ischialgie, Unterleibsprobleme, chronische Verstopfung, Schmerzen in Beinen und Füßen
Steißbein	Hämorrhoiden, Afterjucken, Schmerzen beim Sitzen

Tab. 27: Zuordnung der Wirbelkörper der LWS (L1–L5) zu organischen Beschwerden

6.2.18 Induktionenanalogie

Diese Klasse gibt Hinweise auf gesundheitsschwächende äußere Faktoren, die das System belasten. Sie liegt zumeist unter der AWG.

Patienten, bei denen in diesem Feld Planeten klassifiziert werden, unterliegen aktuell nicht nur den Einflüssen aller Wetter- und Erdmagnetfeldschwankungen, sondern werden auch durch die Felder aus unserem Sonnensystem beeinflusst.

Praxistipp
Es sollten Schall- oder Bildcluster Anwendung finden, die das Steuerungssystem trainieren, besser mit den störenden Einflüssen umzugehen.

Oszillierende H2O	Diese Klasse weist auf einen geopathisch belasteten Schlafplatz durch eine Wasserader hin.
Rhythmus und Epiphyse	Der Herz-, der Atem-, der Verdauungs- und der Schlafrhythmus werden von der Epiphyse gesteuert. Wird diese Klasse angezeigt, ist die Steuerung eingeschränkt und kann sich auf alle Rhythmen – oder auf die Steuerung eines Rhythmus – auswirken. **Praxistipp:** Die Regulation lässt sich durch Schlafen unter freiem Himmel verbessern, da der Sternenhimmel die Epiphyse synchronisiert. Alltagstauglicher erreicht man die Synchronisation durch Hören des sequentiellen Schallclusters „Epiphyse".
Atemloch	Kosmische Felder beeinflussen das Stammhirn und können beim Patienten mehrere Sekunden anhaltende nächtliche Atemaussetzer bewirken. Provoziert werden sie durch spätes Essen oder Wetterwechsel.

▶

Atemloch	Aufgrund der instabilen Sauerstoffversorgung des Gehirns während des Schlafes klagen die Patienten häufig über morgendliche Müdigkeit und eine notwendige „Anlaufzeit". **Praxistipp:** Die Einnahme von Enzympräparaten wirkt sich in diesen Fällen positiv aus. Den Spaziergang am Abend mit Atemübungen begleiten: 4 Schritte einatmen, 6 Schritte ausatmen. Danach treten weniger Atemaussetzer auf. Diese Atemübung fördert die Entgiftung und verändert positiv den Stoffwechsel indem sie den Parasympathikus stärkt.
Kobaltradiation	Mit dem radioaktiven Element Kobalt wurden bis in die 90er Jahre die Strahlenbehandlungen bei Krebs durchgeführt. Bei dieser Klasse reagiert der Patient auf viele natürliche Felder extrem: jede Mondphase, Magnetschwankungen, Sonneneruptionen, ... In der Clustermedizin gilt diese Klasse als Hinweis darauf, dass eine verstorbene blutsverwandte männliche Person im System des Patienten wirkt und die Lebenssteuerung des Betroffenen beeinflusst. Das Informationsfeld des Patienten wird von jenem der verstorbenen Person überlagert. „Wer könnte das sein?" ist hier eine zentrale Frage. **Praxistipp:** Zusätzlich zum individuellen Clustermittel wird ein individuelles Bildcluster empfohlen, um durch eine Änderung der neuronalen Verschaltung die Steuerung der verstorbenen Person zu reduzieren. Dies gilt besonders, wenn die Anima / Animus-Anteile verdreht sind.
Mikrowelle	Mikrowellenfrequenzen liegen in einem Bereich zwischen 300 MHz und 300 GHz. Bei dieser Klasse ist der Patient mit Mikrowellen belastet, was entweder durch übermäßige Handynutzung oder den Mikrowellenherd verursacht sein kann. In diesem Fall sollten Patienten das Handy möglichst nicht am Körper tragen, das WLAN nachts ausschalten und insgesamt wenig mit dem Handy telefonieren.

Mikrowelle	**Praxistipp:** Es empfiehlt sich das sequentielle Schallcluster „Feiung Mobilfunkstrahlung".
Sägezahn	Als Sägezahn wird eine periodische Schwingung bezeichnet, die eine Sägezahnform hat. Diese Klasse zeigt eine elektromagnetische Belastung.
Sinus	Die elektrische Energieversorgung wird vorwiegend mit sinusförmigem Wechselstrom vorgenommen. Diese Klasse zeigt eine übermäßige Belastung des Patienten durch das 230-V-Stromnetz an, dessen mögliche Quelle erfragt werden sollte.
Sonne	Bei dieser Klasse geht es um Sonnenwinde, die wir nicht sehen, aber auf die unser Gehirn reagiert. Dabei handelt es sich um Elektronenteilchen, die die Sonne herausschleudert. Im Normalfall schützt uns das uns umgebende Magnetfeld vor diesen Einflüssen. Bei Auftreten dieser Klasse ist der Patient eventuell auch extrem empfindlich gegen Sonnenstrahlung, die er als erste Maßnahme reduzieren sollte, wenn die Werte über der AWG liegen. **Praxistipp:** Bei großer Belastung des Patienten kann das sequentielle Schallcluster „Feiung Sonne" empfohlen werden, mit dem Ziel, die Empfindlichkeit zu reduzieren.
Wasser < 0 mkS (heute: µS)	Diese Klasse ist ein Hinweis darauf, dass der Patient Wasser in seinem Umfeld hat, welches einen belastenden Leitwert hat. Es kann sich z. B. um sein Trinkwasser handeln oder aber der Patient schläft vielleicht in einem Wasserbett.

Tab. 28: Klassen im Feld „Induktionen Analogie"

6.2.19 Quote Utilisationsfähigkeit

In diesem Feld wird der relative Funktionswert ermittelt, der anzeigt, wie gut Nährstoffe, aber auch insgesamt Impulse von außen, wie Nahrung, Gespräche, Geräusche oder Licht, verarbeitet werden. Der relative Funktionswert liegt selten über der AWG. Ist dies doch der Fall, kann der Patient die oben genannten Impulse nur sehr schwer verwerten.

6.2.20 Quote Entzündlichkeit

Dieses Feld zeigt mit der Klasse „Entzündlichkeit“ vorwiegend die entzündlichen Stoffwechselvorgänge im Bindegewebe an, wodurch sich aber nicht auf ein bestimmtes Organ schließen lässt.

Liegt die Klasse „Entzündlichkeit“ über der AWG, sind oft die klassischen Entzündungszeichen Schmerz (Dolor), Überwärmung (Calor), Rötung (Rubor), Schwellung (Tumor) und Funktionsbeeinträchtigung (Functio laesa) zu beobachten.

Oft liegen die Klassen im Feld „Toxine“ parallel über der AWG.

Analog kann auch eine emotionale Entzündung vorhanden sein, die sich in inneren chaotischen psychischen Zuständen äußert oder auch in überschießenden Reaktionen wie Ängsten oder Panik. Diese emotionale Entzündung könnte im weiteren Verlauf in eine körperliche Entzündung übergehen.

Praxistipp

Es ist sinnvoll, ein individuelles Bildcluster begleitend einzusetzen, besonders wenn die Entzündlichkeitsquote bei einer Analyse aus einem Iris-Cluster hoch ist.

Liegt die Quote „Entzündlichkeit“ über der AWG und die Quote „Zellvermehrung“ noch unter der AWG, sollte man als Therapeut dennoch aufmerksam bleiben, da chronische Entzündungen zu Tumoren führen können.

6.2.21 Quote Abwehrleistung

Diese Quote zeigt die Abwehrfähigkeit des Körpers an. Liegt die Klasse „Abwehrleistung“ in diesem Feld über der AWG, verfügt der Patient entweder über ein eingeschränktes Immunsystem mit einer geschwächten Abwehr oder er kann analog die Dinge nicht erkennen und abwehren, die ihm schaden.

6.2.22 Quote Zellvermehrung

Diese Quote zeigt die Steuerungsstabilität der Bildung von neuen Körperzellen an. Die Zellvermehrungsrate kann z. B. durch hormonelle Belastung in Umbruchphasen des Lebens erhöht sein und über der AWG liegen. Dies tritt häufig bei Pubertierenden und insgesamt bei Knotenpunkten im Leben auf.

Zeigt die Klasse „Zellvermehrungsrate“ einen erhöhten, die Klasse „Entzündlichkeit“ zugleich aber einen niedrigen Wert, bedeutet dies zunächst lediglich, dass die Stoffwechselprozesse des Patienten eine hohe Toxinlast erzeugen.

Liegen aber sowohl die Zellvermehrungsrate als auch die Klasse „Entzündlichkeit“ über der AWG, ist dies ein starker Hinweis auf eine Überlastung der Steuerungszentren, die kontrollieren, welche Zellen entstehen. Diese Konstellation stellt ein deutliches Signal für eine Progression bis hin zur Krebsgefahr dar. Betroffene Patienten beklagen häufig eine starke Erschöpfung.

Patienten, die schon im Tumorgeschehen stecken, haben zumeist eine parallele Kritizität von −4 oder, noch eher, −5. Dies lässt sich damit erklären, dass die Steuerungszentren sich bemühen, das System durch Energieeinsparung noch funktionsfähig zu halten. In diesem Falle ist es die Aufgabe des Therapeuten, den Stoffwechsel des Patienten sehr gezielt zu entlasten.

Praxistipp

Ist jemand bereits Tumorpatient, darf die Analyse nicht gut und stabil aussehen: Eine „gute“ Analyse bei einem Krebspatienten ist ein Hinweis darauf, dass der „innere Arzt“ nicht mehr aktiv und die Prognose eher schlecht ist.

Bei Tumorpatienten ist es positiv, wenn sowohl die Zellvermehrungsrate als auch die Klasse „Abwehrleistung“ hoch sind, da das ein Hinweis ist, dass mit Hilfe der Clustertherapie die entgleisten Regulationsprozesse stabilisiert werden können.

Auch bei schwerwiegenden Krankheitsprozessen kann das Clustermittel eine hilfreiche Unterstützung bieten. Eine günstige Prognose ist zusätzlich, wenn im Feld „Therapieerfolg“ auch die Klasse „Wachstum Abwehrzellen“ erhöht ist.

Eine stabile Zellvermehrungsrate im Verlauf mehrerer Auswertungen gilt als prognostischer Hinweis, dass wahrscheinlich keine genetische Krebsdisposition vorliegt. Die Praxiserfahrung zeigt, dass die Krebsarten, die genetisch veranlagt sind, deutlich aggressiver sind als die durch Toxine verursachten Tumore.

6.3 Psycheprozesse

In diesem Kapitel werden in den wichtigsten Feldern mit ihren Klassen die psychischen Prozesse im Patienten aufgeführt, die eine so große Toxinlast verursachen, dass sie maßgeblich am Krankheitsprozess beteiligt sind.

6.3.1 Anteile Anima & Animus

Animus beschreibt die eher männlichen Eigenschaften eines Individuums, wie logischer Verstand, Aktivität, Selbstbestimmung, Kämpfen-können, Nach-draußen-Gehen. Anima beschreibt die eher weiblichen Eigenschaften, wie Intuition, Passivität, Gefühl, Am-Ort-Sein, Hegen, Pflegen, Bergen, Schützen, Verantwortlich-Sein.

Ein ausgeglichenes Anima-Animus-Verhältnis spiegelt die psychische innere Balance, ein ausgeglichener Hormonhaushalt das körperliche Wohlbefinden eines Menschen wider. Beide Systeme beeinflussen sich gegenseitig.

Anima und Animus sind die zwei Hauptsäulen der Psyche, die eine gute partnerschaftliche Beziehung spiegeln. Bei einer ausgewogenen guten Beziehung sollten beide Anteile leicht unter der AWG liegen. Bei einer Frau sollte der Anima-Anteil, bei einem Mann der Animus-Anteil überwiegen.

Ist der Anima/Animus-Zustand ausgeglichen, hat der Patient eine gute Wahrnehmung von sich. Sind Anima-Animus verdreht, vermag der Patient das Geschehen, das die Analyse abbildet, nicht objektiv zu sehen. Er übersieht etwas und hat keine klare Wahrnehmung.

Bei einem Kind hat dieses Feld noch nicht die Aussagekraft wie bei einem Erwachsenen.

In Tabelle 29 sind die Anima/Animus-Verhältnisse aufgeführt, die für beide Geschlechter gleichermaßen gelten.

Anima = Animus, unter der AWG	Der Patient fühlt sich eher wie ein Kind, wird leicht übersehen und nicht ernst genommen. Er bekommt keine Anerkennung und mag keine Entscheidung treffen. Er ist jedoch mit der Situation zufrieden und leidet nicht darunter. Er möchte gerne vom Therapeuten an die Hand genommen werden.
Anima = Animus, über der AWG	Wie oben, zusätzlich hat der Patient eine verminderte Libido. Der Patient ist mit seiner jetzigen Situation unzufrieden und leidet darunter.

Tab. 29: Verhältnis Anima/Animus unter/über AWG

Da dieses Feld den meisten Therapeuten zu Beginn Schwierigkeiten bereitet, habe ich die unterschiedlichen Anima/Animus-Verhältnisse nachfolgend für weibliche und männliche Patienten einmal getrennt aufgeführt.

Anima > Animus, unter der AWG	normal
Anima < Animus, unter der AWG	Die Patientin ist insgesamt mit ihrem Leben zufrieden und hat eine geringfügig eingeschränkte Wahrnehmungsfähigkeit, die sich in leichten Entscheidungsschwächen im Alltag zeigen kann.
Anima > Animus, über der AWG	Die Patientin ist unzufrieden mit sich, mit der eigenen Weiblichkeit, sie hat ein Problem mit einer weiblichen Person oder ein ungelöstes Thema mit ihrer Mutter.
Anima < Animus, über der AWG	Die Patientin sieht die Dinge verdreht. Eine erfüllende Beziehung ist schwer möglich. Die Patientin ist auf andere Dinge fokussiert als die, die wichtig sind. Sie kann widerspenstig, nicht einsichtig sein. Sie nimmt die Dinge nicht so wahr, wie sie wirklich sind, daher hat sie oft Schwierigkeiten, die Aussagen der Analyse anzunehmen. **Praxistipp:** Der „Innere Mann“ wird oft aktiv, um die Patientin zu schützen, wenn ihr Gewalt angetan wird, z. B. durch den Partner. Wer den eigenen Animus zum Schutz aktivieren muss, anstatt den Schutz seines Partners zu genießen, hat es allerdings schwer, glücklich zu sein. Oft erkennt die Patientin erst im Nachhinein, dass etwas an ihrer Beziehung falsch war oder dass sie eine große Fehlentscheidung getroffen hat. Sie spürt nicht wirklich, was gut für sie ist. Später könnte ein Anima-Animus-Konflikt eine Herzbelastung oder Herzschwäche zur Folge haben. Zudem können Erkrankungen geschlechtsspezifischer Organe wie Uterus, Brust oder Ovarien auftreten.
Anima < Animus, bei einer Analyse mit der FG „Prägung“	Die Patientin hat nicht das Wunschgeschlecht. Ihre Mutter hatte sich einen Jungen gewünscht.

Tab. 30: Verhältnis Anima/Animus bei der Frau

Anima < Animus, unter der AWG	normal
Anima > Animus, unter der AWG	Der Patient ist insgesamt mit seinem Leben zufrieden. Er hat eine geringfügig verschobene Sicht auf die Welt, die sich in leichten Entscheidungsschwächen im Alltag zeigen kann.
Anima > Animus, über der AWG	Der Therapeut ist stark gefordert, weil der Zugang zum Patienten erschwert ist. Der Patient ist uneinsichtig und sieht die Dinge verdreht, weil er etwas noch nicht erkennen kann. Häufig handelt es sich um Patienten, die Frauen gut nachempfinden und verstehen können. **Praxistipp:** Geschlechtsspezifische Organe wie Prostata oder Hoden sind gefährdet. Daher ist eine Clustertherapie komplementär zur schulmedizinischen Therapie zu empfehlen.

Tab. 31: Verhältnis Anima/Animus beim Mann

Beim Kind

Bei einem Kind ist es normal, wenn Anima/Animus gleich hoch und etwas unter der AWG liegen. Liegt bei einem Mädchen Anima deutlich über der AWG und zusätzlich auch das Feld „Psyche Wahlfamilie“, ist dies ein Hinweis darauf, dass das Mädchen die Probleme der Mutter übernimmt.

Praxistipp

Sind die Anima/Animus-Anteile verdreht, sollte man als Therapeut im Gespräch kritischer zuhören, da es sein kann, dass die Patienten nur wenige Zeit später etwas ganz anderes erzählen. Sie spüren einfach nicht genau, was gut für sie ist. Häufig fühlen sie sich auch sehr erschöpft. Daher ist es bei den betroffenen Patienten wenig sinnvoll, die Auswertung ausführlich zu besprechen.

Die Therapie eines unausgewogenen Anima-Animus-Verhältnisses ist am besten über die Regulierung der Hormone durch Bewegung sowie durch individuelle und indikative Klangcluster zu erreichen.

6.3.2 Testbefindlichkeit

Dieses Feld gibt Hinweise auf bestimmte Stimmungslagen. Erscheinen hier viele Klassen, erlebt der Patient momentan starke emotionale Schwankungen und kann sehr verschlossen sein.

Liegen die Klassen unter der AWG, fühlt sich der Patient manchmal unwohl, weiß aber nicht, warum. Die Klassifizierung „In Probleme verwickelt" bedeutet, dass sich durch die Clustertherapie ein großer Teil der Probleme lösen kann. Die Klasse „isoliert unvernetzt" zeigt, dass sich durch die Therapie die Vernetzung des ZNS, die als Voraussetzung für eine offene Kommunikation gilt, verbessert.

6.3.3 Probleminhalt

Dieses Feld zeigt die Themen, die beim Patienten momentan psychische Probleminhalte darstellen. Wenn insgesamt viele Klassen erscheinen, musste die Psyche im Laufe des Lebens viel kompensieren. Oft hatten die Patienten eine schwere Kindheit.

Die Verdrängungsmechanismen sind häufig eine Überlebensstrategie, die dem Patienten hilft, den Alltag zu bewältigen. Wird sie aber über einen zu langen Zeitraum genutzt, besteht die Gefahr, mit dem Körper zu kompensieren und analoge Symptome zu entwickeln. Beispiel: Das Erleben von Unfreiheit kann in Lungenkrankheiten münden.

Behinderter Vitalitätsausdruck	Die vitalsten Organe sind das Herz und die Lunge. Wird diese Klasse ausgewiesen, scheinen die zwei primären Organe nicht optimal zu arbeiten. Doch wird die Ursache nicht bei den Organen zu finden sein, sondern in übergeordneten Steuerungsproblemen.
Geschützte Erholung	Der Patient braucht Erholung in einer geschützten Umgebung mit möglichst wenig äußerem Input. Diese Klasse hat eine Analogie zur Milz.
Erfolgreiches Entwerfen	Diese Klasse hat eine Analogie zur Prostata, was bedeutet, dass die Fähigkeit, etwas Eigenes gestalten und entwerfen zu können, eingeschränkt ist.
Geregelter Potenzialausgleich	Unsere DNA erzeugt Biophotonen und elektromagnetische Felder. Darüber regelt sie den Potenzialausgleich der Zelle, der nicht optimal abläuft, wenn diese Klasse ermittelt wird.
Ich-Erkennungsmuster	Der Patient erkennt einen Teil von sich nicht, den er unbedingt kennen sollte. Die Wahrnehmung der Abläufe in ihm ▶

Ich-Erkennungsmuster	selbst ist im Laufe des Lebens nicht wirklich entwickelt, weil er ständig anderen gefallen wollte.
Konditionierungen	Konditionierungen sind in ihrer Wirkung stärker als Prägungen (▶ Kap. 6.2.4.1). Bei Wahrnehmung bestimmter Sinnesreize zwingen die automatisch angesprochenen neuronalen Netzwerke den Körper, jene Stoffwechselvorgänge ablaufen zu lassen, die konditioniert wurden. Hat ein Mensch viele Konditionierungen, laufen sowohl zwanghafte Stoffwechselvorgänge als auch psychische Reaktionen ab. Der Stoffwechsel droht zu entgleisen, da die Psyche vieles nicht flexibel genug regulieren kann. **Praxistipp:** Konditionierungen kommen selten im Feld „Probleminhalt" vor. Werden sie doch ausgewiesen, reichen Gespräche allein nicht aus. Konditionierungen sind die „neuronalen Fesseln" in unserem Leben; erst eine konsequente Clustertherapie über längere Zeit macht es möglich, sie zu korrigieren.
Krank werden	Wird diese Klasse ausgewiesen, besteht die Gefahr, dass der Patient die Themen, die er für sich nicht lösen kann, über Krankheit kompensiert.
Nachgeburtlich Kleinstkind	Ein Erlebnis aus der frühesten Kindheit hat den Patienten stark beeinflusst. Dieses zeigt sich oft durch Träume.
Rückblicken	Der Patient grübelt viel über seine Vergangenheit. Er überlegt, was alles schiefgelaufen ist, und hadert oft mit ehemalig getroffenen Entscheidungen.
Steuerung der Lebendigkeit	Diese Klasse weist auf das Limbische System (LS) hin, das seine Aufgabe nicht optimal verrichtet. Diese Klasse kommt heute relativ häufig vor, weil Elektrosmog, psychischer Stress und verändertes Licht zu einer Überlastung der Steuerung führen. **Praxistipp:** Auch an plötzliche überraschende Ereignisse wie Apoplex oder Infarkt denken.
Strukturiertes Überleben	Die Psyche hat Probleme, das strukturierte Überleben zu sichern. Bei diesem geht es nicht darum, Visionen zu leben, sondern zunächst gut, sicher und strukturiert zu überleben.

▶

Strukturiertes Überleben	Liegt diese Klasse über der AWG, ist dies ein klarer Hinweis dafür, dass die Zeit gekommen ist, etwas zu verändern, damit die Probleme später nicht unüberschaubar werden.
Verdrängen	Diese Klasse weist darauf hin, dass der Patient Probleme durch Verdrängen bewältigt. Diese Möglichkeit ist eine wichtige Überlebensstrategie, wenn ein Kind z.B. in einer sehr belastenden Umwelt groß geworden ist.
Verwertung von Uneigenem	Der Patient kann Informationen und Impulse, die von außen kommen, nicht annehmen und verwerten.
Zielgerichtetes Handeln	Wird diese Klasse ausgewiesen, stellen sich dem Patienten Fragen wie: „Was ist mein aktuelles Ziel?" und „Ist mein Handeln auf dieses Ziel ausgerichtet?".

Tab. 32: Klassen im Feld „Probleminhalt"

6.3.4 Stressorenanalogie

In diesem Feld werden die individuellen stressauslösenden Denkmuster und Verhaltensweisen des Patienten aufgezeigt mit dem Ziel, ihm einen Hinweis zu geben, worüber er nachdenken soll, um sein Leben stressfreier zu gestalten.

Alles, was Sie bindet	Der Patient fühlt sich in seiner Freiheit eingeschränkt. Welche Verbindungen, Verpflichtungen oder Gewohnheiten sind korrekturbedürftig?
Alte Wertemuster	Dem Patienten stellen sich Fragen wie: „Was ist mein derzeitiges Wertesystem?", „Welche Werte habe ich übernommen, ohne sie zu prüfen?", „Was sollte ich aktuell überdenken?".
Angst vor Ungeborgenheit	Hier gilt es herauszufinden, was dem Patienten ein Gefühl von Geborgenheit zu geben vermag.
Durch eitlen Bildungsdrang	Diese Klasse ist ein Hinweis darauf, dass Lernen und Bildung nicht aus spielerischem Interesse erfolgen, sondern um zu gefallen und eine persönliche Schwäche auszugleichen.
Durch Ich-Überhebung	Ich-Überhebung bedeutet, dass die Patienten eine übergroße Verantwortung für alle Dinge tragen, die in ihrem Leben schieflaufen, obwohl sie nicht dafür verantwortlich sind. Zusätzlich belasten sie sich mit zeitraubendem Nachdenken und Überlegungen, was sie hätten besser machen können.

▶

Durch Ich-Überhebung	Oft haben sie eine Stimme im Kopf, die ihnen sagt, dass sie alles falsch machen. Sie leiden unter einer Überhöhung der eigenen Wichtigkeit und vertragen schlecht auch nur den Ansatz von Kritik, weil sie selbst ihr stärkster Kritiker sind.
Übertriebene Abwehr	Die Patienten wehren sich auch gegen Dinge, die harmlos sind.

Tab. 33: Klassen im Feld „Stressoren Analogie"

6.3.5 Psyche: Problemursachen

Dieses Feld zeigt an, in welchem sozialen Bereich die aktuellen Probleme wirklich liegen, die den Patienten belasten. Die drei Klassen können sein: Herkunftsfamilie, Wahlfamilie und soziales Umfeld.

Die Herkunftsfamilie bezeichnet die Familie, aus der der Patient stammt und in der er aufgewachsen ist. Die Wahlfamilie bezeichnet die Familie, die der Patient sich geschaffen hat, nachdem er geschlechtsreif wurde und das Elternhaus verlassen hat. Dazu zählen beispielsweise Sexual- und Ehepartner, die Kinder des Patienten usw.

Liegen die Klassen in diesem Feld in seltenen Fällen über der AWG, sind die Auswirkungen enorm und die Psyche wird deutlich durch die Beziehungsprobleme belastet.

Für jede der drei Klassen werden in einem weiteren Feld die wichtigsten psychischen Probleme klassifiziert. Die Klassen in den einzelnen Feldern sind in den meisten Fällen selbsterklärend, daher führe ich hier nur wenige auf.

6.3.6 Psyche Herkunftsfamilie

In dieser Klasse werden die psychischen Prozesse beschrieben, die entweder aus der realen Herkunftsfamilie oder aus ererbten Strukturen resultieren und im Patienten noch aus dieser Zeit wirken.

Mütterliche Selbstsucht	In der Kindheit hat der Patient nicht die Mutterliebe und Zuwendung bekommen, die er sich gewünscht hat. Dadurch besteht Suchtgefahr und spätere Abhängigkeit von den Eltern. Wenn Eltern sich in der Kleinkindphase viel mit ihrem Kind beschäftigen, fällt es den Kindern später leichter loszulassen.

▸

Großväterliche Zwänge	Dies ist ein Hinweis auf eine dominante Person im Umfeld des Patienten. Sie kann auch weiblich sein und hat Zwänge weitervererbt. Der Patient kommt aus den Zwängen schwer heraus.
Naturellwidrige Zwänge	Es bestanden Zwänge oder Erwartungen, die die Entwicklung des Kindes eingeschränkt haben. Der Patient muss sich fragen: „Wo fühle ich mich eingeschränkt?", „Wo fühle ich mich eingeengt?", „Was in meinem Leben ist gegen meine Natur?".
Fahrlässige Versorgung	Der Patient hat als Säugling nicht den Schutz und die Versorgung bekommen, die er gebraucht hätte.

Tab. 34: Klassen im Feld „Psyche Herkunftsfamilie"

6.3.7 Psyche Wahlfamilie

Die Klassen dieses Feldes beschreiben, welche psychischen Prozesse die Beziehung des Patienten zu seiner Wahlfamilie am stärksten belasten und dadurch den Ort seiner persönlichen und familiären Verwirklichung einschränken. In einigen Fällen kann auch der engste Freundeskreis die Rolle einer Wahlfamilie annehmen.

Wird bei einem Kind die Wahlfamilie als Sieger klassifiziert, kompensiert es die emotionalen Probleme der Eltern. Dies ist besonders wahrscheinlich, wenn im Feld „Probleminhalt" bereits mehrere Klassen über der AWG liegen. In diesen Fällen ist es empfehlenswert, wenn die Eltern parallel eine Clustertherapie durchführen.

Wird „Gezielte Selbstverteidigung" als Klasse aufgeführt, bedeutet dies: Was ist das Ziel seiner Verteidigungsmaßnahmen? Was will er mit der Selbstverteidigung erreichen?

In diesen Fällen ist oft eine krisenbelastete Beziehung der Eltern eine Ursache.

6.3.8 Psyche Soziales Umfeld

Die Klassen dieses Feldes beschreiben, welche Faktoren eine förderliche Beziehung zu Nachbarn, Freunden und Arbeitskollegen einschränken.

Mitteilung über sich	Dem Patienten fällt es schwer, sich und seine Probleme anderen mitzuteilen.
Vielseitige Kommunikation	Dem Patienten fällt es schwer, sich mit seiner Kommunikation an unterschiedliche Gesprächspartner anzupassen.

Soziogene Angst	Diese Klasse wird häufig ausgewiesen. Sie äußert sich in Angst vor Menschen, die auf Erlebnisse der Vorfahren zurückgeht, die z. B. Kriegserlebnisse oder andere negative Erlebnisse mit Menschen hatten.
Unklare Schutzfunktionen	Der Patient kann sich nicht so schützen, wie es gut für ihn wäre.

Tab. 35: Klassen im Feld „Psyche Soziales Umfeld"

6.3.9 Angst Profil

In diesem Feld werden die bestimmendsten Ängste des Patienten klassifiziert.

Bewusste Ängste haben aus naturheilärztlicher Sicht eher mit dem Herzen zu tun, unklare diffuse Ängste eher mit der Niere. Eine Aggression hat ihre Ursache fast immer in der Angst.

Angst, blind zu werden	Diese Klasse ist ein Hinweis auf eine bestehende Angst, die Sehkraft zu verlieren. Wenn der Patient keine Probleme mit den Augen hat, kann diese Angst analog psychisch verstanden werden als Angst, etwas zu übersehen oder etwas nicht oder nicht rechtzeitig erkennen zu können. Die Klasse ist der Hinweis darauf, dass der Patient etwas erkennen soll, was er momentan nicht erkennen kann.
Mit sozialer Phobie	Der Patient fühlt sich in größeren Menschenmengen meistens unwohl. Eine solche Angstform entsteht, wenn die Zeit im Mutterleib nicht der Ort der Geborgenheit, sondern ein Ort der Bedrohung war.
Angst mit Panik	Diese Klasse in Verbindung mit der vorhergehenden ist häufig anzutreffen, wenn die Vorfahren des Patienten Krieg erlebt haben.
Angst vor Verfolgung	Der Patient selbst kann unter solchen Ängsten leiden. Ebenso könnte einer der Vorfahren Verfolgung erlitten haben.

Tab. 36: Klassen im Feld „Angst Profil"

6.3.10 Lebensmodalitäten

Dieses Feld ist ein Spiegel der Persönlichkeitsstruktur. Es zeigt die Schwerpunkte im Charakter des Patienten an, die momentan am stärksten belasten. Je mehr Klassen in diesem Feld ermittelt werden, desto komplexer ist die Situation, in der sich der Patient momentan befindet.

Beistand suchen und geben	Der Patient kann sich in andere Menschen gut einfühlen und ihnen beistehen, braucht den Beistand aber auch selbst.
Zu kurz gestillt	Der Patient bekommt vom Leben nicht das, was er zum Glücklichsein braucht, ihm aber zusteht. Ihm fällt nichts in den Schoß, sondern er muss für alles mehr kämpfen als andere.
Energie verlieren	Dieses Feld ist sehr wichtig. Liegt es über der AWG, ist es die wichtigste Aufgabe des Therapeuten herauszufinden, welche Faktoren dem Patienten vorrangig Energie rauben.
Beherrschender Vater	Es gibt eine dominante Person im Umfeld des Patienten.

Tab. 37: Klassen im Feld „Lebensmodalitäten"

6.3.11 Charaktereigenschaften

In diesem Feld werden die zentralen Charaktereigenschaften des Patienten aufgeführt, die ihn auszeichnen.

Liegt die Eigenschaft unter der AWG, nutzt der Patient sie. Liegt sie über der AWG, nutzt der Patient sie nicht in dem Maße, wie es sinnvoll und nützlich für ihn wäre.

Energie optimal einsetzen	In der Clustermedizin gibt es drei Arten von Energien: die körperliche, die emotionale und die mentale Energie. Im **ersten Drittel** des Lebens sollte hauptsächlich die **körperliche** Energie entwickelt werden und der Körper seine Höchstleistung erbringen. Im **zweiten Drittel** des Lebens steht die **emotionale** Energie im Vordergrund, die beispielsweise für Kinder mit all ihren psychischen Auseinandersetzungen gebraucht wird. Im **letzten Drittel** des Lebens sollte die **geistige** Energie die Hauptrolle spielen, wobei auch Lösungen und Befreiungen erlebt werden können. Diesen natürlichen Prozess können zerebrale Erkrankungen stark einschränken.

▶

Ehrlichkeit	Gemeint ist die Ehrlichkeit zu anderen wie auch die Ehrlichkeit zu sich selbst.
Streitfähigkeit	Sie ist eine wichtige Charaktereigenschaft, die notwendig ist, um zu lernen, sich zu positionieren.
Diskretion	Diese Eigenschaft ist aktuell für den Patienten wichtig und sollte erinnert und geübt werden.
Verwirren und stören	Die Klasse zeigt, dass der Patient sich entweder durch sein Umfeld verwirrt oder gestört fühlt, oder er hat dieses Verhalten sich selbst oder anderen gegenüber, sodass es ihm schwerfällt, klare Entscheidungen zu treffen.

Tab. 38: Klassen im Feld „Charaktereigenschaften"

6.3.12 Fähigkeiten Profil

Dieses Feld zeigt die Fähigkeiten des Patienten, die er gut in seinem Leben einsetzen könnte.

Oft erscheint nur eine Klasse, selten mehrere. Liegen sie über der AWG, lebt der Patient die Fähigkeiten momentan nicht in ausreichendem Maße.

Reste abarbeiten	Alles, was wir erlebt haben, hinterlässt Spuren in unserem Körper. Diese können sich störend und hinderlich auf unser Leben auswirken, wenn sie nicht abgearbeitet werden können.
Zweckorientiert bewegen	Diese Klasse bedeutet sowohl, dass wir uns im Außen auf ein Ziel gerichtet bewegen, was uns guttut, aber auch, dass wir uns innerlich auf unser Ziel hinbewegen.
Funktionen vernetzen	Diese Klasse beschreibt die Fähigkeit, sehr unterschiedliche Faktoren so miteinander zu vernetzen, dass ein scheinbar unerreichbares Ziel doch erreicht werden kann.
Vorsorglich schützen	Diese Klasse beschreibt die Fähigkeit, sich darüber Gedanken zu machen, sich und seine Familie körperlich und psychisch vorausschauend zu schützen, um einen Schaden zu verhindern.

Tab. 39: Klassen im Feld „Fähigkeiten Profil"

6.4 Entgiftung Körper

In diesem Kapitel werden Hinweise für körperliche Entgiftungsmöglichkeiten klassifiziert, die der Patient zum großen Teil durch Änderungen seiner Lebensweise selbst in seinen Alltag integrieren kann.

6.4.1 Zelluläre Entgiftungsfähigkeit

In diesem Feld wird die zelluläre Entgiftungsfähigkeit ermittelt. Sie wird von sehr gut bis mangelhaft oder als blockiert klassifiziert.

Wenn sie als blockiert klassifiziert wird, kann es sein, dass der Patient zu Beginn der Therapie eher übertrieben aggressiv reagiert, bis die Blockade gelöst ist.

Ist diese Klasse nur in einer Analyse mit einer Fragegruppe als Quelle hoch, kann der Patient negative Gefühle weniger schnell abbauen.

Wenn insgesamt viele Klassen auftauchen, ist die Entgiftung nicht stabil. Sie funktioniert schlechter, wenn der Patient Belastungen ausgesetzt ist.

Bei einer schlechten zellulären Entgiftungsfähigkeit helfen Cluster-Salz-Entschlackungsbäder (▶ Kap. 6.6.14).

6.4.2 Bewegung

Bei den Bewegungsübungen, die in diesem Feld individuell für den Patienten ausgewiesen werden, geht es nicht um eine sportliche Leistungssteigerung. Vielmehr haben die Übungen das Ziel, bestimmte Organzonen in „Bewegung“ zu bringen, um ihren Stoffwechsel zu optimieren und so eine bessere körperliche und seelische Stabilität zu erreichen.

Bewusst schlucken	Was man bewusst schluckt, kann man auch verdauen – auch im übertragenen Sinn. Wichtig ist, auch wahrzunehmen, was man schluckt.
Im Freien laut über sich sprechen	Ohne Wertung versuchen, seine Empfindungen und Gedanken laut auszusprechen, besonders das, was spontan durch den Kopf geht. Diese Klasse hat eine Analogie zur Schilddrüse

▶

Menschen umarmen	Als Zeichen der Lebensvergewisserung umarmt man nur Menschen, denen man vertraut. Wird diese Klasse ermittelt, weist dies auf eine gewisse Verunsicherung hin. Ein Mensch, der befriedigende soziale Kontakte pflegt, ist weniger anfällig für chronische Krankheiten wie Krebs. Liegt diese Klasse über der AWG, ist dies ein Hinweis auf eine mögliche Progredienz.
Langsames Querrollen	Die Übung kennt jeder aus seinen Kindertagen: Man rollt mit anliegenden Armen wie eine Walze eine nur leicht abschüssige Wiese hinunter. Diese Klasse hat eine Analogie zum Magen.
Sackhüpfen	Beidbeinig wie in Kindertagen große Sprünge machen und die Erschütterungen im Unterleib spüren.
Sympathisches Bewegen unter vielen Menschen	Während man sich in einer großen Menschenmenge freundlich zugewandt bewegt, spüren, ob eine Sympathie oder Antipathie vorliegt. Besonders mit dem Menschen ein Gespräch anknüpfen, zu dem man sonst keinen Kontakt aufnehmen würde. Diese Klasse hat eine Analogie zur Niere

Tab. 40: Klassen im Feld „Bewegung"

6.4.3 Schlafbedarf

In diesem Feld wird der für den Patienten optimale Schlafbedarf angegeben. Liegt dieser besonders hoch, z. B. bei 9 Stunden, ist dies ein Hinweis darauf, dass der Patient vor allem auf der Steuerungsebene Nachholbedarf hat, denn das Gehirn erholt sich im Schlaf.

6.4.4 Trinkwasserbedarf

In diesem Feld wird der Trinkwasserbedarf des Patienten angegeben. Liegt die Klasse unter der AWG, was selten vorkommt, trinkt der Patient genug. Liegt diese Klasse über der AWG, trinkt der Patient nicht genug oder nicht das für ihn verwertbare (für die Entgiftung) notwendige Wasser; die Zellen haben dann mit der Qualität des Wassers Probleme.

Wenn Patienten zu wenig trinken, belasten sie in erster Linie die Gelenke und ihr Gehirn.

Die Herzbelastung geht in die Trinkwasserberechnung mit ein. Liegt der Wert beispielsweise nur bei 1,75 l, aber weit über der AWG, trinkt der Patient entweder zu wenig oder das Herz-Kreislauf-System kann die Wassermenge nicht bewältigen.

Praxistipp

Bereits ein Wechsel des Trinkwassers kann hilfreich sein: Wasser mit niedrigem Widerstand (Ohm-Wert) können viele Toxine aufnehmen.

Oft höre ich von Patienten: „Ich würde gerne trinken, kann aber nicht." Bei Äußerungen wie diesen sollte der Therapeut eine Herz-Kreislauf-Belastung in Betracht ziehen. Bei älteren Patienten lässt sich das indikative Klangcluster „Stärkung Herz" einsetzen, das die Patienten häufig dazu bringt, doch zu trinken. Bei jüngeren Patienten ist das Klangcluster „Kleinhirn" zielführender (▶ Kap. 6.6.9).

6.4.5 Speisenunverträglichkeit

Werden hier viele Nahrungsmittel aufgeführt, ist dies entweder ein Anzeichen dafür, dass der Patient zu wenig Enzyme bildet oder dass er analog psychische Probleme hat, etwas richtig „zu verdauen". War die Quelle eine Fragegruppe, verträgt der Patient die Lebensmittel bei psychischer Belastung nicht. Zöliakie ist ein Hinweis auf ein psychisches Vaterthema.

Praxistipp

Der Patient sollte die entsprechenden Speisen für einen Zeitraum von ca. 8 Wochen meiden.

6.4.6 Vitamine Analogie

Dieses Feld zeigt jene Vitamine, für die beim Patienten eine Verwertungsstörung vorliegt. Zumeist liegt allerdings auch ein realer Mangel vor.

B1 Thiamin	Schützt uns vor Krebs
B2 Riboflavin	Entlastet die Leber
B3 Niacin	Ist für die Persönlichkeitsentwicklung wichtig
B5 Pantothensäure	Ist für Haut und Nervensystem wichtig

▶

Folsäure	Gehört zur Gruppe der B-Vitamine. Folsäure ist gut für das Nervensystem und unterstützt auch das Herz. Sehr sinnvoll in der Schwangerschaft.
Essentielle Fette	Diese Fette können vom Organismus nicht synthetisiert werden. Sie sind für eine stabile Zellmembranfunktion notwendig. Als Klassiker gelten: Leinöl, Arganöl.
Procainhydrochlorid	Procain hat als Lokalanästhetikum Cocain, das mit Nebenwirkungen einhergeht, verdrängt. Bei Auftreten dieser Klasse stellt sich die Frage, ob der Patient eventuell Drogen nimmt.
Vitamin D	Vitamin D ist wichtig für das ZNS, das Immunsystem, das Hormonsystem und den gesamten Stoffwechsel. **Praxistipp:** Bei Auftreten dieser Klasse, ist der Vitamin-D-Stoffwechsel gestört. Dann kann das sequentielle Schallcluster „Vitamin D" häufig besser helfen, als Vitamin D stofflich zu geben.

Tab. 41: Klassen im Feld „Vitamine Analogie"

6.4.7 Minerale Analogie

In diesem Feld werden die Mineralstoffe angezeigt, die der Patient nicht gut verwerten kann. Zähne und ein Mangel an Mineralstoffen beeinflussen maßgeblich den Alterungsprozess des Menschen. Dabei reguliert die Niere den Mineralstoffhaushalt und entscheidet, welche Elektrolyte aufgenommen und welche ausgeschieden werden.

Calcium	Calcium als mengenmäßig bedeutendster Mineralstoff ist besonders für den Knochen, Nerven- und Muskelstoffwechsel notwendig und damit auch für einen stabilen Herzrhythmus.
Chrom	Ist wichtig für den Zuckerstoffwechsel und über die Blutzuckerregulation ebenso wichtig für eine stabile Funktion des Gehirns wie des gesamten Nervensystems.
Cuprum	Kupfer zeigt eine verdeckte Bindegewebsschwäche und allergische Reaktionen an. Kupfer ist dem 2. Chakra zuzuordnen und wirkt antiallergisch sowie antientzündlich, indem es Histamin abbaut, das Gewebsentzündungen fördert.

Eisen *Abb. 36: Kristallisat von Eisen*	Verbindet uns mit der Erde. Die Eisenaufnahme wird durch Zink gehemmt. **Praxistipp:** Jeden Tag 6 bis 7 Brennnesselblätter kauen und einspeicheln, im Winter Brennnesselsamen. Keinen Kaffee trinken.
Kalium	Ist wichtig, um das Membranpotenzial der Zellen aufrechtzuerhalten, und am wichtigsten für das gesamte Nervensystem und die Muskeln. Kaliummangel tritt heute verhältnismäßig häufig auf. Da der Kaliumspiegel im Blut stabil gehalten werden muss, fehlt das Mineral dann in der Zelle. Besonders der Stoffwechsel im Gehirn und in den Nervenzellen kann nicht korrekt ablaufen, wenn Kalium fehlt. **Praxistipp:** Menschen, die den Belastungen von Elektrosmog ausgesetzt sind, leiden häufig unter Kaliummangel. Daher immer, wenn Kalium auftaucht, auch Elektrosmog berücksichtigen.
Kobalt	Ist ein Spurenelement, das die Entgiftung über das venöse System unterstützt. Wird im Feld „Induktionen Analogie" zusätzlich eine Kobaltradiation ausgewiesen, ist dies ein Hinweis auf die Wirkung einer verstorbenen Seele im System. Meistens handelt es sich dabei um eine blutsverwandte verstorbene männliche Person, die den Patienten noch geistig beeinflusst.
Magnesium	Magnesium ist an mehr als 300 Enzymreaktionen beteiligt. Es hat eine Schlüsselrolle für eine gesunde Herz-Kreislauf-Funktion sowie für das gesamte Muskel- und Nervensystem, indem es die Erregbarkeit hemmt und dadurch entspannend und entkrampfend wirkt.[67]
Natrium	Natriummangel entsteht selten durch zu geringe Aufnahme, sondern durch erhöhte Ausscheidung aufgrund von Erbrechen, Durchfall oder entwässernden Medikamenten. Der Stoffwechsel kann durch Salzbäder (▶ Kap. 6.6.14) unterstützt werden.

▶

67 Centrosan-Lexikon der Nährstoffe.

Lithium	Das Spurenelement Lithium wird in der Schulmedizin bei Depressionen verordnet. Als Klasse kann es entweder auf einen Mangel hinweisen oder analog auf depressive Verstimmungen. Es ist Bestandteil vieler Mineralwässer und dient der Stabilisierung des Nervensystems.
Phosphor	Ist nach Calcium das mengenmäßig häufigste Mineral. Unsere DNA und Zellwände werden aus Phosphor aufgebaut. Auch zur Enzymbildung ist der Baustein häufig notwendig. Seine Hauptwirkung hat Phosphor beim Knochenstoffwechsel und den Zähnen. Ein realer Phosphormangel kann durch überhöhten Zucker- oder Alkoholkonsum, eine Aluminiumbelastung, auch durch aluminiumhaltige Medikamente oder durch eine erhöhte Ausscheidung bei Magnesiummangel vorliegen. Analog, auf psychischer Ebene, kann diese Klasse bedeuten, dass die Stabilität des Systems gefährdet ist und Prozesse, die momentan stattfinden, „an die Substanz gehen". Dies trifft besonders zu, wenn die Klasse über der AWG liegt.
Silizium	Silizium ist an der Bildung von Hyaluronsäure beteiligt und daher wichtig für das Bindegewebe. Da es auch für die Endolymphe im Ohr notwendig ist, könnte ein Siliziummangel eine Mitursache für Tinnitus sein. Bei Aluminiumintoxikation sinkt der Siliziumspiegel.[68]
Zink	Zink ist als Cofaktor für mehr als 200 Enzyme notwendig. Die bekanntesten sind die Alkoholdehydrogenase zum Abbau von Alkohol und die alkalische Phosphatase zum Aufbau von Knochensubstanz. Zink ist wichtig für das Immunsystem, das Gehirn und die Enzymbildung. Durch eine verbesserte Pankreasenzymbildung von Lipase und Amylase können die Symptome einer Nahrungsmittelintoleranz reduziert werden.[69] Durch seine stabilisierende Funktion bei Immunzellen hat Zink auch eine direkte antiallergische Eigenschaft.[70]

▶

68 Edwardson (1993).
69 Rimbach (1996).
70 Deutsches Grünes Kreuz (2018).

Molybdän	Das Spurenelement Molybdän ist als Cofaktor für die Energiegewinnung und für viele eisenhaltige Enzyme notwendig, wie die Xanthinoxidase, die zum Abbau von Harnsäure gebraucht wird. Ein Molybdänmangel kann bei entzündlichen Darmerkrankungen, bei zu einseitiger Ernährung mit Fertiggerichten oder auch in Kombination mit erhöhten Kupferspiegeln auftreten.
Selen	Es schützt unsere Zellen als Antioxidans vor dem oxidativen Angriff durch freie Radikale. Selen ist Bestandteil wichtiger Enzyme, vor allem der Dejodasen, die für den Aufbau von Schilddrüsenhormonen zuständig sind. Ebenso unterstützt es die Schwermetallausleitung. Manche Patienten haben Selenmangel aufgrund psychischer Belastungen.[71]

Tab. 42: Klassen im Feld „Minerale Analogie"

6.4.8 Milieu vital stärken

Dieses Feld zeigt, womit sich der Stoffwechsel des Patienten insgesamt verbessern lässt, auch als Prophylaxe für chronische Krankheiten.

Abwehr substituieren	Das Immunsystem sollte durch Substitution von Mikronährstoffen moduliert werden, aber auch psychisch sollte die Abwehr gestärkt werden. Zentrale Frage, die sich der Patient stellen sollte: „Wogegen soll ich mich wehren, wogegen nicht?"
Essentielle Fette	Leinöl, Arganöl, Granatapfelkernöl
Ganzkörperschwitzen	Ganzkörperschwitzen, das entweder durch sportliche Betätigung oder Saunagänge hervorgerufen werden kann, entlastet Haut und Nervensystem.

Tab. 43: Klassen im Feld „Milieu vital stärken"

71 DocMedicus Gesundheitslexikon (o. J.).

6.5 Entgiftung Psyche

In diesem Kapitel werden die Selbstanwendungen für den Patienten aufgeführt, mit deren Hilfe er seine Toxinlast reduzieren kann.

6.5.1 Entspannen wie?

Dieses Feld zeigt Empfehlungen, die dem Patienten bei der Entspannung helfen.

Ruhig unter Wasser schwimmen	Diese Klasse ist ein Hinweis darauf, dass Prägungen aus der Zeit im Mutterleib momentan wirksam sind.
Eingeteiltes Naschen	Diese Klasse ist ein Hinweis darauf, dass der Patient sich gezielt regelmäßig und kontrolliert belohnen sollte. Er sollte klar festlegen, wann er was und wie viel zur Belohnung nascht. Eine klare Belohnung wirkt sich sehr positiv auf seine Genussfähigkeit aus.
Lebendigkeit freudig spüren	Diese Klasse ist ein Hinweis darauf, dass der Patient verlernt hat, sich wie ein Kind zu freuen. Häufig erscheinen auch Steuerungsorgane wie Hypothalamus im Prägungsprofil oder Herz und Stimme bei den pathoaktiven Organen.
Schluckweise warmes Wasser	Diese Maßnahme könnte dem Patienten helfen, analog vergangene Prozesse aus der Kindheit besser verdauen zu können.
Auf Säcke einschlagen	Der Patient hat viel an Frust, Wut und Aggression angesammelt, was sich im späteren Leben als Schmerz äußert.
Gezielt schön singen	Beim Singen verbindet der Mensch sich mit sich selbst. Singen kann dem Patienten Angst nehmen – auch Kinder singen häufig in Situationen, in denen sie Angst verspüren. **Praxistipp:** Der Patient sollte den eigenen Vornamen in verschiedenen Tonlagen singen. So verknüpft er sich mit den tiefen Schichten der Seele und lernt, in sein eigenes Unterbewusstsein einzutauchen.
In den Spiegel schauen	Der Patient sollte sich in die Augen schauen und sich fragen: „Was gefällt mir, was gefällt mir nicht? Wer bin ich denn wirklich?" Diese Übung baut über die Augen, die als „Fenster zur Seele" gelten, Kontakt zum tiefen innersten Wesen und Unterbewusstsein auf. Erscheint beispielsweise die Milz bei den pathoaktiven Organen, könnte es sein, dass der Patient durch diese ▶

In den Spiegel schauen	Übung erkennt, welcher Anteil in ihm ihn gefährdet. Daher gefällt ihm die Übung zu Beginn häufig nicht so gut. Bei Kindern lässt sich diese Übung spielerisch durchführen, indem sie sich auf verschiedene Weise verkleiden und dann in den Spiegel schauen.

Tab. 44: Klassen im Feld „Entspannen wie"

6.5.2 Beschäftigung

In diesem Feld werden Beschäftigungen bzw. Übungen aufgeführt, die für den Patienten hilfreich sein können. Die meisten der über 50 Klassen sind hier selbsterklärend.

Augenrollen (Yoga)	Das Kreisen und Rollen der Augen soll an den Atemrhythmus angepasst werden, bei dem man für 8 Herzschläge einatmet, für 8 Herzschläge den Atem anhält und 8 Herzschläge ausatmet. Diese Übung wirkt durch die Vagus-Anregung entspannend und positiv bei Augenerkrankungen.
Fletchern	Fletchern ist eine häufig empfohlene Beschäftigung, die nach dem amerikanischen Ernährungsreformer Horace Fletcher benannt wurde. Fletchern bedeutet, dass man die Nahrungsmittel portionsweise einspeichelt und mindestens 32-mal kaut, wobei man seine Aufmerksamkeit auf die Geschmacks-/Konsistenzänderung der Speisen richtet. Fletchern stärkt auch den Magen. Diese Übung hilft dann besonders gut, wenn sie klassifiziert wird.
Fließendes Wasser beobachten	Ziel dieser Übung ist, wie bei anderen Wasseranwendungen, z. B. Wassertreten oder dem Zuhören von Wasserbewegungen, über Informationsrückkopplungen mit dem Zellwasser die biochemischen Zellabläufe zu optimieren.
Konfliktlösend sprechen	Hier geht es darum, ein klärendes und reinigendes Gespräch mit dem Menschen zu führen, mit dem man einen Streit oder eine Auseinandersetzung hatte. Bei dem Gespräch sollte man darauf achten, freundlich und entspannt zu sein, aber auch, sich abzugrenzen, wenn eine friedliche Lösung nicht möglich ist.
Nasenspülung mit Salzwasser	In einer Tasse lauwarmem Wasser einen Teelöffel der gewünschten Cluster-Salz-Mischung (▶ Kap. 6.6.14) auflösen. Die Nase an den Rand der Tasse halten, bis sie das Wasser berührt. Dieses Wasser teilweise „einatmen", also in die Nase hochziehen und durch den Rachen hinten wieder hinausfließen ▶

Nasenspülung mit Salzwasser	lassen, wieder hochziehen – und so fort, einige Minuten lang. Das Wasser soll nicht nur in die Nase, sondern höher, bis in den Bereich der Kopfhöhlen und des Rachens, einfließen und spülend wirken.
Netzmeditation	Für diese Übung wird eine halbe Stunde Zeit benötigt, in der man vollkommen ungestört sein sollte. In einer bequemen, sitzenden, aufrechten Körperhaltung eine halbe Stunde lang konzentrieren. An nichts Bestimmtes denken, jedoch jeden auftauchenden Gedanken als „Themengeber" nutzen. Nachdenken, bis ein neues Thema auftaucht, um so eine Gedankenkette entstehen zu lassen.
Wasserbewegungen zuhören	Mit geschlossenen Augen an einem Bach oder Fluss ausschließlich den Wasserbewegungen zuhören. Aufmerksamkeit auf die Änderungen der Wassergeräusche legen, die durch Bewegungen der Hände verursacht werden.
Zwerchfellatmend hecheln	Bei dieser Übung soll man nach jedem tiefen Atemzug in kurzen und knappen Atemzügen (wie ein müder Hund) hecheln. **Praxistipp:** Die Übung „Zwerchfellatmend hecheln" hilft hervorragend bei Sodbrennen.

Tab. 45: Klassen im Feld „Beschäftigung"

6.5.3 Votiv

In diesem Feld werden dem Patienten ein oder mehrere persönliche Votive vorgeschlagen. Votive sind Leitsätze, die einen Vorsatz beinhalten und die Selbstmotivation stärken. Sie helfen, das Denken und die Gefühle auf ein nützliches Ziel auszurichten. Man sollte sie eine Zeit lang täglich wiederholen und über ihren Inhalt nachdenken.

Das Votiv hilft dem Patienten, die neuronalen Verschaltungen zu aktivieren, die benötigt werden, um belastende Denkmuster zu korrigieren, damit der momentan gestörte Stoffwechsel stabilisiert werden kann.

Votive liegen selten deutlich über der AWG. Ist dies doch der Fall, hilft es nicht, sie nur aufzusagen. Vielmehr sollte der Patient die Empfehlungen dann auch real ausführen. Bei dem Votiv „Ich trenne auf" z. B. sollte er ein Kleidungsstück oder etwas Ähnliches wirklich manuell auftrennen.

Praxistipp
Den Satz an den Spiegel im Badezimmer oder an den Kühlschrank hängen. Wenn zwei Votive den gleichen Wert aufweisen, sollte der Therapeut den Patienten fragen, welcher Satz ihm angenehmer ist oder zu welchem er eine größere Resonanz verspürt.

Ich bin fest	Die Standfestigkeit des Patienten ist momentan deutlich eingeschränkt.
Ich bin Teil des irdischen Lebens	Welcher Anteil des Patienten möchte nicht mehr auf der Erde sein?
Ich beaufsichtige mich	Diese Klasse wird bei sehr gutmütigen Menschen ausgewiesen, die sich oft ausnutzen lassen. Sie geben ihre Lebensenergie anderen, die dies nicht wertschätzen, und das zumeist mehrfach im Leben.
Ich fließe in meinem Leben	Der Patient sollte lernen, im Fluss zu sein und sich nicht nur mit der Vergangenheit zu beschäftigen.
Ich lerne aus allem	Jeder Schicksalsschlag birgt auch eine Chance.
Ich möchte weiterleben	Hier soll man den Patienten fragen: Wie möchten Sie weiterleben? So wie bis jetzt oder anders? Und wenn anders, was soll anders werden?
Ich sammle ein	Der Therapeut sollte dem Patienten dazu raten, von ihm schön empfundene Sachen zu sammeln, z. B. Steine, Samen, Duftöle, …
Ich fülle mich an	Der Patient lebt im Mangel. Wichtige Fragen, die er sich stellen sollte, sind: „Was bedeutet Fülle für mich? Was erfüllt mich?“
Ich schwinge ein und aus	Ein rhythmisch arbeitendes Organ wie Lunge, Herz, Darm oder Epiphyse, die unsere Rhythmen und den Wechsel von Anspannung und Entspannung steuern, scheint nicht optimal zu funktionieren.
Ich stelle her	In der heutigen Zeit ist es für unser modernes Leben nicht mehr unbedingt notwendig, selbst etwas herzustellen, viele bereiten sich noch nicht einmal die tägliche Nahrung selbstständig zu. Bei dieser Klasse würde es dem Patienten guttun, sich ein Hobby zu suchen, bei dem er selbst etwas herstellt.
Ich werde los	Was möchte der Patient loswerden?

Ich strebe auf ein Ziel zu	Welche Ziele hat der Patient in seinem Leben? Hat der Patient aktuell überhaupt ein anstrebenswertes Ziel? Oder ist er ziellos und somit orientierungslos geworden?
Ich zerteile	Wie auch Nahrungsmittel zur Verdauung vorher in kleine Teile zerlegt werden müssen, müssen auch die psychischen Erlebnisse zuerst zerteilt werden, um sie anschließend gut verarbeiten zu können.

Tab. 46: Klassen im Feld „Votiv"

6.5.4 Neue Wege

Die Textbausteine der Klassen in diesem Feld sind sehr lesenswert. Ihre Themen fokussieren das aktuelle Geschehen und eröffnen neue Blickwinkel und Wege.

Beuge Entgleisungen vor	Die Aufgabe besteht darin, sich für die kleinen, regelmäßig wiederkehrenden Unpässlichkeiten der Psyche und des Körpers am Anfang zu sensibilisieren und auszudrücken, was stört und nicht guttut. Damit soll verhindert werden, dass später ein großer, nicht mehr zu behebender Schaden eintritt, wenn man sich zu sehr an die kleinen Signale gewöhnt hat.
Entlarve Deine Scheinwerte	Die eigenen Werte auf ihren Inhalt prüfen. Sind es nur Ersatz- oder Scheinwerte, die man sich aus Angst geschaffen hat, oder gibt es Gewohnheiten, die einem früher wertvoll waren, jetzt aber ihren Wert verloren haben?
Kommuniziere freier	Nicht nur die anderen über sich erzählen lassen, sondern lernen, freier mit- und voneinander zu sprechen, ohne sich immer abgrenzen zu müssen, und auch sein eigenes Leid mitzuteilen. Damit sollen die bisherigen Möglichkeiten des Nachdenkens, Genießens und Verstehens erweitert werden.
Nimm Bedrückendes wahr	Auch wenn man sich im Laufe des Lebens an vieles, was einen bedrückt, gewöhnen kann, ist es hilfreich, wahrzunehmen, was genau einen bedrückt, da sich sonst aus clustermedizinischer Sicht analog besonders Bronchialerkrankungen entwickeln könnten.
Realisieren Sie Ihre Träume	Ein Traum lässt sich nur realisieren, wenn das Ziel genau genug und klar ist. Die Richtung, in die man den ersten Schritt macht, ist für das zu erreichende Ziel wichtig. Aus dem ersten Schritt ergeben sich schlüssig alle folgenden Schritte, wenn man nicht nur das Ziel vor Augen hat, sondern den Weg dorthin auch genießt.

▶

Schaffe Durchlässigkeiten	Der Patient sollte untersuchen, welche Ansicht oder welches Vorurteil im emotionalen oder sozialen Bereich sich so verhärtet hat, dass manche Probleme unlösbar wurden. Stattdessen sollte er nach neuen, passenden und wirksamen Lösungsansätzen suchen.
Sei ruhig und gelassen	Der Patient sollte sich bewusst machen, dass er selbst es ist, der zuverlässig seine Lebendigkeit und sein Wohlgefühl steuert.
Sei ruhig, du lebst	Kann auf ein Nahtoderlebnis im Mutterleib hindeuten.

Tab. 47: Klassen im Feld „Neue Wege"

6.5.5 Farbe

In diesem Feld werden bestimmte Farben für den Patienten klassifiziert, die positiven Einfluss auf sein Leben nehmen können. Dabei sind die Farben hinsichtlich ihrer Wirkungen über das System der Mustererkennung spezifischen Organen zugeordnet.

Die in Klammern angegebenen Farben entsprechen den Komplementär- oder Ergänzungsfarben, deren Lichtspektrum bei Mischung Weiß ergibt.

Rot (Blaugrün)	Herz, Kreislauf, Arterien, Venen
Orange (Hellgrün)	Weibliche Geschlechtsorgane, Brust
Grünblau (Rotgelb)	Männliche und weibliche Geschlechtsorgane
Hellblau (Rotorange)	Kopf und Sprechvermögen
Rosa (Grüngelb)	Magen und Darm
Hellorange (Hellblau)	Pankreas
Schwarz (Weiß)	Knochen, Muskeln, Sehnen
Braun (Hellgrün)	Gelenke
Lila (Gelbgrün)	Haut
Dunkelrot (Hellgrün)	Venen
Violett (Gelbgrün)	Lunge, Bronchien
Mittelgelb (Violett)	Lymphsystem, Milz, Thymus, Mandeln
Weiß (Schwarz)	ZNS, Hypophyse, Epiphyse, Limbisches System, Rückenmark
Hellgrün (Dunkelrot)	Augen
Dunkelgrün (Orange)	Niere, Blase
Dunkelblau (Hellorange)	Leber, Pfortader
Dunkelgelb (Rotviolett)	Bindegewebe, Faszien, Fettgewebe
Dunkelgrau (Hellgrau)	Gehirnzellen, Nervenzellen, Peripheres Nervensystem

Tab. 48: Klassen im Feld „Farbe" und ihre Organanalogien in der Clustermedizin

Der Patient sollte die ausgewiesenen Farben im Alltag ansehen oder sie in seiner Kleidung tragen. Währenddessen sollte er nachspüren, welche Gefühle sie in ihm auslösen. Hier handelt es sich nicht zwingend um seine Lieblingsfarben, sondern um solche, die der Patient im Moment braucht. Sie können in ihm auch Abneigung oder Abwehr auslösen.

6.5.6 Gedanken zu einem neuen Ziel

Entwickelt wurde dieses Feld durch die Auseinandersetzung mit dem chinesischen Philosophen und General Sunzi, der vor 2.500 Jahren Strategien zur Kunst des Krieges niederschrieb.[72] Seine Einsichten haben bis heute nicht an Gültigkeit verloren und sind auf das Leben des Patienten zu beziehen, wobei „Krieg“ bzw. „Feind“ auch in übertragener Bedeutung, umfassend zu verstehen ist.

Dieses Feld hilft uns Therapeuten, den roten Faden bzw. die Essenz der psychischen Themen des Patienten aufzuzeigen, mit denen sich sehr tiefe Schichten des Unterbewussten momentan beschäftigen. Hier spielt die Familiengeschichte des Patienten eine große Rolle, denn oft handelt es sich um Erlebnisse der Vorfahren, die der Patient mitgebracht hat und die es für ihn jetzt zu lösen gilt, um nicht seine eigene Zukunft zu blockieren.

Insgesamt sind in diesem Feld mehr als 3.600 Klassen hinterlegt. Sie sind für den Therapeuten und Patienten nicht auf Anhieb verständlich, aber durch die Wiederholung der Worte und die Beschäftigung mit ihnen eröffnet sich häufig der Sinn. Der Patient kann dem Therapeuten dann oft erzählen, welche Lebensepisode aus der Vergangenheit damit gemeint sein könnte.

Praxistipp
Der Therapeut sollte diese Aussagen nicht erklären, sondern höchstens durch Fragen und mehrfache Wiederholung der Worte die neuronalen Assoziationsketten anregen.

Aktion kriegerisch	Hier sind Fragen für den Patienten relevant wie: Was bedeutet Aktion für ihn? Was bedeutet kriegerisch? Was versteht er unter kriegerischer Aktion? Welche kriegerischen Aktionen haben seine Vorfahren erlebt?

72 Sun / Clavell (1988).

Bronze	Bronze ist kein Reinmetall, sondern eine Legierung auf Kupferbasis unter Zusatz von Zinn, Zink, Blei und Nickel. Bronze bedeutet in der analogen Übertragung, dass der Patient über Kompromisse nachdenken soll. Fragen können hier z. B. sein: Können Sie sich gut entscheiden? Möchten Sie es am liebsten jedem recht machen?
Ich hungere nicht	Hungern ist nicht der richtige Weg für diesen Patienten. Wer von den Vorfahren musste hungern oder ist sogar verhungert?
Gefangenschaft	Wer von den Vorfahren erlebte eine Gefangenschaft? Welche „Gefangenschaft" wirkt im Patienten, hält ihn gefangen?
Festhalten: Schreien	Was bedeutet Festhalten für den Patienten? Wer oder was kann ihn festhalten? Kennt er das Schreien? Was ist der Grund für das Schreien?
Geld	Welchen Stellenwert hat Geld im Leben des Patienten? Wie sind seine Vorfahren mit Geld umgegangen? Was bedeutet dem Patienten Geld?
Lähmung der Angst, der Seele, der Sensorik, des Lachens, des Liebens, des Jammerns, des Schmerzes	Vorfahren haben Schmerz und Leid erlebt, das nicht verarbeitet werden konnte und weitervererbt wurde. Es hat nun eine lähmende Wirkung auf den Betreffenden. Was haben die Vorfahren erlebt, was den Lebensfluss des Patienten gelähmt hat und immer noch lähmt? Welche Lähmung kennt er?
Schätze dein Leben	Was bedeutet es für den Patienten, etwas wertzuschätzen? Welche Wertschätzung hat er für das Leben, das er lebt?

Tab. 49: Klassen im Feld „Gedanken zu einem neuen Ziel"

6.5.7 Gesprächsinhalt

Die Klassen in diesem Feld geben dem Therapeuten Hinweise, welche Themen er vorzugsweise mit dem Patienten besprechen sollte.

Hauseigentum und Besitz steht für Sicherheit, ist aber analog auch ein Hinweis darauf, dass der Patient zu wenig Raum für sich selbst hat.

6.5.8 Märchen

In diesem Feld wird ein Märchen als Klasse ermittelt, mit dem der Patient sich auseinandersetzen sollte.

Märchen sind mythologische Weisheiten, die uns Lösungswege für unsere aktuelle Lebenssituation aufzeigen können, denn sie haben archetypische Grundmuster, die unser Unterbewusstsein ansprechen. Durch das Lesen der Märchen und die Beschäftigung mit ihnen werden alte innere Bilder der Kindheit neu belebt. Die Gestalten der Märchen spiegeln uns dabei Anteile unserer eigenen Persönlichkeit. Sie sprechen damit Grundmuster unserer Empfindens- und Glaubenswelt an und können uns auf diese Weise Strategievorschläge für unser persönliches reales Leben aufzeigen.[73]

Wird ein Märchen unter der AWG ermittelt, ist dieser Zugang aktuell nicht der optimale für den Patienten. Liegt ein Märchen aber 5 oder mehr Punkte über der AWG, bewirkt die Auseinandersetzung damit häufig große Veränderungen.

Praxistipp

Es wird empfohlen, die Märchen, die ja meistens gut ausgehen, vor dem Schlafengehen zu lesen. Nachts ist unser Unterbewusstsein, das die archetypischen Lösungsvorschläge für die aktuellen Probleme versteht, aktiver.

Der Therapeut sollte sich das Märchen vom Patienten vorlesen lassen, um durch Änderungen in der Stimme seine Betroffenheit zu erkennen. Anschließend kann er durch Fragen nach Veränderungen des Märchens, die der Patient gerne vornehmen würde, Rückschlüsse auf die Änderungswünsche für dessen Leben ziehen.

Märchen	Organbezug (eidetisch)	Analogie (Lebensprinzip)
Allerleirauh	Weibliche Geschlechtsorgane und Brüste	Urvertrauen, bei sich selbst sein
Aschenputtel	Leber mit Pfortader	Wer bin ich?
Brüderchen und Schwesterchen	Augen	Wahrnehmung, Gestaltung
Der goldene Vogel	Zentrales Nervensystem	Vernetzung und Steuerung
Der Teufel mit den drei goldenen Haaren	Gelenke in Beweglichkeit und Belastbarkeit	Beweglichkeit, wohin?
Die drei Federn	Niere und Blase	Trennen und Loswerden
Die sechs Diener	Magen und Därme	Akzeptieren der eigenen Identität, Anerkennen der eigenen Fähigkeiten und Qualitäten

▶

73 Heinz (1987).

Märchen	Organbezug (eidetisch)	Analogie (Lebensprinzip)
Die sechs Schwäne	Lymphsystem, Mandeln und Milz (RES)	Wehrhaftigkeit
Die weiße Schlange	Pankreas	Selbstorganisation
Dornröschen	Nase, Lungen und Zwerchfell	Lebensaustausch
Fürchten lernen	Blutsystem, Kreislauf, Herz und Arterien	Lebendiges Lebensgefühl
Funde Vogel	Bindegewebe	Verbinden, sich einbinden
Gevatter Tod	Kopf, Kehlkopf, Ohr und Sprache	Sich ausdrücken und reflektieren können
Hans mein Igel	Haut und Tastsinn	Begrenzung, Abgrenzung, Kommunikation
König Drosselbart	Männliches Zeugungsorgan	Selbstbestätigung in meiner Einzigartigkeit, zielgerichtet sein
Rapunzel	Venensystem und Herz	Im Fluss sein
Schneewittchen	Skelett, Muskeln, Bänder	Struktur und Formgebung
Sterntaler	Peripheres Nervensystem	Sich erleben

Tab. 50: Klassen im Feld „ Märchen" mit seinen Organbezügen und Analogien; Wasinger (2019)

6.6 Die Clusterbehandlung

Das vorrangige Ziel der Clustertherapie ist es, die Sieger in den einzelnen Feldern zu korrigieren, da sie die aktuellen Schwachstellen abbilden.

Die in den folgenden Kapiteln empfohlenen Therapien sind nicht alle gleichzeitig anzuwenden, vielmehr sollen hier die klassifizierten Sieger den Vorrang bekommen. Dabei sollte der Therapeut die Auswahl gemeinsam mit dem Patienten treffen. Indes lässt die Wahl der Therapieform auch Rückschlüsse auf die Charaktereigenschaft des Patienten zu.

Praxistipp
In meiner Praxis wende ich in vielen Fällen zusätzlich zum individuellen Clustermittel entweder ein Klang- oder ein Bildcluster an. Manche Patienten sind dankbar für eine solche Empfehlung, andere sind mit einer so ungewöhnlichen Therapie zunächst komplett überfordert. Daher lassen sich an dieser Stelle keine allgemeingültigen Regeln ableiten.

Das Entoderm erreicht man vorwiegend über das Essenzcluster, das Mesoderm über die Klangcluster und das Ektoderm über die Bildcluster (▶ Abb. 25, S. 73).

Die **zwei wichtigsten Therapievoraussetzungen** sind:

Entgiftungsfähigkeit des Körpers – zu sichern durch zusätzliches Wohlfühl-Cluster „Cluster Würze"

Energiehaushalt – kann durch Klangcluster, besonders die Klangcluster Sferics-Bänder, stabilisiert und gesteigert werden.

Beide Faktoren sollte der Therapeut beachten, um Erstreaktionen durch einen Toxinstau oder zu geringe Energie zu vermeiden (▶ Kap. 7.2).

6.6.1 Essenzcluster (Rezept: Ausgangsstoffe nach Heinz)

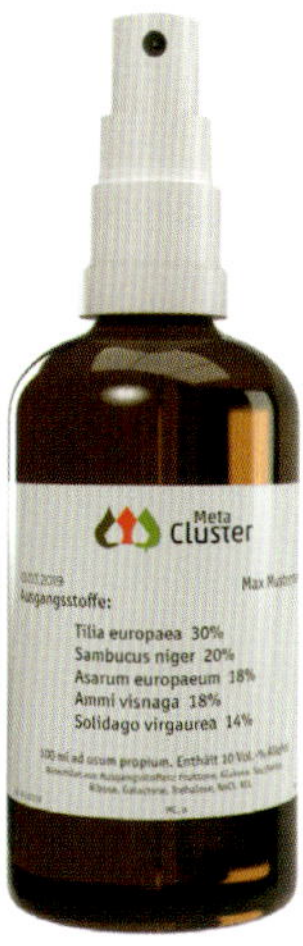

Abb. 37: Beispiel eines Essenzclusters

In der Auswertung wird eine spezifische Kombination von Ausgangsstoffen nach Heinz für die Therapie mit individuellen Essenzclustern klassifiziert. Diese Kombination ergibt ein Informationsfeld, das den Aussagen in der Auswertung ähnlich, also analog ist und exakt die Analyse widerspiegelt. Dabei werden primär die Schwächen therapiert, welche in den Klassen die höchsten Werte zeigen. Die korrigierenden Impulse werden speziell für die bei dem jeweiligen Patienten klassifizierten Stoffwechselschwächen gegeben.

Wenn viele Ausgangsstoffe klassifiziert werden, braucht das System sehr unterschiedliche Heilimpulse von außen. Dies ist der Fall bei komplexen psychischen Prozessen oder wenn Organe massiv belastet sind.

Wird nur ein Ausgangsstoff klassifiziert, ist dies ein Hinweis darauf, dass *ein* großes spezielles Problem besteht. Der Ausgangsstoff hilft dem Patienten, die Augen für die anstehenden Prozesse zu öffnen, die im Laufe der Therapie sehr klärend in Gang gesetzt werden können. Manchmal geht ein Patient dabei in den ersten Wochen durch eine schwierige Zeit, bevor es zur Klärung kommt. Doch wenn er den starken Therapieimpuls des individuellen Essenzclusters erhält, verändern sich in vielen Fällen auch die weiteren Stoffwechselvorgänge, ähnlich dem Domino-Prinzip.

Zusammenstellung der Therapiemittel

Es können maximal fünf Clusterausgangsstoffe rezeptiert werden, die insgesamt 100 % ergeben. Dabei gilt für die Zusammenstellung der Therapiemittel:

Bei einer **integralen Auswertung** (▶ Kap. 6, S. 95) werden die Ausgangsstoffe entsprechend der Rangfolge, nach der sie in der Analyse aufgeführt werden, prozentual verteilt, sodass sie insgesamt 100 % ergeben.

Bei einer **sequentiellen Auswertung** (▶ Kap. 6, S. 96) mit 5 Ausgangsstoffen:

Es werden 3 Ausgangsstoffe gewählt, die aus der Substanz-NSQ ermittelt wurden, sowie 2 Ausgangsstoffe, die aus der NSQ der Eidalanalyse mit den Graphentafeln (Fragegruppen) stammen.

Werden weniger Ausgangsstoffe klassifiziert, sollten in der Therapie 60 % aus der Substanz- und 40 % aus der Fragegruppe-NSQ stammen. Dieses Verhältnis dient dem Ziel, vorrangig den Körper zu stabilisieren.

Wurde aus der Substanz nur ein Ausgangsstoff klassifiziert und beispielsweise 4 Stoffe aus der Fragegruppe, sollte man mindestens 50 bis 60 % aus der Substanz-NSQ rezeptieren und die restlichen 40 bis 50 % aufteilen, damit das Verhältnis von 60:40 bestehen bleibt.

Ergibt die Auswertung aus der Fragegruppe jedoch eine Kritizität von –4 bis –5 und ist das virtuelle Alter deutlich niedriger, liegt ein Energieverlust vor. Dann ist zu empfehlen, die Rezeptur aus der Spalte der Fragegruppe zu einem höheren Prozentsatz zu berücksichtigen. Wird beispielsweise nur ein Ausgangsstoff klassifiziert, sollte dieser nicht mit 20 %, sondern mit 50 % berücksichtigt werden.

Die Ausgangsstoffe entfalten ihre Wirkung, indem sie eine Störung simulieren und diese dem Körper spiegeln. Dadurch wird ein Regelimpuls im Körper ausgelöst, der das Immunsystem optimieren und die somatische, psychische und mentale Identität des Patienten, soweit es möglich ist, wiederherstellen kann.

Das für den Patienten individuell erstellte Essenzcluster wird täglich circa 10-mal (über den Tag verteilt) über 1 bis 2 Sprühstöße unter die Zunge eingenommen. Die Tagesdosis kann auch in eine Wasserflasche (mindestens 1 Liter) gegeben und über den Tag verteilt getrunken werden.

Für spezielle Einnahmeempfehlungen ▶ Kap. 7.1.

6.6.2 Klangcluster allgemein

Alle Klangcluster sind als verschiedene Klangclustertypen erhältlich, die jeweils unterschiedliche Schwerpunkte der inneren Prozesse beeinflussen.

Bei der Bestellung werden sie mit der entsprechenden Abkürzung versehen. Das vollständigste Klangcluster ist die Kombination aus Melodie-, Schall- und Rhythmuscluster (MS7R).

Sequentielles Schallcluster (S7)	Es reguliert über das Kleinhirn den Stoffwechsel und wirkt direkt auf die Zellmembran. Es wirkt vorrangig bei körperlichen Prozessen und eindrucksvoll bei Schmerzen sowie lokal am erkrankten Körperteil (Spezifikation ▶ Tab. 52).
Melodiecluster (MCL)	Es wirkt aufs Großhirn und fördert bewusste Erkenntnisprozesse. Es eignet sich hervorragend bei psychischen Themen.
Rhythmuscluster (RCL)	Es wirkt regulierend auf das Stammhirn und stärkt basale Lebensrhythmen.
Extra-Kategorie: SfericsCluster	Aufgabe der SfericsCluster ist, über die Erhöhung des Zellmembranpotenzials den Energiehaushalt zu verbessern und die Anpassung an elektromagnetische Begebenheiten in der Atmosphäre zu steigern. Sie beeinflussen positiv die Wetterfühligkeit eines Patienten.

Tab. 51: Die unterschiedlichen Klangclustertypen

Schallcluster sequenziell	Wirkziele	Korrelierende Faktoren
1. Integral	Generelle Konfrontation, direkte, unmittelbare Abbildung der körperlichen und psychischen Situation	Gleich dem endogenen Schallcluster
2. Kopf	Frequenzbereichsfokussierung auf die Kopfhöhlen	Herdgeschehen in den Kopfhöhlen

▶

Schallcluster sequenziell	Wirkziele	Korrelierende Faktoren
3. Fokus	Frequenzbereichsfokussierung zur lokalen Anwendung	Je nach Anwendungsgebiet
4. Subsonic	Zelluläre Information, humorale, basale und existenzielle Membranbewegungen	Auf der Zell- und Bakterienebene stattfindende, existenzsichernde Information
5. Ultrasonic	Cerebrale Information, die übergeordnete Steuerungsebene wird angesprochen	Im unhörbaren Bereich Übereinstimmung mit der Frequenztaktung unserer Gehirne
6. Fourrier	Anpassungsvermögen, höchstmögliche Adaption ist für die Überlebensfähigkeit notwendig	Den biologischen Wellen nachgezeichnete, „geschärfte" Informationen zum Überlebenstraining der Zellen
7. Salve	Schlussakkord heilende, beruhigende Impulse	Zumutbare Schritte, heilend, beruhigend, helfend, in eine mögliche Veränderung

Tab. 52: Aufbau der sequenziellen Schallcluster

6.6.3 Klangcluster individuell

Die individuellen Klangcluster können vom Clusterlabor aus für jede individuell ermittelte NSQ erstellt werden.

Sie werden fraktalgeometrisch berechnet und direkt in einen Klangraum projiziert. Dabei wird das Kristallisationsbild in Töne, Schall- und Druckwellen transferiert und auf eine CD gebrannt. Die individuellen Klangcluster dienen der konstitutionellen Behandlung des Menschen.

Bei einer integralen Analyse wird die individuelle NSQ, bei einer sequentiellen Analyse wird die NSQ verwendet, die der AWG am nächsten liegt.

Praxistipp

Liegt ein individuelles Klangcluster über der AWG, sollte es als Ergänzung zum Essenzcluster eingesetzt werden, da es dazu beiträgt, die eigenen Bedürfnisse mit den Erwartungen und Anforderungen des sozialen Umfeldes in Einklang zu bringen.

6.6.4 Klangcluster aus Keimen

In diesem Feld werden spezielle Klangcluster klassifiziert, die sich durch Mustervergleich der individuellen NSQ des Patienten mit der NSQ des Keims ergeben. Sie helfen dem Patienten momentan, seine Mikroorganismenbelastung zu reduzieren.

Der Buchstabe, der dem Keim vorangestellt wird, bezeichnet die Gruppe der zugehörigen Mikroorganismen.

B: bei Bakterien
H: bei Helminthen
M: bei Myceten
U: für Urtierchen bei Protozoen
V: bei Viren

Die aus der Keimbelastung ermittelten Schallcluster üben einen Domino-Effekt aus und stoßen so viele Schritte im Immunsystem an, sodass dieses sich selbst regulieren kann.

Praxistipp
Diese Klangcluster müssen nicht als zusätzliche CD bestellt, sondern können als Zusatztrack für das individuelle Klangcluster aus der NSQ des Patienten angefordert werden.

6.6.5 Sferics Tagestexturen

Auf den Sferics-CDs sind Schwingungen von Wetterfronten in den hörbaren Bereich transponiert. In diesem Feld werden die über Jahre aufgezeichneten Sferics eines *speziellen* Tages (Datum) klassifiziert. Der ausgewiesene Tag dieses Feldes entspricht dem Tag, an dem die Sfericssituation die Zellaktivität optimal mobilisiert.

Durch einen Mustervergleich der Kristallisate, die durch die Sfericsaktivitäten erstellt und archiviert wurden (▶ Kap. 5.2.1.1), mit jenen der Patientenanalyse kann das genaue Datum errechnet werden, das für einen Patienten belastend war. Treten im Leben des Patienten ähnliche Wetterkonstellationen erneut auf, können sie ihn erneut belasten.

Häufig kann der Patient sich an ein einschneidendes Erlebnis erinnern, wenn er das Datum erfährt – etwas, das viele meiner Patienten mehr als erstaunt. Ohne weitere Erklärung mutet dieses Phänomen oft wie „Kaffeesatzlesen" an, aber meine langjährige Erfahrung hat gezeigt, dass sich die individuell ermittelten Tagessferics wie alle clustermedizinischen Entwicklungen als sehr präzise erwiesen haben.

Das errechnete Datum kann als diagnostischer Hinweis genutzt werden; zudem kann die Anwendung dieses tagesgenauen SfericsClusters die Belastung bei speziellen Wetterlagen reduzieren.

6.6.6 Schallcluster Detox

Dieses Feld zeigt diagnostisch, über welchen Weg oder welches Organ der Körper am effektivsten entgiften kann.

Die Detox-Schallcluster fokussieren einen bestimmten Organbereich und mobilisieren über bestimmte Trägerinformationen die Beweglichkeit der Telolysosomen (Residualkörperchen) auf einen spezifischen Ausscheidungsort zu. Die nicht phagozytierbaren Telolysosomen werden sodann wirkungsvoll ausgeleitet. Schmerzen und psychische Spannungen, die auf Ausscheidungsschwierigkeiten des Körpers zurückzuführen sind, können mit Detox-Schallclustern reduziert werden.

Aus Sicht der Clustermedizin stellen die Beziehungen eines Menschen und die damit verbundenen seelischen Verletzungen die ergiebigste Toxinquelle dar. Besonders solche Toxine können neben Umwelttoxinen über die Detox-Schallcluster ausgeleitet werden, da sie in Resonanz mit verschiedenen Hirnarealen gehen.

Detox Darm	Dieses Schallcluster entgiftet sanft und nachhaltig den Darm. Alte Muster und psychische Verletzungen lösen sich nach und nach auf. *Tracks: Glykoproteine, Golgi-Apparat, Prämucingranula, Resorption*
Detox Fuß	Dieses Schallcluster entlastet den gesamten Stoffwechsel, eine gute Erdung wird gefördert. Es bewirkt eine ganzheitliche Entgiftung gerade im Winter, unterstützt den Eisenstoffwechsel, erhöht die Standfestigkeit und baut Belastungen durch Elektrosmog ab. *Tracks: Clostridium perfringens, Ferrum Molybdän, Nitrogenase*
Detox Großhirn	Dieses Schallcluster hilft, im Laufe der Therapie Denkmuster zu verändern. Konzentration und Leistungsfähigkeit werden verbessert; Lebenskoordination und Selbstorganisation werden aktiv gelebt. *Tracks: Axon, Dendriten, Gliazelle, Myelin, Neurit, Neuronen, Purkinje-Zelle, Telodendron*

▶

Detox Haut	Dieses Schallcluster wird häufig klassifiziert, wenn die Haut als Schutzbarriere nicht mehr ihre Funktion erfüllen kann. **Praxistipp:** Durch Hören dieses Schallclusters wird verhindert, dass zu viele Impulse in den Körper dringen. Es stabilisiert zudem die Haut bei elektrosensiblen Patienten. *Tracks: Desmosomen, Leukozyten, Lymphozyten, Trichophyton*
Detox Leber	Der Ausdruck der Leber ist Müdigkeit. Wenn dieses Schallcluster errechnet wird, hat der Stoffwechsel des Patienten viel zu entgiften. Wird dieses Schallcluster in der Auswertung mit einer FG als Quelle ermittelt, kann der Patient seine psychischen Ziele durch das Hören des Schallclusters eher erreichen und Schuldgefühle und depressive Verstimmungen abbauen. *Tracks: Cholesterin, Glukoneogenese, Glykogen, Glykogenase, Glykogenolyse, Phosphatide*
Detox Lunge	Dieses Schallcluster entgiftet die Lunge, löst Verschleimungen auf, reguliert die Sauerstoffaufnahme und verbessert die Lungenfunktion. Der Freiraum für das eigene Handeln wird zurückgewonnen. *Tracks: Cytochrom, Kohlendioxid, Sauerstoff, Ubichinon, Wasser, Zucker*
Detox Muskeln	Mit diesem Schallcluster entgiftet der Patient vorwiegend über die Muskulatur, was zur Stabilisierung des Bewegungsapparates beiträgt, ihn handlungsfähiger werden lässt, aber gleichzeitig auch eine verbesserte Funktion des Herzmuskels bedeuten kann. Diagnostisch kann diese Klasse auch eine verdeckte Herzbelastung anzeigen. *Tracks: Eisen, Glanzstreifen, Hämoglobin, Kinase, Kreatinin, Myofibrillen, Porphyrring*
Detox Niere	Das Schallcluster unterstützt die Ausleitung über die Niere, stärkt den Mineralstoffhaushalt und baut Dysstress ab. Über die Niere werden vorrangig emotionale Belastungen ausgeschieden. *Tracks: Bowmann-Kapsel, Harnkanal, Malphigischer Körper, Nierenfilter, Nierenglomerulus*

Tab. 53: Klassen im Feld „Schallcluster Detox" mit den einzelnen Tracks (kursiv)

6.6.7 Klangcluster Sferics-Bänder

Wetterfronten können sowohl unseren Stoffwechsel als auch neurologische Funktionen beeinflussen (▶ Kap. 5.2.1.1). Das in diesem Feld errechnete Klangcluster hat die Aufgabe, die Auswirkungen solcher Wetterlagen auf den Stoffwechsel des Patienten zu reduzieren. Nach Angaben von Ulrich Jürgen Heinz haben die Sferics ihre Hauptwirkung auf das Autonome Nervensystem, indem sie die Darmflora regulieren, und auf das Periphere sowie das Zentrale Nervensystem. Aus seiner Sicht interagiert das Nervensystem mit der Sendefront der Sferics als Kondensator, was eine kapazitive Aufladung der Zellmembranen bewirkt.

Die Klangcluster der Sferics-Bänder haben die Aufgabe, die interferierenden Einflüsse des Wetters auszugleichen und das Energiepotenzial des Menschen als biologisches System zu steigern.[74]

10 kHz	Energiezufuhr für den Körper, steigert insgesamt die körperliche Vitalität, auch bei Infektionskrankheiten
15 kHz	Stabilisiert den Körper, wirkt entspannend und entgiftend, hilft bei innerer Unruhe, stabilisiert Stressreaktionen und reguliert die Psyche, hilft bei allergischen Prozessen und Autoimmunerkrankungen
20 kHz	Gut bei Magenschmerzen, Minderwertigkeitsgefühlen, Prüfungsangst. Stabilisiert Pankreas, Leber und Magen; steigert das Selbstbewusstsein und hilft bei Allergien. Ist dem 3. Chakra zugeordnet, stabilisiert auch Elektrosmog. 20 kHz wird sehr viel bei Kindern eingesetzt und ist hervorragend, um die Darmflora von Kindern zu stabilisieren.
25 kHz	Gilt als Rhythmuscluster und als „die Kreislauf-CD". Gut bei Wetterfühligkeit und Herz-Kreislauf-Problemen. Führt die Energie primär dem Herzen und der Lunge zu, löst auch emotionale Verletzungen des Herzens aus der Vergangenheit, reguliert die Virenaktivität.
30 kHz	Beruhigt die Schilddrüse und die HWS, hilft nach Zahneingriffen, zum Fitbleiben, vor mündlichen Prüfungen, vor Entscheidungen, Vorstellungsgesprächen usw. Wirkt stimmungsaufhellend und motivierend.
35 kHz	Aktivierung inaktiver Knoten, um neuronale Verschaltungen zu ändern, Steigerung der Konzentration und Kreativität

Tab. 54: Klassen im Feld „Klangcluster Sferics-Bänder"

74 Meta Cluster GmbH (2018).

6.6.8 Klangcluster Feiung Sensibilität

In diesem Feld werden die Klangcluster aufgeführt, die dem Patienten helfen, mit seiner Überempfindlichkeit bei bestimmten Wetterlagen besser umgehen zu können. Besonders, wenn sie über der AWG liegen, nimmt die Empfindlichkeit nach längerem Hören des entsprechenden Klangclusters spürbar ab.

Für Patienten, die auf **Luftdruckveränderungen** reagieren, werden die Klassen „Hochdruck", „Tiefdruck", „steigender Druck", „schnell steigender Druck", „sinkender Druck" und „schnell sinkender Druck" ermittelt.

Für Patienten, die empfindlich auf **Mondphasen** reagieren, werden außer den erwähnten Klassen noch die Klassen „Mond abnehmend" und „Mond zunehmend" aufgeführt.

Die Klasse „Vollmond" bedeutet, dass der Patient bei Vollmond sehr feinfühlig ist, sein Stoffwechsel reagiert dann oft negativ. Psychisch kann ein Problem mit dem Vater oder einer männlichen Person bestehen.

Die Klasse „Neumond" weist darauf hin, dass der Patient bei Neumond sehr sensibel ist. Psychisch kann ein Problem mit seiner Mutter oder einer weiblichen Person bestehen.

Praxistipp
Bei mondsensiblen Patienten hilft sehr deutlich folgende Vorgehensweise:
Das Klangcluster 2 bis 4 Tage vor Vollmond oder Neumond hören.

Für Patienten, die auf **Temperaturschwankungen** sensibel reagieren, werden Temperaturbereiche von −30 Grad bis +45 Grad ermittelt. Diese rufen die stärksten Beschwerden sowie allgemeine Wetterfühligkeit hervor.

Weiterhin werden noch die Klassen „Warmfronten", „Kaltfronten" und „helles Sonnenlicht" aufgeführt und verschiedenste elektromagnetische Einflüsse klassifiziert. Sogar Planeteneinflüsse werden in diesem Feld mitberücksichtigt.

6.6.9 Klangcluster Pool

In diesem Feld werden die erfahrungsgemäß sehr bewährten indikativen Bestandscluster aufgeführt, die in der Analyse klassifiziert werden.[75]

75 Zahlreiche zusätzliche indikative Klangcluster sind im Downloadbereich der Internetseite des Clusterlabors zu finden: https://www.meta-cluster.com/therapie-einsatz-von-clustern/klangcluster/.

Zusätzlich führe ich eine Auswahl von den in meiner Praxis am häufigsten verwendeten indikativen Klangclustern auf, in der Tabelle *kursiv* gedruckt.

Die empfohlenen Klangcluster aus dem Bestand liegen selten über der AWG. Liegen eines oder sogar mehrere Klangcluster über der AWG, bedeutet dies, dass der Patient über Klänge gut erreichbar ist. Ist der Patient damit nicht überfordert, empfiehlt es sich, sie mit in die Therapie einzubeziehen.

Aufbau Darmflora	Dieses Klangcluster reguliert und optimiert die Darmflora besonders nach Antibiotikagaben und kann wirkverstärkend zur Therapie mit Probiotika eingesetzt werden.
Cerebral Dal	Dieses Klangcluster aktiviert die kognitive Leistungsfähigkeit, fördert die Konzentration und verbessert Sinneswahrnehmungen. Die gesteigerte Leistung des Großhirns zeigt sich durch ein besseres Gedächtnis, klares Denken und gestärkten Willen. **Praxistipp:** Das Klangcluster ist vor Prüfungen zu empfehlen – möglichst nicht während des Lernens, sondern in Erholungsphasen oder Pausenzeiten.
Dünndarm	Dieses Klangcluster reguliert den komplexen Verdauungsprozess und optimiert die Aufnahme von Vitaminen und Mineralstoffen. Es wird eingesetzt bei Störungen des Verdauungssystems wie Verstopfung, Durchfall, Blähungen, Aufstoßen, Sodbrennen, Grimmen und Übelkeit nach dem Essen. Analog werden auch die Funktionen und Rollen des aktuellen Lebens hinterfragt und geklärt. Ein selbstbestimmtes, zufriedenes und erfülltes Leben wird wahrscheinlicher.
Epiphyse	Diese CD hilft gut bei Schlafproblemen. Abends fördert sie das Einschlafen, aber auch bei nächtlichem Aufwachen hat sie sich bewährt. Sie vermittelt dem Patienten ein Gefühl von seelischer Geborgenheit und bei sich selbst zu sein. Sie wirkt insgesamt innerlich entspannend.
Feiung Grippe 1	Diese CD hilft bei viralen Infektionen oberhalb des Zwerchfells. Der Kopf wird klarer, das Konzentrationsvermögen steigt. Sie eignet sich gut für Kinder, die sehr belastet sind, z. B. da sie schlecht in der Schule sind oder oft Infekte haben.

▶

Feiung Grippe 2	Diese CD hilft bei viralen Infekten unterhalb des Zwerchfells, wie Darminfektionen oder Blasenentzündungen. Aber auch bei chronischem Husten, bei dem die Lunge symptomatisch reagiert, ist sie wirksam und steigert Wohlgefühl und Zuversicht.
HWS	Diese CD unterstützt bei Verspannungen und Schmerzen im Bereich der Halswirbelsäule.
Harnblase	Dieses Klangcluster hilft einerseits, die Schleimhäute in der Blase zu regenerieren, und andererseits analog jahrelang angestaute Gefühle zu kanalisieren und sanft über Niere und Blase auszuleiten. Wenn Gefühle nicht über die Niere abgebaut werden, entstehen kompensatorisch häufig übertriebene Sorgen und Ängste.
Kleinhirn	Dieses Klangcluster hilft, die Ordnung im gesamten Gehirn zu erhöhen. Eine hervorragende Wirkung zeigt es nach Gehirnerschütterungen oder anderen Kopftraumen.
Kniearthrose	Dieses Klangcluster ist bei allen degenerativen Knieerkrankungen wie z. B. Gonarthrose mit ihren Begleiterscheinungen einzusetzen. In der Abbildung 29, S. 82 ist die Wirkung dieses Klangclusters auf Wasser graphisch dargestellt.
Konzentration und Lernen	Diese CD korrigiert eindrucksvoll Lernschwierigkeiten, besonders im Fach Mathematik.
Mitochondrien	Die Bedeutung der Mitochondrien rückt in den letzten Jahren zunehmend in den Fokus der Forschung. Eine mitochondriale Dysfunktion hat über die Bildung veränderter Zytokinmuster weitreichende Folgen für unser Immunsystem – von Allergien bis zu chronischen Autoimmunerkrankungen. Daher hat das Klangcluster „Mitochondrien" aus meiner Sicht ein sehr breites therapeutisches Spektrum. Diese CD kann nicht nur Krebspatienten beim Energieaufbau unterstützen, sondern ist auch beim gesamten Formenkreis der chronischen Erschöpfung eine sinnvolle Maßnahme.
Neoplasie Prophylaxe	Wenn diese CD in der Analyse hoch errechnet wird oder über der AWG liegt, sind zumeist auch andere Hinweise in der Auswertung zu finden, die auf eine Progression hinweisen. Dieses Klangcluster hat nicht nur das Ziel, vor Zellentartung zu schützen, sondern besitzt auch die Fähigkeit, über die ▸

Neoplasie Prophylaxe	Melodie-/Rhythmuscluster die Stimmung zu verbessern. Die CD hilft, belastende Ängste vor einer (erneuten) Krebserkrankung, die sich körperlich bemerkbar machen, aufzulösen und die psychische Stimmungslage zu verbessern.
Neurodal	Über die Wirkung auf das Darm-Hirn hat dieses Klangcluster eine beruhigende Wirkung auf das ZNS und fördert die Entspannung. Es wird auch empfohlen, wenn Belastungen der Psyche über die Zähne kompensiert werden und im Zahnbereich diffuse Schmerzen verursachen. In diesem Fall sind die Zähne nicht die Ursache, sondern lediglich ein Symptom – etwas, das häufig bei jungen Menschen auftritt. **Praxistipp:** Dieses Klangcluster hilft dem Therapeuten zu differenzieren, welche Zahnbelastungen durch die Zähne und welche durch die Psyche verursacht sind, denn nur die psychisch bedingten Zahnschmerzen werden durch das Klangcluster „Neurodal" behoben. Es hilft auch bei Belastungen aus dem Darm, welche die Zähne beeinflussen. Über einen Zeitraum von 4 Wochen täglich hören.
Potential Dal	Die CD wurde ursprünglich für Sportler zur Leistungssteigerung entwickelt. Heute wird sie gerne zur Energiesteigerung beim gesamten Formenkreis der chronischen Erschöpfung und auch bei Elektrosmogbelastung eingesetzt. Besonders bei älteren und gestressten Patienten wirkt diese CD sehr wohltuend. Sie führt Energie zu und stabilisiert die Nierenfunktion.
Sangudal	Diese CD stabilisiert das Blut, um Heilungsprozesse zu fördern, die momentan nicht optimal laufen.
Sangudal Haut	Diese CD wirkt regenerierend auf den Hautstoffwechsel und wird häufig klassifiziert, wenn gesundheitliche Probleme am Zentralen, am Peripheren Nervensystem oder an den Augen vorliegen.
Schmerzgedächtnis löschen ▶ Abb. 30, S. 83	Diese CD wird in den Fällen ermittelt, in denen sich der Schmerz durch mentale Überzeugungen verselbstständigt hat. Auch in scheinbar aussichtslosen Fällen konnten erstaunliche Wirkungen beobachtet werden.

▶

Wirbelsäule	Dieses Klangcluster hilft bei Verspannungen und Schmerzen der Wirbelsäule. Analog hilft es psychisch, die eigene Ausrichtung in Verbindung mit dem Lebensziel zu verbessern.
Zähne	Diese CD hilft, den Zahnstoffwechsel zu stabilisieren und die gesunden Zähne zu erhalten. Weiterhin hilft sie, Zahnprobleme aufzudecken, die schulmedizinisch noch nicht zu erkennen sind. Zahnherde, die an erster Stelle operativ saniert werden müssen, werden durch das Hören der CD spürbar, sodass eine schulmedizinische Diagnose erleichtert wird. Die Zahn-CD ist für jegliche Eingriffe und Operationen im Zahnbereich eine sinnvolle Unterstützung. Heilung und Regeneration des Gewebes werden damit beschleunigt.

Tab. 55: Teil 1 der Klassen im Feld „Klangcluster Pool"

In dem Feld „Klangcluster Pool" können auch bewährte Klangcluster aus früheren Forschungen für wichtige Krankheitsbereiche klassifiziert werden. Auch ohne therapeutischen Einsatz der CD liefern sie einen diagnostischen Hinweis. Daher habe ich in folgender Tabelle die einzelnen Wirkbereiche beschrieben.

Pathodest 1	**Wirkbereich Zähne / Nasennebenhöhlen** Training von Abwehrmustern gegen toxisch wirkende Strukturen von Nasennebenhöhlen-Sekreten
Pathodest 2	**Wirkbereich Milchzähne / Kleinkindphase** Hinweis auf Ernährung für das richtige Verstoffwechseln der Nahrungsmittel und für Milchzähne. Es verbessert die Nahrungsaufnahme und das Genießen.
Pathodest 3	**Wirkbereich Lebensmotivation** Training von Abwehrmustern gegen toxisch wirkende Strukturen von Dauerzähnen Das Klangcluster hat eine Schutzfunktion fürs Herz und reguliert den Hormonhaushalt.
Pathodest 4	**Wirkbereich Selbstwahrnehmung** Training von Abwehrmustern gegen toxisch wirkende Strukturen aus dem Kieferbereich

▶

Pathodest 4.1	**Wirkbereich Schwächegefühl / Oberkiefer** Training von Abwehrmustern gegen toxisch wirkende Strukturen aus dem Oberkieferbereich Hat Bezug zum Oberkiefer, hilft Schwächen aufzulösen, die über die väterliche Linie vererbt wurden. **Praxistipp:** Bei kleineren Störungen lässt sich durch die CD allein der Stoffwechsel regulieren und dem Oberkiefer wird Ruhe zugeführt. Bei größeren Problemen gibt man dem Körper durch das Klangcluster die Kraft, das Problem zu zeigen, sodass auch schulmedizinisch ein Befund zu erkennen ist und behoben werden kann.
Pathodest 4.2	**Wirkbereich Sucht / Unterkiefer** Training von Abwehrmustern gegen toxisch wirkende Strukturen aus dem Unterkieferbereich Unterkiefer und PNS. Psyche-Analogie ist Sucht, was auch Sehnsucht bedeuten kann. Der Patient bekommt zu wenig Impulse oder zu viele.
Pathodest 5	**Wirkbereich Eltern / Oberkiefer und Unterkiefer** Training von Abwehrmustern gegen toxisch wirkende Strukturen aus dem Zähne-Bereich Der Patient hat ein belastendes Eltern-Thema.
Pathodest 6	**Wirkbereich Beziehungen / Nahrungsmittelunverträglichkeiten** Training von Abwehrmustern gegen toxisch wirkende, degenerierte Lebensmittel; Training angepasster Verdauung Der Patient sollte verstärkt auf seine Ernährung achten.
Pathodest 7	**Wirkbereich Soziales Umfeld / Allergien** Training von Abwehrmustern gegen toxisch wirkende Strukturen aus dem Allergenbereich Hilft, das soziale Umfeld psychisch so gut zu „verdauen", dass es einem nützt und nicht schadet. Wie gut wir mit unserem sozialen Umfeld umgehen, ist die Basis, ob wir ein leichtes oder schweres Leben führen. Je besser wir mit dem sozialen Umfeld umgehen, desto förderlicher ist es. Je besser die Arbeit mit dem übereinstimmt, was wir wollen, desto glücklicher und stabiler sind wir.

▶

Pathodest 8.1	**Wirkbereich Fitness / Erbstrukturen mütterlicherseits** Training von Abwehrmustern gegen toxisch wirkende Strukturen aus dem derzeitigen Impfstoffbereich, Schwerpunkt Kinderkrankheiten
Pathodest 8.2	**Wirkbereich Ängste / Erbstrukturen väterlicherseits** Training von Abwehrmustern gegen toxisch wirkende Strukturen aus dem derzeitigen Impfstoffbereich, Schwerpunkt Reise- und Tropenerkrankungen
Phylodal 1	**Wirkbereich Körper** (Re-)Aktivierung der Grundfunktionen und Vitalleistungen des Organismus für alle Formen der Körperorganisation, Notfallmittel
Phylodal 2	**Wirkbereich Psyche** Hilft bei der psychischen Entgiftung und beim Schlafen Detoxikation von wasserlöslichen und wasserunlöslichen Verbindungen, Toxinen; analoge Funktionen Anwendbar in Kombination mit anderen CM-Mitteln zur Unterstützung der Leberleistung
Phylodal 3	**Wirkbereich Denkmuster** Training gegenüber elektromagnetischen Feldeinflüssen
Phylodal 4	**Wirkbereich Immunsystem (Viren)** Training neuer physiologischer Prozesse und von Abwehrmustern gegen Viren-Mutationsleistungen
Phylodal 5	**Wirkbereich Immunsystem (Bakterien)** Imprägnierung von Abwehrmustern gegen (un-)bekannte und resistente Bakterien
Phylodal 6	**Wirkbereich Hormonsystem** Training von Abwehrmustern gegen (un-)bekannte Myceten; neuronale Stimulation durch reaktivierte Mycotoxine Taucht oft bei Patienten mit toten Zähnen auf, bei denen ein Zahn gezogen werden sollte. Das Klangcluster stabilisiert die hormonelle Steuerung und die Angst vor dem Tod.
Phylodal 7	**Wirkbereich Krankheitsursachen** Sensibilisierung für neue progressive synaptische Musterketten; Abwehr bekannter schädlicher Muster

Tab. 56: Teil 2 der Klassen im Feld „Klangcluster Pool"

6.6.10 Stoffwechselhilfen

Die Klassen dieses Feldes können dem Stoffwechsel substanziell zugeführt werden, indem der Schwerpunkt der Ernährung darauf gelegt wird, oder als Information über ein Klangcluster. Letzteres kann zur schnellen Regulation in einer Kompilations-CD angeboten werden, für die der Therapeut die verschiedenen Tracks auswählt.

Amylose **Verbascose** **Insulin**	Amylose ist ein Mehrfachzucker, bei dem die Glucosemoleküle spiralig angeordnet sind, sodass sich Jodmoleküle in den Hohlräumen anordnen können. Sie ist mit Amylopektin der Hauptbestandteil pflanzlicher Stärke.[76] Verbascose ist ein Fünffachzucker, der in Hülsenfrüchten vorkommt. Sein Name geht auf die Königskerze (lat. Verbascum) zurück. Insulin als wichtiges Polypeptidhormon wird in den Inselzellen der Bauchspeicheldrüse gebildet. Es senkt den Blutzucker, indem die Körperzellen Glucose aus dem Blut aufnehmen. **Praxistipp:** Wenn diese Stoffwechselhilfen in Kombination genannt werden, ist dies ein Hinweis darauf, dass der Patient später vergesslich werden könnte.
Kupfer	Kupfer als drittwichtigstes Spurenelement neben Eisen und Zink ist für die Hämoglobinbildung wichtig. Es ist Bestandteil wichtiger Enzyme, wie beispielsweise der Superoxid-Dismutase, die ein wichtiger Schutzfaktor der Zellmembran vor freien Radikalen ist. Auch für die Bildung von Kollagen im Bindegewebe und für die Melanin-Bildung in der Haut wird Kupfer benötigt. Weiterhin unterstützt es den Histamin-Abbau und wirkt entzündungshemmend.
Langerhans-Inseln	Die Langerhans-Inseln sind inselartig in der Bauchspeicheldrüse verteilt. Sie produzieren Insulin und registrieren die Höhe des Blutzuckers. Wird diese Klasse errechnet, ist die Insulinproduktion wahrscheinlich herabgesetzt. Sie kann entweder substanziell durch eine kohlehydratreduzierte Ernährung, durch Bewegungstraining oder informativ durch das Klangcluster „Langerhans-Inseln“ oder „Insulin“ therapiert werden.

▶

76 Spektrum.de (1999).

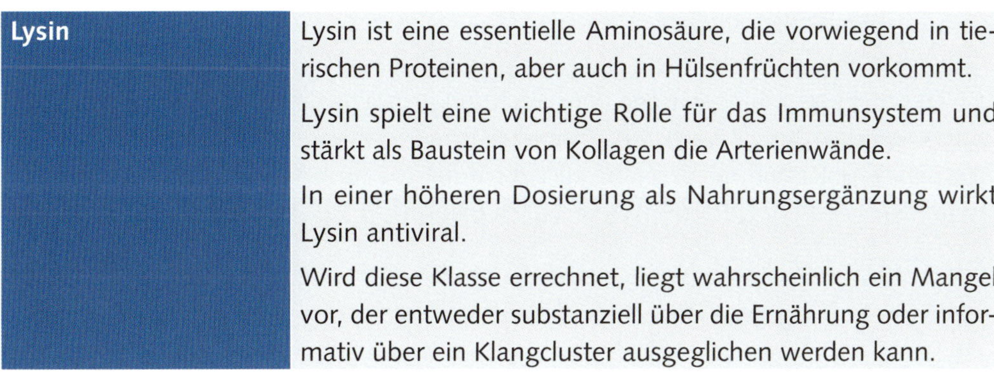

Lysin	Lysin ist eine essentielle Aminosäure, die vorwiegend in tierischen Proteinen, aber auch in Hülsenfrüchten vorkommt. Lysin spielt eine wichtige Rolle für das Immunsystem und stärkt als Baustein von Kollagen die Arterienwände. In einer höheren Dosierung als Nahrungsergänzung wirkt Lysin antiviral. Wird diese Klasse errechnet, liegt wahrscheinlich ein Mangel vor, der entweder substanziell über die Ernährung oder informativ über ein Klangcluster ausgeglichen werden kann.

Tab. 57: Klassen des Feldes „Stoffwechselhilfen"

6.6.11 Bildcluster

Bildcluster helfen, neuronale Verschaltungen zu verbessern und belastende Konditionierungen zu korrigieren oder sogar aufzulösen. Normalerweise sind diese Konditionierungen sehr stabil und schwer zu ändern.

Die Therapie mit Bildclustern beruht wie die der Klangcluster auf Interferenz. Sie kann mit einem individuellen Bildcluster aus der endogen NSQ oder mit einem indikativen Bildcluster aus dem Bestand durchgeführt werden. Welches Bestandscluster verwendet werden sollte, wird im Feld angegeben.

Dem Patienten wird eine CD geliefert, auf der sich eine EXE-Datei (executable, ausführbar) befindet. Beim Öffnen der EXE-Datei wird ein bewegtes Bild generiert. Dieses ist das Hauptwerkzeug der Bildclustertherapie.

Praxistipp

Möchte ein Patient sein Schicksal verändern, sollte er jeden Tag 10 bis 20 Minuten das Bildcluster anschauen. Ein schweres Schicksal ist wie eine Münze mit zwei entgegengesetzten Seiten: Wird die Münze gewendet, so wird Schweres leicht. Die Bildcluster ermöglichen daher eine große Wandlung in uns selbst.

Das Bildcluster ist sehr gut mit dem Klangcluster zu kombinieren, da das Klangcluster die Disposition des Patienten für das Bild verbessert.

6.6.12 Wohlfühl-Cluster

Wie ich bereits beschrieben habe, werden Krankheitssymptome aus Sicht der Clustermedizin über die Toxine gesteuert. Dabei sind die Symptome nur die Signale, nicht die Ursachen. Eine Ausleitung dieser Toxine kann durch die Wohlfühl-Cluster gefördert werden und empfiehlt sich daher in vielen Fällen parallel zur individuellen Clustertherapie.

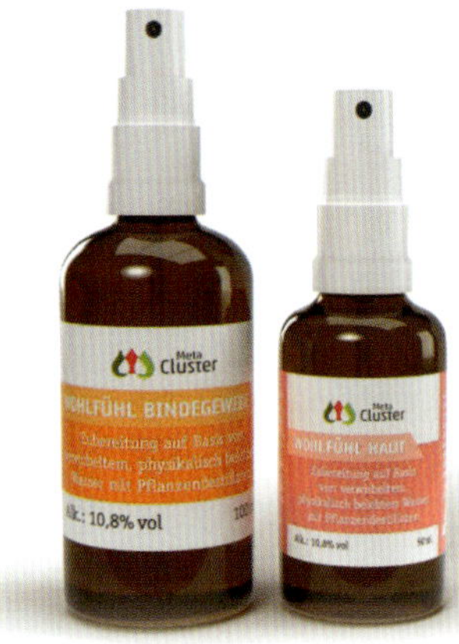

Abb. 38: Wohlfühl-Cluster „Bindegewebe“ und Wohlfühl-Cluster „Haut“

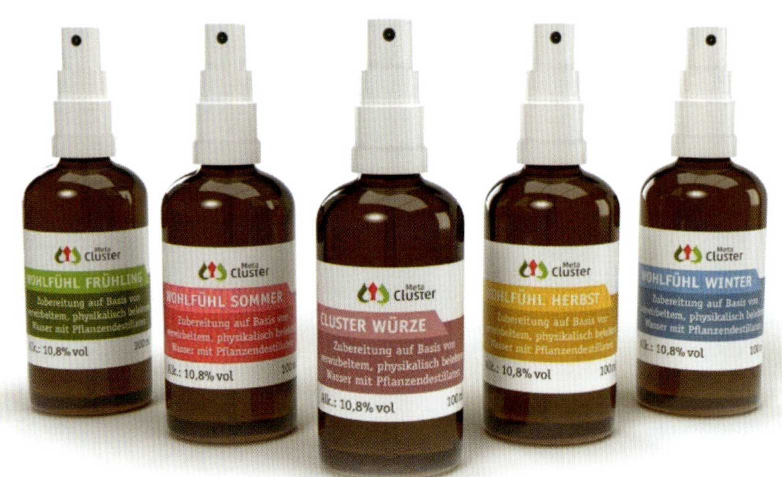

Abb. 39: Wohlfühl-Cluster

Wohlfühl Bindegewebe	In der Naturheilkunde ist die Bedeutung des Bindegewebes als Transitstrecke für Toxine auch unter den Namen Pischinger Raum, extrazelluläre Matrix oder Interstitium bekannt. Inzwischen ist das Gewebe auch als Teil des Immunsystems anerkannt. Das Essenzcluster „Bindegewebe" soll die Gesundheit des Bindegewebes und die Straffheit des Körpers bewahren.
Wohlfühl Haut	Es vitalisiert und aktiviert den Hautstoffwechsel und regeneriert eingeschränkte Hautfunktionen. Da Haut und Gehirn entwicklungsgeschichtlich aus dem gemeinsamen Keimblatt Ektoderm entstehen, zeigen sich die regenerierenden Wirkungen auf die Haut in einer Stabilisation des gesamten Nervensystems. **Praxistipp:** Falls der Patient im Ausnahmefall mit Hautausschlag, Durchfall oder Schwindel reagiert, könnte dies ein Hinweis darauf sein, dass zu viele Neurotoxine das Gehirn belasten.
Cluster Würze	Es gilt als bewährtes Wohlfühl-Cluster, das die Verdauungsrhythmen optimiert, die Leistungsfähigkeit des Darms verbessert und die Darmflora stabilisiert. Die sanfte Regulation der Cluster Würze entgiftet nachhaltig den Darm und entlastet spürbar die Psyche. Unverträglichkeiten von Nahrungsmitteln werden gelindert, die Entgiftungsfähigkeit von Körper und Psyche wird optimiert. Das Wohlfühl-Cluster unterstützt den Abbau von inneren Spannungen und Stress.
Wohlfühl Basis	Es entgiftet vorrangig auf der psychischen Ebene. Ein Wert über der AWG gilt als Hinweis, dass der Patient psychisch entgiften muss. Die Einnahme führt zu größerer Gelassenheit und mehr Vitalität durch die Synchronisation der inneren Organuhren.
Wohlfühl Frühling	Mit seiner aufbauenden und stärkenden Wirkung beugt es der Frühjahrsmüdigkeit vor und kann auch hilfreich bei leichten Hitzewallungen sein. Allergische Reaktionen werden durch die verbesserte Anpassung an die überschießende Energie des Frühlings gelindert.
Wohlfühl Sommer	Eine regelmäßige Einnahme stabilisiert den Kreislauf, der im Sommer durch überhöhte Temperaturen und Ozon stärkeren Belastungen ausgesetzt ist.

▶

Wohlfühl Herbst	Es stärkt das körpereigene Immunsystem bei vermehrter Keimbelastung im Herbst und beugt Husten, Schnupfen und Heiserkeit vor. Die Umstellung des Stoffwechsels vom Sommer auf den Winter wird erleichtert.
Wohlfühl Winter	Es hat einen regenerierenden und aufhellenden Effekt auf den Körper und die Psyche bei charakteristischen Symptomen des Winters, wie Antriebsminderung, Appetitzunahme und erhöhtes Schlafbedürfnis. Klare Entscheidungen können leichter getroffen werden.
Wohlfühl Immun 1	Gut bei viralen Infekten oberhalb des Zwerchfells, sorgt für einen klaren Kopf und verbesserte Konzentrationsfähigkeit, hilft Kindern, die sehr belastet sind, z. B. schlecht in der Schule, und oft Infekte haben.
Wohlfühl Immun 2	Hilft bei viralen Infekten unterhalb des Zwerchfells und Blasenreizungen, aber auch bei chronischem Husten, bei dem die Lunge symptomatisch reagiert. Steigert Wohlgefühl und Zuversicht, gut bei Darmbeschwerden und Blasenentzündungen.

Tab. 58: Klassen des Feldes „Wohlfühl-Cluster"

6.6.13 Vital-Cluster

Die Vital-Cluster sind noch komplexer aufgebaut als die Wohlfühl-Cluster. Sie aktivieren die Energie der einzelnen Keimblätter mit dem Ziel der Optimierung der Mitochondrienleistung und des Immunsystems.

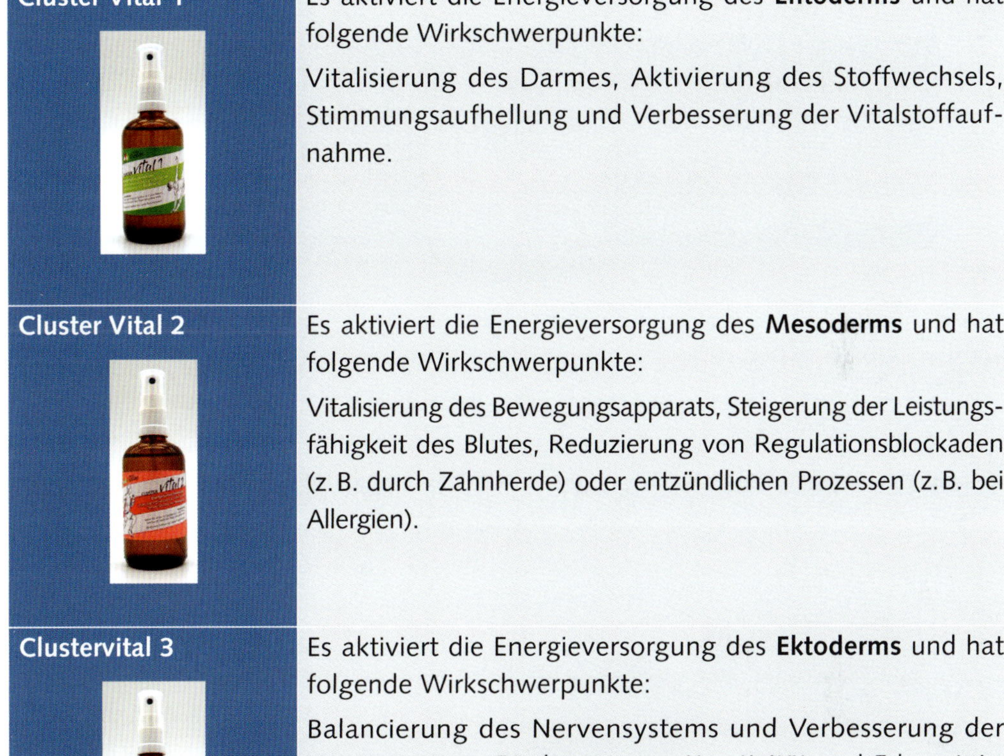

Cluster Vital 1	Es aktiviert die Energieversorgung des **Entoderms** und hat folgende Wirkschwerpunkte: Vitalisierung des Darmes, Aktivierung des Stoffwechsels, Stimmungsaufhellung und Verbesserung der Vitalstoffaufnahme.
Cluster Vital 2	Es aktiviert die Energieversorgung des **Mesoderms** und hat folgende Wirkschwerpunkte: Vitalisierung des Bewegungsapparats, Steigerung der Leistungsfähigkeit des Blutes, Reduzierung von Regulationsblockaden (z. B. durch Zahnherde) oder entzündlichen Prozessen (z. B. bei Allergien).
Clustervital 3	Es aktiviert die Energieversorgung des **Ektoderms** und hat folgende Wirkschwerpunkte: Balancierung des Nervensystems und Verbesserung der Konzentration, Förderung von Kreativität und Erkenntnis, Verbesserung der Sinneswahrnehmung und Steigerung der inneren Balance.

Tab. 59: Vital-Cluster

6.6.14 Cluster-Salz

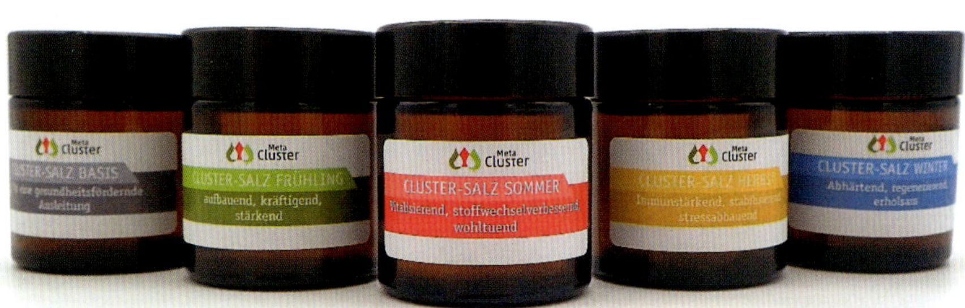

Abb. 40: Auswahl von Cluster-Salzen

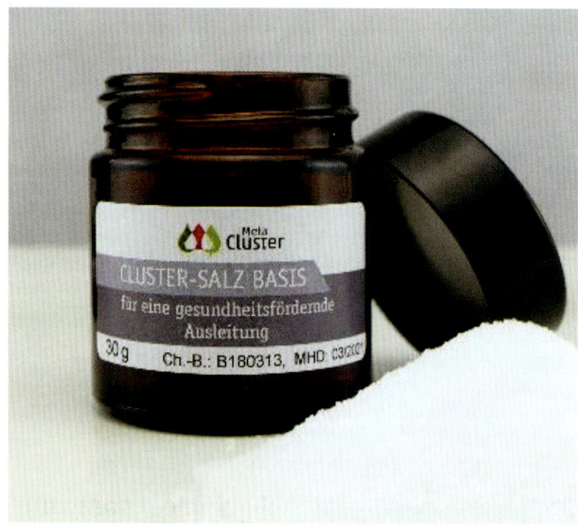

Abb. 41: Cluster-Salz „Basis"

In diesem Feld wird das passende Cluster-Salz für den Patienten klassifiziert.

Alle Cluster-Salze unterstützen als Sole verabreicht die Ausscheidung und Entgiftung des Nervensystems über die Niere. Sie verbessern das Zellmembranpotenzial und regulieren den Mineralstoffhaushalt, der eine weitreichende Bedeutung für den Gesundheitszustand hat. Die Regulation der Niere ist mit einer Entlastung der Gelenke verbunden.

Zubereitung der Cluster-Salz-Sole

30 g (2 Esslöffel) des entsprechenden Cluster-Salzes in 200 ml Wasser auflösen und in einem dunklen gut verschließbaren Glas aufbewahren. Von der hergestellten Mischung morgens 1 Teelöffel in ein Glas lauwarmes Wasser geben und trinken.

Zubereitung der Cluster-Salz-Mischung

Für alle übrigen Salzanwendungen, wie Nasen- oder Mundspülung oder Fußbad, werden 30 g des gewünschten Cluster-Salzes mit 100 g einfachem Speisesalz gemischt und in einem gut verschließbaren Glas aufbewahrt.

Zubereitung des Cluster-Salz-Entschlackungsbades

2 bis 3 kg normales Speisesalz mit 30 g Cluster-Salz mischen, mit wenig Wasser anfeuchten und durchmischen. Nach dem Ruhen dieser Mischung von 5 bis 15 Minuten die Badewanne eine Handbreit mit 27 Grad kaltem Wasser anfüllen und so lange heißes Wasser zulaufen lassen, wie man es gut vertragen kann. Anschließend circa 20 Minuten in dem Salzwasser verweilen und schwitzen. Ohne abzutrocknen, in ein Frotteetuch gewickelt noch 30 Minuten nachschwitzen. Danach abtrocknen, aber nicht duschen. Kreislauflabile Personen sollten ein solches Vollbad nur unter Aufsicht durchführen.

Cluster-Salz Basis 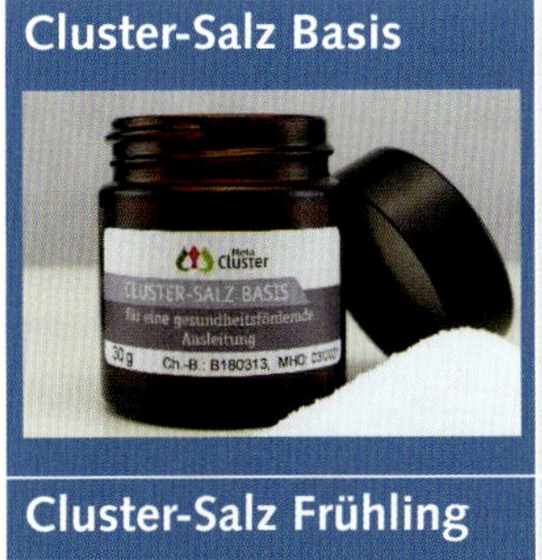	Es ist sehr hilfreich bei Obstipation in Kombination mit dem Wohlfühl-Cluster „Cluster Würze“.
Cluster-Salz Frühling 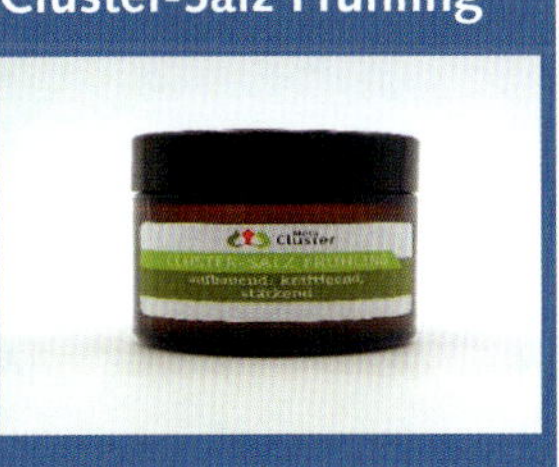	Es reguliert den Hormonhaushalt und beugt Frühjahrsmüdigkeit vor. Allergische Reaktionen werden durch die Anpassung des Körpers an die überschießende Energie des Frühlings gelindert. Bei depressiven Patienten kann eine deutliche Verbesserung ihrer Stimmungslage beobachtet werden.

Cluster-Salz Sommer	Es wirkt körperlich vitalisierend und stoffwechselverbessernd und ist besonders stärkend für das Herz-Kreislauf-System. Psychisch ist eine verbesserte Kommunikation zu beobachten.
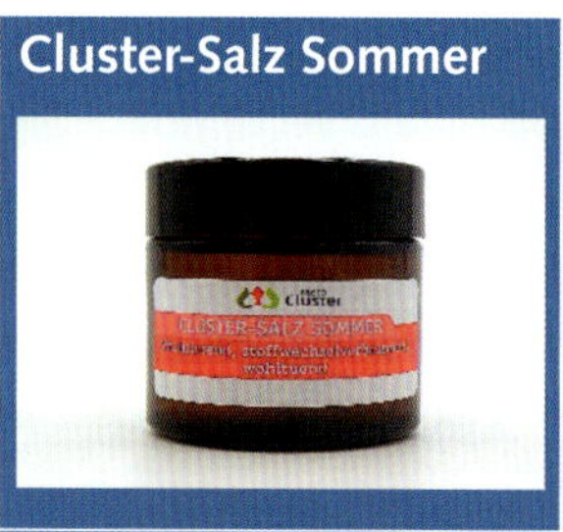	
Cluster-Salz Herbst	Körperlich wirkt es immunstärkend, stabilisierend und stressabbauend. Psychisch wirkt es stabilisierend und ausgleichend bei Streitgesprächen.
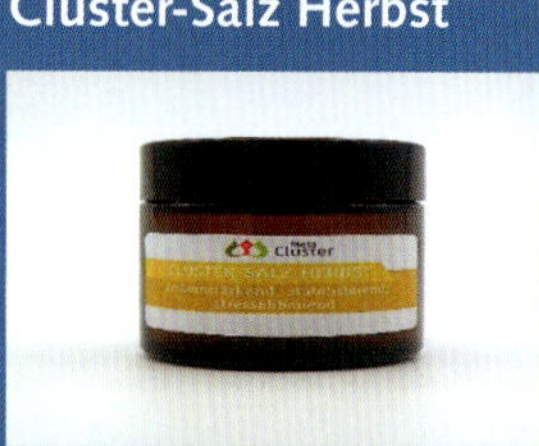	
Cluster-Salz Winter	Körperlich wirkt es abhärtend, regenerierend und insgesamt erholsam. Psychisch wirkt es potenzialaufbauend und klärt den Blick für das Wesentliche bei schwierigen Entscheidungen.
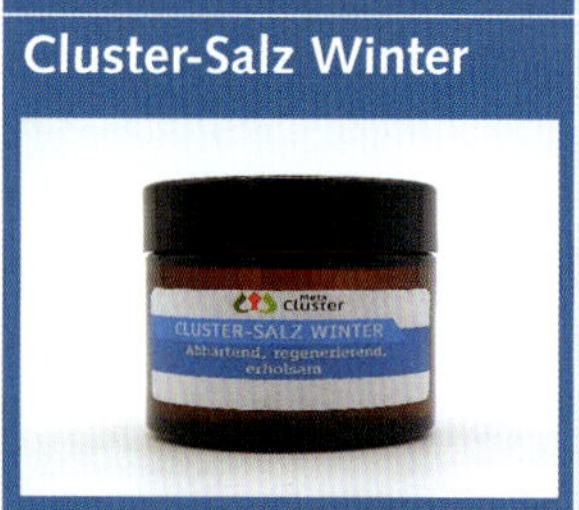	

Tab. 60: Übersicht der Cluster-Salze

6.6.15 Nächster Test

Die Klasse in diesem Feld gibt an, wann die nächste Auswertung vorgenommen werden sollte. An dem angegeben Zeitraum ist vor allem zu erkennen, wie dynamisch oder träge die Prozesse sind, die in der Analyse abgebildet werden, und in welchem Zeitfenster spürbare Veränderungen beim Patienten zu erwarten sind (4 Wochen: die Veränderungen gehen schnell; 12 Wochen: der Prozess braucht Zeit).

7 Aus der Praxis für die Praxis

In diesem Kapitel fasse ich meine Erkenntnisse und Erfahrungen zusammen, die sich im Laufe meiner jahrelangen Praxis mit der Clustermedizin bewährt haben. Die nachfolgenden Ausführungen können daher keine Allgemeingültigkeit haben und geben nicht die Erkenntnisse groß angelegter Studien wieder.

Es gibt drei wesentliche Faktoren, die uns vor der Entstehung von chronischen Krankheiten schützen:

1.) Ein gut funktionierendes Immunsystem, das in der Lage ist, die entstehenden Tumorzellen zu eliminieren;

2.) ein gut funktionierender Zellstoffwechsel, bei dem, metaphorisch formuliert, alle Zahnräder im gesamten Uhrenräderwerk optimal aufeinander abgestimmt sind, sodass alle Toxine ausgeschieden werden, die endogen entstehen;

3.) ein ausgewogener Energiehaushalt, bei dem durch eine optimale Energiebildung in den Mitochondrien und eine optimale Informationsverarbeitung eine gesunde Lebenssteuerung gesichert ist.

Der Verlauf aller drei Parameter kann in der Clusterauswertung gut verfolgt und als wirkliche **Früherkennung** genutzt werden. Der erste Parameter lässt sich am Verhältnis von Tumor- und Abwehrzellen im Feld „Therapieerfolg" überprüfen, der zweite am Verhältnis von „Quote Zellvermehrung" und „Quote Entzündlichkeit" und der dritte an der Kritizität.

Für mich persönlich ist die optimale Anwendung der Clustertherapie die **Gesunderhaltung und Prävention**. In der Analyse erhält der Therapeut gezielte Hinweise zur Unterstützung des Patienten bei der Stabilisierung seiner Gesundheit. Für diese prophylaktische Anwendung reichen in der Regel zwei Auswertungen pro Jahr mit anschließender Therapie. Sowohl die sozialen als auch die substanziellen Belastungen sind in den letzten Jahren extrem gestiegen, sodass diese Prophylaxe aus meiner Sicht einen immer größer werdenden Stellenwert einnimmt.

Auch eine schon **bestehende Erkrankung** lässt sich durch die Clustertherapie gezielt beeinflussen, weil der Therapeut in der Analyse einerseits diagnostisch den Ursachenschwerpunkt erkennt und andererseits auch therapeutisch gezielte Hinweise für dieses individuelle Krankheitsbild erhält.

Zudem hilft die Clustertherapie, **nach einer schweren Erkrankung** sowohl den Energiehaushalt als auch das Immunsystem und den Zellstoffwechsel gezielt zu stabilisieren, um die Gesundung anzustreben.

Die folgende Tabelle ist im täglichen Praxisablauf auch ohne eine Clusteranalyse gut zu verwenden, weil man auf den ersten Blick wichtige Zusammenhänge zwischen den einzelnen Nasennebenhöhlen und bestimmten Organen erkennen kann.

					Darm				
		Magen	**Leber**	**Pankreas**	**Duodenum**	**Dünndarm**	**Dickdarm**	**Mastdarm**	**Blinddarm**
Korrelation	Spezifität	**▶ Dickdarm**	**▶ Dünndarm**	**▶ Dickdarm Mastdarm**					
Nasenneben höhlen		**Stirnhöhle**	**Siebbeinhöhle Stirnhöhle**	**Keilbeinhöhle**	**Stirnhöhle**	**Siebbeinhöhle Keilbeinhöhle**	**Siebbeinhöhle Stirnhöhle**	**Stirnhöhle**	Kieferhöhle Siebbeinhöhle
Zähne		61–63 21–23	61–63 31–33; 34–38 44–48	31–33	21–23	51–53 14–18 24–28	11–13 34–38	51–53	51–53 24–28; 34–38; 44–48
Mandel	Infekte	▶ Ektomie	Bakterien Viren	Anginen	Mykobakterien Clostridien	▶ Ektomie	rezidivierend		▶ Gelenke
	Herde							Eiter	
	Wirkung:				Hypertrophie				
Wirbelsäule		HWS / BWS	HWS / LWS	BWS	BWS / HWS	HWS / LWS	HWS / BWS / LWS	LWS	Rheuma
Gelenke		Handgelenke	Große Gelenke	Große Gelenke	Knie / Fuß	Finger	Fuß Großzehen	Finger Meniskus	Polyarthritis Gicht
Gefäße		Arterien	Arterien	Venen	Venen	Venen	Arterien	Venen	▶ Venen
	Wirkung	Hypertonie maligne	Hypertonie	Ohnmacht	Durchblutungsstörungen Extremität	Gefäßstau	Hypertonie	Stenose	▶ Arterienstau

Tab. 61: Korrelationen von Zähnen, Nasennebenhöhlen, Darmabschnitten und Organen

7.1 Individuelles Essenzcluster – Spezielle Einnahmeempfehlungen

Im Regelfall werden 100 ml des Essenzclusters verordnet, bei starken Analysen, wenn die Kritizität bei −5 / +5 liegt oder Keimblätter errechnet werden, ist es empfehlenswert, 200 ml zu bestellen.

Wenn nur ein Ausgangsstoff klassifiziert wird, sind es oft sehr klärende Essenzcluster, die dem Patienten die Augen öffnen.

Einnahme: Grundsätzlich wird das individuelle Essenzcluster über den Tag verteilt täglich circa 10-mal sublingual eingenommen (jeweils 1 bis 2 Sprühstöße unter die Zunge). Die Tagesdosis kann auch in eine Wasserflasche (mindestens 1 Liter) gegeben und über den Tag verteilt getrunken werden.

Bei **akuten Schmerzsituationen und Erstreaktionen** empfiehlt es sich, die Einnahmefrequenz für circa 1 bis 2 Stunden auf 10-minütige Abstände zu erhöhen.

Bei **Bauchschmerzen**, die nicht infektiös bedingt sind, wird empfohlen, das Wohlfühl-Cluster „Cluster Würze" in 5-minütigen Abständen sublingual zu sprühen, bis eine Besserung eintritt. Andernfalls muss selbstverständlich die Ursache der Beschwerden abgeklärt werden.

Essenzcluster zur Ausleitung, deren Rezeptur aus extrahierten Zähnen ausgewiesen wurde, sollten maximal 3- bis 5-mal täglich gesprüht werden.

Während der Clustertherapie sollte der Patient auf **reichliche Flüssigkeitszufuhr** achten. Insbesondere in der ersten Woche der Einnahme sollte er deutlich mehr als üblich trinken, um einem Toxinstau vorzubeugen! Symptome eines Toxinstaus können Müdigkeit, Kopf- oder Gliederschmerzen oder Schwellungen sein.

Im Falle eines Toxinstaus, der durch sehr häufiges Sprühen und zu geringe Flüssigkeitsaufnahme auftreten kann, wird empfohlen, über 1 bis 2 Tage seltener zu sprühen, bis der Toxinstau behoben ist. Im Anschluss kann die Therapie in der gewohnten Weise fortgeführt werden. Häufig reicht die Maßnahme aus, 10 bis 15 Sprühstöße des Wohlfühl-Clusters „Cluster Würze" ins Trinkwasser zu geben.

Auch bei **Blockaden und bei einer 0 im Feld „Therapieerfolg"** sollte erst einmal mit 5 Sprühstößen täglich begonnen werden.

Wenn **lebenswichtige Organe**, wie z. B. das Herz, bei den Blockaden erscheinen, empfiehlt sich eine einschleichende Therapie mit Essenzclustern. Dies bedeutet, es wird mit 5 Sprühstößen eines Essenzclusters begonnen. Nach einigen Tagen lässt sich dies auf

7 bis maximal 10 Sprühstöße steigern. Je blockierter ein Patient ist, desto wichtiger ist es, die Essenzcluster mit Klangclustern zu kombinieren.

Bevor das System die Blockade öffnet, baut sich eine Spannung auf – ganz ähnlich wie bei einem Speerwerfer, der den Muskel vor dem Wurf vordehnt, um die maximale Weite zu erreichen. Dem Patienten sollte man daher gleichzeitig Information (über die Essenzcluster) und Energie (über Klangcluster) geben, damit er sein Ziel erreichen kann.

Dies gilt auch für **Patienten, die über 70 Jahre** alt sind. Es sollte mit 5 Sprühstößen begonnen werden. Die Dosis kann innerhalb einer Woche auf 10 erhöht, sollte aber nicht weiter gesteigert werden.

Bei **Babys** hat es sich bewährt, 10 Sprühstöße in 20 ml auf 40 bis 50 Grad heißes Wasser zu geben, anschließend abkühlen zu lassen und dann ins Essen oder Trinken zu geben. 1 Sprühstoß entspricht etwa 3 Tropfen.

7.2 Blockaden und Rekursionsphänomene (Erstreaktionen)

Wie bereits beschrieben, liegt der Wirkmechanismus des Clustertherapie darin, dem Patienten seinen momentanen Ist-Zustand des Stoffwechsels zu spiegeln, den der Organismus selbst dann im Vergleich mit seinem genomisch vorgegebenen Soll-Zustand abgleicht und korrigiert.

Während der Patient sich auf diese Art mit sich selbst auseinandersetzt, kann er sowohl körperlich als auch psychisch kurzzeitig mit Symptomen reagieren, die durch seine früheren nicht aufgearbeiteten Erkrankungen, Verletzungen oder Traumatisierungen hervorgerufen werden.

Die wichtigsten Ursachen von möglichen Erstreaktionen sind entweder zu geringe Energie, die sich am besten mit Sferics-CDs oder indikativen Klangclustern („Potential Dal", „Mitochondrien") beheben lässt, oder ein Toxinstau, dem durch die zusätzliche Gabe von „Cluster Würze" begegnet werden kann.

Konstellationen in der Auswertung, die als Blockaden definiert werden und teilweise alleine, aber häufiger erst in Kombinationen zu Erstreaktionen disponieren

1. Organblockaden

- Dasselbe Organ taucht in mehreren Feldern auf. Dies bedeutet eine Regulationsblockade, Regulationsstarre oder Regulationsschwäche auf der Organebene, da in diesem Fall Körper und Psyche, die miteinander verwoben sind, einander nicht regulieren. Je mehr Blockaden auftreten, desto wahrscheinlicher ist eine Erstverschlimmerung.

- Wenn beim Auftreten mehrerer Organblockaden die Steuerungszentren noch nicht mit voller Leistungsfähigkeit arbeiten, ist die Wahrscheinlichkeit einer Erstreaktion noch größer. Weisen überlebenswichtige Organe wie Lunge und Herz eine Blockade auf, ist mit starken Erstreaktionen zu rechnen.

2. Systemische Blockaden

- Stabile Kritizität (+1/–1) und virtuelles Alter mehr als 10 Jahre abweichend vom reellen Alter; es können in den ersten 2 bis 3 Wochen Unpässlichkeiten auftreten.
- Starke Blockaden: Kritizität von 00 und virtuelles Alter mehr als 10 Jahre vom reellen Alter abweichend; es treten dann häufig starke Erstreaktionen auf.
- Stabile Kritizität (–1/+1) und das Feld „Überlebensdauer" liegt zugleich über der AWG. Der „innere Arzt" sieht keinen Handlungsbedarf und sagt, dass alles in Ordnung ist. Das gesamte System verliert aktuell Lebensenergie.

3. Übrige Blockaden

- Eine errechnete Kritizität von 00
- Im Feld „Therapieerfolg" tritt eine 0 auf.
- Die Entgiftungsfähigkeit ist blockiert oder mangelhaft und die Kritizität liegt zugleich bei –5/+5.
- Toxine sind der Sieger im Feld „Therapieerfolg".
- Keimblätter liegen über der AWG.
- Die reaktiven Organe liegen weit über der AWG.

Maßnahmen zum Abfangen der Erstreaktionen

Durch zu geringe Energie

- Es empfiehlt sich eine sinnvolle Kombination der Essenzcluster mit Klangclustern, ohne den Patienten zu überfordern.
- Zusätzlich zum individuellen Klangcluster sind die indikativen Klangcluster „Sferics-Bänder 15 kHz", „Mitochondrien" und „Potential Dal" zu empfehlen.
- Bei Kreislaufbeschwerden wird als erste Maßnahme das Hören des Rhythmusclusters der Sferics-Bänder „CD 25 kHz" empfohlen.

Durch Toxinstau

- Der Patient sollte auf die notwendige Trinkmenge hingewiesen werden.
- Die Entgiftungskapazität des Patienten lässt sich durch das Wohlfühl-Cluster „Cluster Würze" verbessern: 10 bis 15 Sprühstöße täglich als Zusatz ins Trinkwasser geben.
- Bei Bauchschmerzen: 10 bis 15 Sprühstöße des Wohlfühl-Clusters „Cluster Würze" in 1 l Wasser geben. Bei akuten Bauchschmerzen, die nicht bakteriell bedingt sind, alle 5 Minuten 1 Sprühstoß unter die Zunge geben.

7.3 Parameter in der Analyse, die auf Progression hinweisen

Aus meiner langjährigen Praxiserfahrung weiß ich, dass es einige Parameter in der Analyse gibt, die den Therapeuten sensibilisieren sollten, den Patienten engmaschig zu kontrollieren, da sie ein Hinweis auf eine Progression oder eine mögliche Krebserkrankung sein können.

Folgende Parameter der Auswertung können einzeln oder in Kombination auf eine Progression oder ein beginnendes Krebsgeschehen hinweisen. Die Gewichtung der einzelnen Parameter korreliert mit der Quelle, aus der die Auswertung erstellt wird, und ist bei einer Substanzprobe deutlich stärker als bei einer Fragegruppe.

1. Die Quelle der Auswertung ist eine Körpersubstanz und im Feld „Therapieerfolg" ist die Klasse „Wachstum Tumorzellen" höher als „Wachstum Abwehrzellen".
2. Die „Quote Zellvermehrung" und die „Quote Entzündlichkeit" liegen über der AWG bei einer Kritizität von –4 / –5.
3. Wenn zusätzlich in den Feldern „Herde" und „Depot-Toxine: NNH und Zähne" ein Hinweis auf devitale Zähne über der AWG vorliegt, ist das Signal noch gravierender.

Die Klassen, die auf eine Progredienz hinweisen, werden bei einer Auswertung mit Zahnmaterial als Quelle stärker gewichtet als bei jeder anderen Auswertung.

Praxistipp

Wenn mehrere Parameter in Kombination auftreten, besonders wenn die Analyse mittels einer Substanzprobe oder Zahnmaterial erstellt wurde, sollten sicherheitshalber auch schulmedizinische Kontrolluntersuchungen durchgeführt werden.

7.4 Clustertherapie in Kombination mit anderen Therapien

Die Clustertherapie lässt sich sowohl mit naturheilkundlichen Therapien wie Vitalfeldtherapie, Homöopathie, Akupunktur oder Phytotherapie kombinieren als auch mit jeder Art von schulmedizinischer Therapie.

Selbst Patienten mit schwerwiegenden chronischen Erkrankungen profitieren von einer begleitenden Clustertherapie. Die **Verträglichkeit einer Chemotherapie** kann durch eine begleitende Clustertherapie gesteigert und die Nebenwirkungen deutlich reduziert werden.

7.5 Diagnostik von Zahnproblemen in der Clustermedizin

In der Clustermedizin wird der Mund- und Zahngesundheit eine herausragende Bedeutung für die Gesamtgesundheit beigemessen. Aus der Sicht der Clustermedizin wird in der Zahnstellung das Leben der Vorfahren abgebildet. Die Zähne zeigen erbliche Belastungen, die im Mutterleib angelegt werden. Aus diesem Grund ist es oft hilfreich, eine Auswertung aus einem gezogenen Zahn erstellen zu lassen, um mithilfe der anschließenden Therapie diese Belastungen abbauen zu können. Das trifft besonders auf Weisheitszähne zu, die häufig extrahiert werden.

7.5.1 Empfehlungen für die Zahngesundheit

Zur Prophylaxe von Zahnproblemen und besonders vor Zahneingriffen hat sich eine Diagnostik mit anschließender Therapie aus einer Speichelprobe in Kombination mit der FG „Zähne“ sehr bewährt.

Eine Diagnostik mit einer Probe aus einem gezogenen Zahn zeigt, was der Zahn an Belastungen im Körper hinterlassen hat und welche Krankheitsprozesse durch ihn aktiviert und unterstützt werden. Aus clustermedizinischer Sicht speichern die Zähne Informationen aus dem gelebten Leben der Vorfahren.

Einschränkungen im gesamten Kiefer- und Gebissbereich sowie Belastungen der Kiefer-, Nasenneben- und Stirnhöhlen zeigen sich häufig, wenn in der Aspekt-Klassifikation „Zahnbelag“ als Sieger klassifiziert wurde. Analog kann sich auch ein psychisch unbewegliches, starres Verhalten und Denken negativ auf die Zähne auswirken.

7.5.2 Hinweise auf einen Zahnherd in der Analyse

Als klassische Definition eines Zahnherdes gilt eine Störung im stomatognathen System, die eine Fernwirkung auf andere Körperstrukturen ausübt. Aus der Sicht der Clustermedizin können auch Funktionsstörungen wie Bruxismus (Knirschen), TMD (Temporomandibuläre Dysfunktion), Schleiftraumata, Parodontitis oder auch Toxinbelastungen als Störfeld wirken. In vielen Fällen sind die in der Auswertung dargestellten Hinweise auf Zahnbelastungen ein Frühstadium, in dem noch keine manifesten schulmedizinischen Befunde erhoben werden können. Durch die frühzeitige Erkennung der funktionellen Störfelder in der Analyse kann die therapeutische Intervention durch die Clustertherapie mögliche dramatische Verläufe abwenden und, abhängig vom immunologischen Gesamtstatus des Patienten, eingreifende zahnärztliche Maßnahmen eventuell noch vermeiden.

Im Laufe der Jahre haben sich einige Konstellationen in der Analyse herausgestellt, bei denen der Therapeut einen Zahnherd in seine diagnostischen und therapeutischen Überlegungen einbeziehen sollte.

Bei den Auswertungen, für die Zahnbelag, ein gezogener Zahn oder die FG „Zähne" als Quelle für die Diagnostik verwendet wurden, werden die Hinweise auf eine Progredienz bis hin zur Krebserkrankung stärker gewichtet als in Auswertungen mit anderen Quellen. Auch das Verhältnis der Klassen „Tumorzellen" und „Abwehrzellen" ist in solchen Auswertungen gravierender zu bewerten.

Hinweise in der Analyse auf einen möglichen Zahnherd

- Wenn bei einer Auswertung mit Blut oder Speichel als Substanzprobe im Feld „Keime" Bakterien und Viren über der AWG liegen.
- Wenn die Kritizität bei einer Analyse mit Speichel als Substanzprobe 00 beträgt. Häufig macht sich der beherdete Zahn unter der Clustertherapie bemerkbar.
- Wenn die Kritizität bei einer Analyse mit Blut als Substanzprobe 00 beträgt, kann dies ein Zeichen für Progredienz, aber auch für einen Zahnherd sein.
- Treten Blockaden von mehreren Organen in einer Analyse auf, kann ein Zahn die tieferliegende Ursache sein.
- Wenn die Klasse „Knochen" im Feld „Organe pathoaktiv" und „Organe reaktiv" ermittelt wird und eventuell über der AWG liegt, kann ein Zahnherd die Ursache sein.
- Auch Somatostatin im Feld „Hormone Analogie" über der AWG kann als Hinweis auf einen toten Zahn gelten.
- Phylodal 6 als errechnetes indikatives Klangcluster kann ebenso auf einen erkrankten oder devitalen Zahn hinweisen.

Zusätzlich verstärkende Hinweise

- Wenn im Feld „Residualkörper" auch Bakterien nahe der AWG klassifiziert werden.
- Wenn im Feld „Depot-Toxine: NNH und Zähne" die Klasse „devitale Zähne" erscheint.
- Wenn im Feld „Herde" die Klassen „Herde durch tote Zähne" oder „Staphylokokken" weit über der AWG liegen.

Praxistipp

Bei Krebserkrankungen ist es generell empfehlenswert, Zahnbelastungen bei der Diagnostik einzubeziehen.

In der Therapie nicht mehr als 5 Sprühstöße täglich anwenden, wenn ein gezogener Zahn als Quelle für die Auswertung verwendet wurde. Dies gilt nicht, wenn die Auswertung mit Zahnbelag als Quelle erstellt wurde.

Wenn Ohrenschmalz als Substanzprobe bei der Aspekt-Klassifikation errechnet wurde, besteht die Gefahr, dass zu viele Toxine das Gehirn und besonders die Augen belasten. In diesem Fall wird zusätzlich zur Clustertherapie ein antibakteriell wirksames Phytotherapeutikum empfohlen, wie Propolis, Angocin® oder Curcuma, um die zusätzlichen Toxinbelastungen durch die Zahnherde zu kompensieren.

Von einem realen devitalen Zahn kann man ausgehen, wenn im Feld „Depot-Toxine: NNH und Zähne" die Klasse „Devitale Zähne suchen und abklären" mindestens 10 Punkte über der AWG liegt. Die Toxine von devitalen Zähnen haben oft weitreichendere Folgen als Metalltoxine.

Bei den devitalen Zähnen sind es vorwiegend Mercaptan und Thioäther als organische Substanzen, die neben den toxischen Effekten durch ihre Eiweißzerfallsprodukte auch pathologische Immunreaktionen verursachen können.

7.6 Clustertherapie in bestimmten Lebensphasen

Grundsätzlich ist die Clustertherapie aus meiner Sicht hervorragend geeignet, um eine wirkliche Vorsorge zu treffen. In meiner Praxisklientel wenden inzwischen eine beträchtliche Anzahl von Patienten und ihre Familien diese Methode präventiv an, nachdem sie zuvor positive Erfahrungen bei der Behandlung ihrer Beschwerden gesammelt hatten.

In bestimmten Lebensphasen und bei bestimmten Indikationen haben sich auch ohne vorhergehende Aspekt-Klassifikation verschiedene Substanzen, Fragegruppen bzw. Themen in der täglichen Praxisarbeit bewährt.

7.6.1 Kinderwunsch

Bei Kinderwunsch sind die Chancen, schwanger zu werden, sehr groß, wenn die Klasse „Anima / Animus" aus der Substanz Menstruationsblut, Gensekret oder Urin ermittelt wurde und das richtige Verhältnis im Feld „Anima / Animus" aufweist:

„Anima > Animus" und leicht unter der AWG.

Vor einer geplanten Schwangerschaft (SS) ist es ratsam, dass beide zukünftigen Elternteile eine Clustertherapie durchführen.

Praxistipp

Bei den **Frauen** eignet sich zu Beginn Speichel als Quelle für die Auswertung und für die Folgeauswertung Menstruationsblut.

Bei den **Männern** ist es ratsam, für die erste Analyse Blut als Quelle zu nehmen und zusätzlich die FG „Fitness", um die Spermienbeweglichkeit zu steigern. Für die Folgeanalyse ist Sperma eine geeignete Quelle.

Da eine gut funktionierende Epiphyse als übergeordnetes Steuerorgan eine der wichtigsten Voraussetzungen für eine Schwangerschaft ist, sollte sie im Laufe der Clustertherapie bei den pathoaktiven Organen nicht klassifiziert worden sein. Falls sie doch klassifiziert wird, ist zusätzlich zur individuellen Clustertherapie das Klangcluster „Epiphyse" zu empfehlen, entweder als sequentielles Schallcluster oder als MS7R.

7.6.2 Schwangerschaft

Wenn ein Mensch geboren ist, haben die wichtigsten Prägungen bereits stattgefunden. Die Aktivierung dieser Prägungen erfolgt durch die Dinge, mit denen sich die Mutter umgibt, und das, was die Mutter isst, in unterschiedlichen Lebensphasen. So prägen die Vorlieben für bestimmte Speisen während der Schwangerschaft deutlich die späteren Vorlieben der Kinder.[77]

Klangcluster während der Schwangerschaft haben das Ziel, den Stoffwechsel des ungeborenen Lebens vor den negativen Erlebnissen der Mutter oder der Familiengeschichte zu schützen. Die entsprechenden Prägungen sind dann weniger massiv belastend, wie sie es im Normalfall wären. Anhand einer Auswertung eines Säuglings lassen sich die

77 Podbregar (2012).

Probleme, die die Eltern haben oder in der SS hatten, am besten erkennen. Dabei hat sich gezeigt, dass es für das Neugeborene am besten ist, wenn die Mutter schon während der SS geclustert hat.

Praxistipp für die werdende Mutter
Wenn die zukünftige Mutter schon vor oder während der Schwangerschaft geclustert hat, verliert sie einen großen Teil ihrer Ängste. Später entwickelt sie einen ausgereiften Instinkt für das, was für ihr Kind richtig ist, und lässt sich nicht durch Medienberichte verunsichern.

Praxistipp zur Vorbeugung möglicher Nahrungsmittelallergien des Säuglings
Schon während der SS sollte die werdende Mutter auf die Lebensmittel verzichten, die sie nicht verträgt, um Nahrungsmittelallergien des Säuglings vorzubeugen.

Das Wohlfühl-Cluster „Cluster Würze" kann man schon während der SS in Wasser geben, um die Funktion des Darmes nachhaltig zu unterstützen und einen Toxinstau zu verhindern.

Vorsichtsmaßnahmen bei Schwangeren

Bei Schwangeren sollte keine Ausleitung oder Entgiftungskur durchgeführt werden. Bei einem eventuellen Toxinstau können die Detox-Schallcluster oder das Wohlfühl-Cluster „Cluster Würze" vorsichtig angewendet werden, um durch die Stärkung des jeweiligen Organs die Toxinausleitung zu verbessern. Die Klangcluster „Sferics-Bänder 15 kHz" sind sehr zu empfehlen, weil sie nur Energie zuführen. Dabei kann der Unterleib mit Kopfhörern beschallt werden.

7.6.2.1 Zu Beginn einer Schwangerschaft

Bei einer schon bestehenden unkomplizierten SS ist für die Diagnostik eine Speichelprobe in Kombination mit der FG „Gesunde und glückliche Schwangerschaft" zu empfehlen. Zur Erstellung der NSQ sagt die Schwangere 21-mal diesen Satz, während ihr die Graphentafeln vorgelegt werden.

Beim Vater empfiehlt sich zeitgleich eine Diagnostik mittels einer Blutprobe in Kombination mit einer Fragegruppe aus dem Vornamen seiner Frau, damit er im Laufe der Therapie vitaler, zentrierter wird und „Fels in der Brandung" sein kann.

7.6.2.2 Gegen Ende einer Schwangerschaft

Für diesen Zeitraum empfiehlt sich für die Diagnose eine Blutprobe in Kombination mit einer Fragegruppe aus einem der folgenden Themen: „Schöne Schwangerschaft", „Sanfte Geburt", „Schöne Geburt", „Schmerzfreie Geburt" oder ein anderer, von der Schwangeren formulierter Satz als Wunsch für ihre Geburt, den sie 21-mal sagt.

7.6.2.3 Besondere Vorkommnisse in der Schwangerschaft

In diesem Fall ist grundsätzlich eine vorherige Aspekt-Untersuchung durchzuführen.

Selbstverständlich gilt dieser Rat nur als Ergänzung zur fachärztlichen Betreuung.

Bei Risikoschwangerschaften ist die FG „Soma" als Quelle für die Aspekt-Klassifikation zu wählen. Der ausgewiesene Sieger wird anschließend für die Analyse verwendet.

7.6.3 In der Säuglings- und Kleinkindphase

Für den Säugling empfiehlt sich ein individuelles Essenzcluster, für das zur Diagnostik einige Tropfen Nabelschnurblut oder ein Plazentarest verwendet werden.

Es ist ausreichend, nur das Feld „Rp Ausgangsstoffe nach Heinz" für die Diagnostik anzufordern, um das entsprechende Clustermittel zu rezeptieren.

Bei Kindern, die per Sectio geboren werden, ist eine Clustertherapie, für die Nabelschnurblut als Substanzprobe verwendet wurde, noch wichtiger. Sie unterstützt sie dabei, für ihr späteres Leben zu lernen, selbst zu entscheiden und nicht zu erwarten, dass andere ihre Probleme lösen.

Ein großer Prozentsatz der Neugeborenen entwickelt heute einen Reflux. Häufig hilft „Cluster Würze" oder das Klangcluster „Sferics-Bänder: 20 kHz", das als „die Kinder-CD" gilt. Wenn die Beschwerden zu stark sind oder bei Schrei- oder Speikindern empfiehlt es sich, eine Speichelprobe einzusenden. Viele junge Mütter haben mit Vertikalwiegen gute Erfahrungen gemacht, die einen positiven Einfluss auf die Gehirnentwicklung des Kindes ausüben.

Praktische Anwendung

Ein paar Tröpfchen des individuellen Essenzclusters werden auf den Nabel des Säuglings oder ins Trinkfläschchen gegeben. (Stillende Mütter jeweils 3 bis 5 Sprühstöße auf die Brust.) Bei Infekten werden bis zu 10 Sprühstöße empfohlen.

Praxistipp für die Mutter nach der Geburt
Für die Mutter kann auch eine Diagnostik hilfreich sein, für die ein Plazentastück als Substanzprobe verwendet wird. Die Therapie mit dem errechneten Essenzcluster fördert eine hormonelle Stabilisierung, die Verträglichkeit der Muttermilch, und die Mutter baut eine gute Beziehung zum Kind auf.

In der Kleinkindphase

Im späteren Verlauf der Entwicklung des Babys kann man für die Analyse Substanzen wie Speichel, Stuhl, Urin, bei bestehendem Milchschorf oder Neurodermitis auch Haut einsenden.

Die praktische Erfahrung zeigt jedoch, dass Kinder, deren Mütter in der Schwangerschaft bereits eine Clustertherapie durchgeführt haben, Probleme wie Milchschorf, häufige Bronchitis oder Allergien gar nicht erst bekommen. Die Probleme treten häufig dadurch auf, dass die Eltern schon vor der Schwangerschaft nicht gesund sind und ihre Schwierigkeiten epigenetisch weitergeben.

7.6.4 Hilfe zur Berufsentscheidung

Jugendliche, die Hilfe für ihre Berufsentscheidung brauchen, kann clustertherapeutisch geholfen werden, indem eine Analyse via Zeichnung aus dem Thema „Ich will" und der Fragegruppe aus dem Thema „Ich will" erfolgt. Alternativ lässt sich auch das Thema „Meine Berufung" anwenden. Sowohl für die Erstellung der NSQ aus der Zeichnung wie auch aus der Fragegruppe sollte der Patient den Satz 21-mal wiederholen, während ihm die Graphentafeln vorgelegt werden.

7.6.5 Orientierungslosigkeit bei Jugendlichen

Bei Jugendlichen, die in der Übergangsphase zum Erwachsensein orientierungslos sind, ist eine Diagnostik mit der Substanzprobe Blut in Kombination mit der FG „Motiv" sehr hilfreich, da mit dieser Fragegruppe das Thema „Lebensmotivation" fokussiert wird.

7.6.6 Nach einem Todesfall in der Familie

Nach dem Tod eines Elternteils oder des Partners empfiehlt sich eine Clustertherapie. Als Quelle für die Untersuchung kann Blut oder Speichel dienen oder eine Aspekt-Untersuchung vorgeschaltet werden, bei der als Thema der Name des Verstorbenen dient („mein Vater", „meine Mutter", „Adrian", ...).

7.6.7 Starke Blasen- oder Prostataprobleme

Hier empfiehlt sich frühzeitig als Quelle für die Diagnostik entweder die FG „Zähne" oder der Sieger aus der Aspekt-Klassifikation, die aus der FG „Zähne" erstellt wurde, weil die Zähne ein wichtiger Impulsgeber für ein Krebsgeschehen sein können.

7.6.8 Zwischenmenschliche Probleme

Wird jemand von anderen übergangen und hat er das Gefühl, häufig ungerecht behandelt zu werden, eckt er bei anderen an und/oder fühlt er sich durch Verwicklungen eingeengt und unfrei, empfiehlt sich eine Diagnostik mittels der FG „Ego" und einer Zeichnung aus dem Thema „Ego".

7.6.9 Clustertherapie bei chronischen Erkrankungen

Bei chronischen Erkrankungen sollte die Clustertherapie grundsätzlich nicht als alleinige Therapie, sondern in jedem Fall komplementär zur Schulmedizin eingesetzt werden. Der Idealfall ist immer, eine solche Krankheit mit vorbeugenden Maßnahmen zu verhindern. Bei schwerwiegenden Erkrankungen empfiehlt sich grundsätzlich eine Analyse mit vorheriger Aspekt-Untersuchung.

Folgende Varianten haben sich in der Praxis bei Krebserkrankungen bewährt:

Vor einer Operation oder vor einer Chemotherapie kann man den Körper durch eine Therapie, der eine Blutanalyse und / oder eine Analyse mittels der FG „Soma" zugrunde liegt, stabilisieren.

Während einer Chemotherapie empfiehlt sich eine Therapie, der eine Analyse mittels der FG „Soma" in Kombination mit der Substanzprobe Speichel zugrunde liegt, da die daraus errechnete Therapie das geschwächte Nerven- und Darmsystem unterstützt. Eine

Therapie aus der Substanzprobe Blut könnte das Immunsystem zu sehr stimulieren, was während der Chemotherapie kontraindiziert ist.

Nach einer Chemotherapie kann der Körper durch eine Therapie, der eine Blutanalyse alleine oder in Kombination mit der FG „Soma" zugrunde liegt, gestärkt werden, um den gesamten Körper zu vitalisieren und das geschwächte Immunsystem zu stabilisieren

Bei einer vorrangig psychischen Ursache empfiehlt es sich, zusätzlich Bildcluster einzusetzen. Sie können die tiefen Ebenen des Menschen am besten erreichen und behandeln.

Das Klangcluster „Lysosomen als MS7R" leistet vor allem nach Operationen am Gehirn und bei Gehirntumoren hervorragende Dienste. Zusätzlich kann das sequentielle Schallcluster „Mitochondrien" dem Patienten die bei einer Krebserkrankung fehlende Energie zuführen.

Das Klangcluster „Neoplasie Prophylaxe" als Melodie- und Rhythmuscluster kann den Patienten stabilisieren und ihm die Angst nehmen.

Mit einem individuellen Bildcluster und dem Klangcluster „25 kHz" als Rhythmuscluster kann der Patient psychisch entlastet und energetisch stabilisiert werden, damit er die kräftezehrende schulmedizinische Therapie besser verkraftet. Je nach Belastung empfiehlt sich zusätzlich das entsprechende Detox-Schallcluster, das klassifiziert wurde.

Praxistipp
Bei Krebserkrankungen wird empfohlen, 5 Jahre lang 3- bis 5-mal pro Jahr eine Auswertung anzufordern und eine Therapie durchzuführen. Anschließend sollte diese dauerhaft jährlich 1- bis 2-mal erfolgen.

7.7 Effektive Clustertherapie ohne Auswertung

In diesem Kapitel zeige ich einige effektive Clustermittel, wenn aus finanziellen oder anderen Gründen kein individuelles Clustermittel erstellt werden kann. In vielen Fällen kann es auch sinnvoll ein, sie dem Patienten zusätzlich zum individuellen Clustermittel zu empfehlen.

7.7.1 Wohlfühl-Cluster

Auch die mit den Wohlfühl-Clustern angebotenen Informationen gleichen Körper und Bewusstsein mit dem ihnen innewohnenden genomischen Wissen über den eigenen

Zustand ab und stellen dabei fest, dass es eine Diskrepanz zwischen diesem Wissen und den neuen Informationen gibt. Dadurch werden auch ohne individuell errechnetes Essenzcluster schon wertvolle Regulationsmechanismen in Gang gesetzt.

Diese nicht individuellen Wohlfühl-Cluster simulieren jene Inhaltsstoffe, die unseren Proben aus Blut, Urin, Stuhl oder anderen Substanzen jeweils gemeinsam sind: Wasser, Mineralien, Proteine, Nukleinsäure, Basen etc. Damit werden Eigenschaften, sprich Informationen, simuliert, die uns alle ebenfalls – in unterschiedlichem Maß – betreffen.

Aus diesem Grund lassen sich die Wohlfühl-Cluster nach Indikation auch ohne Auswertung als alleinige Therapie zur Stabilisierung der Gesundheit einsetzen. Ebenso, um einen Einstieg in das komplexe System der Clustermedizin zu bekommen, eignen sich die Wohlfühl-Cluster hervorragend.

Die verschiedenen Wohlfühl-Cluster sind in Kapitel 6.6.12 in ▶Tabelle 58 aufgeführt.

7.7.2 Vital-Cluster

Auch die in Kapitel 6.6.13 beschriebenen Vital-Cluster lassen sich hervorragend kurmäßig zur Steigerung der Mitochondrien-Leistung und Aktivierung der Energie der entsprechenden Keimblätter einsetzen.

7.7.3 Cluster-Salze

Die verschiedenen Cluster-Salze lassen sich genau wie die Wohlfühl-Cluster parallel zur Clustertherapie oder als alleinige Prophylaxe oder Therapie zur körperlichen und psychischen Stabilisierung anwenden (▶ Kap. 6.6.14).

7.7.4 Entgiftungskuren als Kombinationen von Wohlfühl-Clustern und Klangclustern

In der folgenden Übersicht werden für verschiedene Indikationen Kombinationen von Clusteranwendungen aufgeführt, die sich in der Praxis bewährt haben.

Hautprobleme	Cluster „Wohlfühl Haut" 3- bis 5-mal täglich sprühen 15 Sprühstöße des Wohlfühl-Clusters „Cluster Würze" auf 1 l Wasser Klangcluster „Detox Haut" Täglich 1 Glas zubereitete Clustersole (▶ Kap. 6.6.14) aus dem Clusterausleitungssalz „Basis"
Raucherentwöhnung (Vorbereitung)	Täglich 1 Glas zubereitete Clustersole aus dem Clusterausleitungssalz „Frühling" 15 Sprühstöße des Wohlfühl-Clusters „Cluster Würze" auf 1 l Wasser Wohlfühl Immun 1: 5-mal täglich 1 Sprühstoß Klangcluster „Detox Lunge"
Konzentrationsschwäche	Wohlfühl Immun 1: 5- bis 10-mal täglich 1 Sprühstoß 15 Sprühstöße Cluster Würze auf 1 l Wasser Sequentielles Schallcluster: „Detox Großhirn"
Darm Kur	Wohlfühl Immun 2: 5- bis 10-mal täglich 1 Sprühstoß 15 Sprühstöße des Wohlfühl-Clusters „Cluster Würze" auf 1 l Wasser Klangcluster „Detox Darm" Täglich 1 Glas zubereitete Clustersole aus dem Clusterausleitungssalz „Basis"

Tab. 62: Auswahl von Indikationen und empfohlener Behandlung

8 Abkürzungsverzeichnis

ANS	Autonomes Nervensystem
ATP	Adenosintriphosphat
AWG	Auswertungsgüte
BSE	Bovine spongiforme Enzephalopathie
BWS	Brustwirbelsäule
Ca	Carzinom
EBV	Epstein-Barr-Virus
FG	Fragegruppe
HPV	Humane Papillomaviren
HWS	Halswirbelsäule
LS	Limbisches System
LWS	Lendenwirbelsäule
MCL	Melodiecluster
mkS	Mikrosiemens oder heute μS (Leitwert von Wasser)
MS7R	Kombination aus: Melodie-, Sequentiellem Schall- und Rhythmuscluster
NSQ	Numerische Sequenz
NNH	Nasennebenhöhlen
PNS	Peripheres Nervensystem
RCL	Rhythmuscluster
RES	Retikuloendotheliales System
SS	Schwangerschaft
TMD	Temporomandibuläre Dysfunktion
ZNS	Zentrales Nervensystem

9 Literaturverzeichnis

aerzteblatt.de (2013). Schlaf entgiftet das Gehirn. Artikel vom 18.10.2013. Online verfügbar unter: https://www.aerzteblatt.de/nachrichten/56243/Schlaf-entgiftet-das-Gehirn, letzter Zugriff am 17.6.2019.

Arnheim, Katharina / Klonk, Sabine (1999). Endoplasmatisches Reticulum. Online verfügbar unter: https://www.spektrum.de/lexikon/biologie/endoplasmatisches-reticulum/21267, letzter Zugriff am 15.1.2020.

Beck, Henning; Anastasiadou, Sofia; Meyer zu Reckendorf, Christopher (2018): Faszinierendes Gehirn. Eine bebilderte Reise in die Welt der Nervenzellen. 2., erweiterte und überarbeitete Auflage.

Behnk, Judith (o.J.), Toxoplasmose. Wie Parasiten uns steuern. Online verfügbar unter: https://www.geo.de/natur/oekologie/6281-rtkl-toxoplasmose-wie-parasiten-uns-steuern, letzter Zugriff am 20.10.2019.

Das Centrosan-Lexikon der Nährstoffe. Online verfügbar unter: https://www.centrosan.com/Wissen/Naehrstoff-Lexikon/Naehrstoff-Lexikon.php, letzter Zugriff am 16.6.2019.

DocMedicus Gesundheitslexikon (o.J.). Beruflicher und emotionaler Stress. Online verfügbar unter: http://www.gesundheits-lexikon.com/Mikronaehrstoffmedizin-Praevention-und-Therapie-mit-Mikronaehrstoffen-Vitalstoffen-/Beruflicher-und-emotionaler-Stress/, letzter Zugriff am 14.6.2019.

Rahmenprogramm Gesundheitsforschung der Bundesregierung (2016). Stand: August 2016 (inhaltlich unveränderter Nachdruck von 2010). Bonn, Berlin: Bundesministerium für Bildung und Forschung, Referat Gesundheitsforschung.

Defant, Albert (1953). Ebbe und Flut des Meeres der Atmosphäre und der Erdfeste. Berlin: Springer-Verlag.

Dethlefsen, Thorwald / Dahlke, Rüdiger (1983). Krankheit als Weg. Deutung und Be-Deutung der Krankheitsbilder.

Deutsches Grünes Kreuz (2018). Zink gegen Heuschnupfen und Allergien. Artikel aktualisiert am 13.4.2018. Online verfügbar unter: https://www.gesundheit.de/krankheiten/allergien/heuschnupfen-und-pollenallergie/zink-gegen-heuschnupfen-und-allergien, letzter Zugriff am 5.1.2020.

Edwardson, J. A. et al. (1993). Effect of silicon on the absorption of aluminium. Lancet 342 (1993) 211.

Eichmeier, Joseph / Baumer, Hans (1990). Atmospherics und das Wetter. In: Naturwissenschaften 77 (4), S. 164–169. DOI: 10.1007/BF01131158.

Faust, Volker (1978). Biometeorologie. D. Einfluss von Wetter und Klima auf Gesunde und Kranke. 2. Auflage, Stuttgart: Hippokrates.

Görnitz, Thomas / Görnitz, Brigitte (2016). Von der Quantenphysik zum Bewusstsein. Kosmos, Geist und Materie.

Heck, Detlef / Sultan, Fahad (2001). Das unterschätzte Kleinhirn. In: Spektrum der Wissenschaft 2001 (10), S. 36.

Heinemann, Pia (2015). Warum Mäuse ihre Angst vor Katzen verlieren. Artikel vom 22.3.2015. Online verfügbar unter: https://www.welt.de/gesundheit/article138662602/Warum-Maeuse-ihre-Angst-vor-Katzen-verlieren.html, letzter Zugriff am 21.6.2019.

Heinz, Ulrich Jürgen (1984). Das Handbuch der modernen Pflanzenheilkunde. Heil- und Arzneipflanzen, ihre Wirkung und Anwendung in Medizin, Natur- und Volksheilkunde, Homöopathie und Spagyrik. Freiburg im Breisgau: Bauer.

Heinz, Ulrich Jürgen (1985). Spagyrik – die medizinische Alternative. Diagnostik und Therapie in der spagyrischen Heilkunst. Freiburg im Breisgau: Bauer.

Heinz, Ulrich Jürgen (1987). Die Runen. Ursprung, Bedeutung, Wirkung, Weissagung. Freiburg im Breisgau: Bauer.

Heinz, Ulrich Jürgen (1988). Heilchance Spagyrik. Das spagyrische Verfahren nach Ulrich Jürgen Heinz, seine philosophische, methodische, diagnostische, heilkundliche und laborantische Leistung. Freiburg im Breisgau: Bauer.

Heinz, Ulrich Jürgen (1991). Die Clustermedizin als diagnostische und therapeutische Erweiterung der klinischen und empirischen Heilkunde. UJ Heinz GmbH mit Clustercentrum. Haigerloch.

Heinz, Ulrich Jürgen (1993). Clustermedizin. Ganzheitliches Heilen durch Diagnostizieren und Therapieren mit Informationsclustern: Texturen aus dem Körper, der Psyche oder dem Unter/Bewusstsein. Vortrag in Lindau, Oktober 1993.

Heinz, Ulrich Jürgen (1995). Clustermedizin. Das Ganzheitliche Heilen durch Diagnostizieren und Therapieren mit Informationsclustern: Texturen aus dem Körper, der Psyche oder dem Unterbewußtsein. UJ Heinz GmbH mit Clustercentrum. Haigerloch.

Heinz, Ulrich Jürgen (1997). Runenübungen – kurz & praktisch. 1. Auflage, Freiburg im Breisgau: Bauer (... - kurz & praktisch).

Heinz, Ulrich Jürgen (1998). Aufbauseminar. Zeichnungen als Informationsquelle. Haigerloch.

Heinz, Ulrich Jürgen (2002). Keime – Erreger – Infektoren aus Sicht der Clustermedizin. Teil 1: Bakterien. In: Zeitgeist 2002 (1), S. 60–64.

Heinz, Ulrich Jürgen (2002). Keime – Erreger – Infektoren aus Sicht der Clustermedizin. Teil 2: Viren – Kontrolleure der Evolution? In: Zeitgeist 2002 (3), S. 64–68.

Heinz, Ulrich Jürgen (2003–2007). Clustermedizin. Grevenbrück [Seminarunterlagen von Grund- und Aufbauseminaren 2003–2007].

Heinz, Ulrich Jürgen (2004). Unser Wetter – geheimnisvolles Luftwesen. Neue Erkenntnisse über atmosphärische Phänomene und deren Einfluss auf unser Befinden (Teil 1). In: Zeitgeist 2004 (1), S. 64–70.

Heinz, Ulrich Jürgen (2004). Unser Wetter – geheimnisvolles Luftwesen. Biosferics und „Wettertherapie" aus Sicht der Clustermedizin (Teil 2). In: Zeitgeist 2004 (2), S. 72–76.

Heinz, Ulrich Jürgen (2009). Handbuch der Clustermedizin. Hg. v. Heinz Cluster GmbH Horb.

Hemminger, Hansjörg / Weyand, Anne / Medicus, Gerhard (1999) Prägung. Online verfügbar unter: www.spektrum.de/lexikon/biologie/praegung/53481, letzter Zugriff am 15.1.2020.

Hoffmann, Achim (2002). Philosophische Probleme und Komplexität, Phänomenologie. Online verfügbar unter: http://www.drhoffmanns.com/home/Research/Philosophie/node60.html#3704, letzter Zugriff am 1.1.2020.

Hohmann, Christina (2010). Endogene Retroviren. Parasiten im Genom. Online verfügbar unter: https://www.pharmazeutische-zeitung.de/ausgabe-072010/parasiten-im-genom/, letzter Zugriff am 12.6.2019.

Hopffgarten, Anna von (2019). Fremdgesteuert. Neuroparasiten entern das Nervensystem ihres Wirts und manipulieren dessen Verhalten. In: Gehirn & Geist 2019 (7), S. 50–51.

Huber, Johannes (2017). Der holistische Mensch. Wir sind mehr als die Summe unserer Organe: edition a, Wien.

Kiontke, Siegfried (2018). Lebende Moleküle. Wie Lebenskraft Materie formt und ordnet. 1. Auflage. Münsing: Vitatec; Vitatec Verlagsgesellschaft mbH.

Kiontke, Siegfried; Rex-Najuch, Mechthild (2012). Physik biologischer Systeme. Die erstaunliche Vernachlässigung der Biophysik in der Medizin. 2., aktualisierte und erweiterte Auflage, Münsing: VITATEC-Verl.-Ges.

Koch, Helmuth / Steinhauser, Hildegard (2008). Die Dorn-Therapie. Grundlagen und praktische Durchführung. Mit Breuß-Massage. 3., völlig überarbeitete und erweiterte Auflage, Augsburg: Foitzick.

Kröplin, Bernd-Helmut (Hg.) (2001). Welt im Tropfen. Gedächtnis- und Gedankenformen im Wasser; Buch zur Ausstellung. Institut für Statik und Dynamik der Luft- und Raumfahrtkonstruktionen; Wanderausstellung. Orig.-Ausg., 1.–2. Tsd. Stuttgart: Gutesbuchverlag. Online verfügbar unter: www.weltimtropfen.de, letzter Zugriff am 1.1.2020.

Kröplin, Bernd-Helmut / Henschel, Regine Chiara (2016). Die Geheimnisse des Wassers. Neueste erstaunliche Ergebnisse aus der Wasserforschung. Aarau, München: AT Verlag.

Kuklinski, Bodo (2014). Das HWS-Trauma. Ursachen, Diagnose und Therapie. 7. Auflage, Bielefeld: Aurum.

Lipton, Bruce H. (2014). Intelligente Zellen. Wie Erfahrungen unsere Gene steuern. 13. Auflage, Burgrain: Koha-Verlag.

Magnussen, Arvin / Parsi, Mansour A. (2013). Aflatoxins, hepatocellular carcinoma and public health. In: World Journal of Gastroenterology: WJG 19 (10), S. 1508–1512. DOI: 10.3748/wjg.v19.i10.1508.

Matz, G. (2013). Kristallisation. Grundlagen und Technik. 2nd ed. Berlin: Springer Berlin Heidelberg.

Memminger, M. (o.J.). Magic Aqua. Wasser Klang Bilder. Online verfügbar unter: www.magicaqua.de/3-0-Kymatische-Fotografie-Technik.html, letzter Zugriff am 1.1.2020.

Meta Cluster GmbH (2018). Clustermusik nach Ulrich Jürgen Heinz. Klangcluster CD-Verzeichnis.

Meyer, Rüdiger (2013). Schlaf entgiftet das Gehirn. Hg. v. Deutsches Aerzteblatt. Online verfügbar unter: https://www.aerzteblatt.de/nachrichten/56243/Schlaf-entgiftet-das-Gehirn, letzter Zugriff am 21.6.2019.

Mölling, Karin (2015). Supermacht des Lebens. Reisen in die erstaunliche Welt der Viren. München: Beck.

Müller, Wolfgang (1982). Duden – Fremdwörterbuch. 4., neu bearbeite und erweiterte Auflage.

Pharma-Zeitung.de (2012). Sucht und Entzugserscheinungen bei Brot und Milch. Artikel vom 30.8.2012. Online verfügbar unter: http://www.pharma-zeitung.de/sucht-und-entzugserscheinungen-bei-brot-und-milch.4799.php, letzter Zugriff am 15.7.2019.

Pharmazeutische Zeitung (2011). Vasopressin kann mehr. Artikel vom 31.1.2011. Online Verfügbar unter: www.pharmazeutische-zeitung.de/ausgabe-052011 /vasopressin-kann-mehr/, letzter Zugriff am 15.7.2019.

Pötter, Carsten / Heinz, Ulrich Jürgen (1999). Ganzheitliche Zahnheilkunde in der Clustermedizin. Komplexe Diagnose und Therapie von endo- und exogenen Toxinen. In: ZAEN 04/99, S. 1–5.

Podbregar, Nadja (2012). Rätsel Geschmack. Von Knospen, Köchen und Signalen. Online verfügbar unter: https://www.scinexx.de/dossierartikel/es-beginnt-schon-im-mutterleib/, letzter Zugriff am 4.11.2019.

Pollack, Gerald H. (2015). Wasser – viel mehr als H2O. Bahnbrechende Entdeckung: das bisher unbekannte Potenzial unseres Lebenselements. 2. Auflage, VAK Verlags GmbH.

Richner, Hans (2016). Basisinformation zu den Themen Biometeorologie, Wetterfühligkeit, Biowetter, etc. Online verfügbar unter: https://www.zeit.de/zeit-wissen/2016/05/Basisinformation1608.pdf, letzter Zugriff am 26.6.2019.

Rimbach, G. (1996). Zink-Update eines essentiellen Spurenelementes. Z. Ernährungswiss. 35 (1996) 123.

Scheeben, Sabine / Wasinger, Ludmilla (2019). Spagyrik und Clustermedizin. Informationsmedizin für chronische Erkrankungen. In: Co.med: Fachmagazin für Komplementärmedizin (12/2019).

Scherer, Andreas (1997). Neuronale Netze. Grundlagen und Anwendungen (Computational intelligence).

Schwarz, Elisabeth (1999). Capsid. Spektrum.de, Lexikon der Biologie. Online verfügbar unter: https://www.spektrum.de/lexikon/biologie/capsid/12073, letzter Zugriff am 1.1.2020.

Spektrum.de (2000). Lexikon der Neurowissenschaft. Vasotocin. Online verfügbar unter: www.spektrum.de/lexikon/neurowissenschaft/vasotocin/13533, letzter Zugriff am 1.1.2020.

Spektrum.de (1999). Lexikon der Biologie: Amylose. Online verfügbar unter: www.spektrum.de/lexikon/biologie/amylose/3178, letzter Zugriff am 1.1.2020.

Sun, Wu / Clavell, James (1988). Die Kunst des Krieges. München: Droemer.

Thilo-Körner, Detlev G. S. (1992). Naturheilkunde in der „Integrativen Medizin" – Ihre Chance. In: Therapeutikon 1992 (12).

Thilo-Körner, Detlev G. S. (1994). Naturheilkunde im Rahmen der integrativen Medizin: ein zukunftsorientiertes Projekt. In: Ärztezeitschrift für Naturheilverfahren. 35. Jahrgang.

Vester, Frederic (1988). Leitmotiv vernetztes Denken. Für einen besseren Umgang mit der Welt. München: Heyne.

Wagner, Christiane / Wasinger, Ludmilla (2015). Spagyrik der Moderne. Die Clustermedizin – Abkömmling einer mystischen Geheimlehre oder schlicht ein funktionierendes System? In: Co.med: Fachmagazin für Komplementärmedizin (2/2015).

Wasinger, Ludmilla (2015). Schulungsunterlagen zum Seminar: Heinz Clustermedizin – Modul 1. Köln.

Wasinger, Ludmilla (2015). Schulungsunterlagen zum Seminar: Heinz Clustermedizin – Modul 2. Köln.

Wasinger, Ludmilla (2019). Schulungsunterlagen zum Seminar: Basisseminar Clustermedizin – Modul 3. Bonn.

Wolff, Ori (2015). NetzwerkMensch. Information, Energie, Materie. Berlin: Lehmanns Media.

10 Abbildungsverzeichnis

Alle Bilder und Grafiken wurden von der Meta Cluster GmbH zur Verfügung gestellt.

Ausnahmen:
Abb. 1: Interferenz von Wasserwellen, die von zwei Schwingungsquellen ausgehen.
© Anja Kaiser – stock.adobe.com

Abb. 26: Kröplin, Bernd-Helmut; Henschel, Regine Chiara (2016): Die Geheimnisse des Wassers. Neueste erstaunliche Ergebnisse aus der Wasserforschung. Aarau, München: AT Verlag.

Abb. 27: Die Form eines Aktionspotenzials – © ML Verlag

11 Tabellenverzeichnis

12 Anhang

Musterauswertung Basis 2

Meta Cluster GmbH
Robert-Bosch-Str. 22 | 72186 Empfingen | 07474 917 760 | 07474 917 7621

Klassifikation eines Clusters

Cluster Basis 2
aus 1 NSQ

für **Max Mustermann**, geboren am: 1. Januar 1901

Auftrag: CBGW50315
Bearbeitet am: 3. April 2020 08:41
im Auftrag Ihres Behandlers: Max Mustermann

Im Verfahren der Klassifikation von Clustern (aus Kristallisaten von organischen Proben oder von den Eidalen aus Fragegruppen) werden biologisch-psychologische Informationen über mustererkennende Prozesse zum Zwecke weiterer Abklärungen simuliert. Die Ergebnisse dieser Klassifikation können als Werkzeuge einer ganzheitlichen, clusterbasierten Orientierung benutzt werden. Ihre Aussage beschreiben die über das Suchmuster erkennbaren Prozesse teilweise in vernetzter Form. Die Klassifikation ersetzt nicht die klinische Diagnose, sie gibt jedoch Hinweise auf Tendenzen und Zusammenhänge möglicher Entwicklungen. Das die Mustererkennung ausführende Expertensystem EIDEX läuft als ß-Version.

Die Ergebnisklassen werden ständig erweitert. Die kommentierenden Textbausteine laufen ebenfalls als ß-Version, insbesondere die ohne vorangestellte Ordnungsziffer erscheinenden Texte sind als noch unverbindliche Entwürfe zu verstehen. Die Datensätze und Textbausteine werden nach bestem Wissen und Gewissen erstellt. Dennoch übernimmt die Meta Cluster GmbH keine Haftung für die durch den Gebrauch der Auswertung, ihrer Ergebnisse, deren Interpretation und / oder die Anwendung der Empfehlungen durch den Patienten / Kunden oder Dritte unmittelbar oder mittelbar entstehen.

CBGW50315 | Cluster Basis 2 | Max Mustermann | Patient: Max Mustermann 03.04.2020

Quelle(n)	Fragegruppe 01-Soma
Form	A11
Fraktal	A1-1-1
Cluster	A1-1-1-1
Kontur	1-1-1-1
Textur A	1-A11-11
Textur B	1-A11-11
Lumen	11-11-11

1. ÜBERSICHT

Kritizität	
Energetischer Zustand der momentanen körperlichen und seelischen Gesamtsituation	
+5 kippend hyperkritische Phase	100

Virtuelles Alter	43 Jahre
Analoge Altersreferenz, in der sich der Patient gegenwärtig vergleichsweise im Verhältnis zu einem ideal gedachten anderen Menschen befindet	

Therapieerfolg	
Vergleichsparameter der möglichen Entwicklung	
Überlebensdauer	28
Schmerzfreiheit	27
Toxine	9
Entzündung	20
Alltagsfähigkeit	45
Körperliche Verfassung	37
Lebensqualität	21
Wohlbefinden	30
Dysstress	21
Wachstum Tumorzellen	12
Wachstum Abwehrzellen	26
Neoplasie	12
Milieu	5
Schwerpunkt Eidalik	23
Schwerpunkt Psyche	11
Schwerpunkt Soma	21

Auswertungsgüte	35
Referenzwert zur Bewertung der Prozentangaben der Klassifikationen der Analyse	

2. KÖRPERPROZESSE

Organe pathoaktiv männlich	
Organe mit akuter Stoffwechsel- und Toxinbelastung	
Bindegewebe	55

CBGW50315 | Cluster Basis 2 | Max Mustermann | Patient: Max Mustermann 03.04.2020

Organe reaktiv männlich	
Während der Behandlung können hier körperliche und psychische Reaktionen erfolgen	
Bindegewebe	51

Prägungen Profil	
Prägende Ereignisse, die zur Verhaltensbildung führen	
Lymphe (Verteidigung)	51

Genfunktionen Profil	
Ererbte Funktionen und Schwächen aus der Anlage der Vorfahren	
Tektonische Strukturierung	51
Emulgieren	45
Ausscheidendes Trennen	43

Hormone Analogie	
Hormonelle Schwankungen beeinflussen das Gemüt und den Stoffwechsel	
Prolaktin	40

Keime: Übersicht	
Pathogen wirksame Keimgruppen	
Bakterien	34
Myceten Pilze	35
Prionen/Proteine	25
Viren	37

Zelle	
Mögliche Schwachstellen und/oder Fehlfunktionen auf Zellebene	
Dendrit	42

Residualkörper Zelle	
Restkörper, welche die ordentlichen Zellfunktionen behindern	
Substanzen unabbaubar	38

Toxine	
Giftstoffe, welche den Stoffwechsel weitreichend beeinflussen	
Virentoxine	37
Abbautoxine Darm	36
Bakterientoxine	36
Nierentoxine	32

Toxine: Dynamik	
Momentane zelluläre Toxinsituation	
Plaques abbauend	47

Depot-Toxine: NNH und Zähne	
Wirkendes Toxindepot mit Streuung in den gesamten Organismus	
Milchzahn 52	45

CBGW50315 | Cluster Basis 2 | Max Mustermann | Patient: Max Mustermann 03.04.2020

Herde	
Streuende Herde belasten den Stoffwechsel und verhindern ordentliche Regulation des Organismus	
Zahnwurzelherde	31
Neurotoxine	30
Streptokokkenherde	29
Einlagerung Umweltgifte	28
Blinddarm / Blinddarmnarbe	27
Herpes-simplex-Herde	26

Darm: Übersicht	
Musteranaloge Prozesse aus dem gesamten Darmbereich	
Appendix > Dünndarm	37
Zwölffingerdarm	36
Dick-/ Mastdarm	33
Pankreastoxine	32
Darmkrämpfe	32

Allergene	
Musteranaloge Allergieauslöser - wenn möglich meiden	
multiple Form	57

Synergien pathogen	
Einflüsse -sofern vorhanden-, welche die Toxinsituation des Organismus verstärken und Symptome auslösen können	
Sarcina lutea	45
Bacillus subtilis	40

Wirbelsäule: Segmente	
Störungsempfindliche oder -auslösende Wirbelsäulensegmente	
S 2	33
S 5	33

Induktionen Analogie	
Äußere Einflüsse können den Körper und seine Funktionen belasten	
Kobaltradiation /-analog	31
Oszillierende H2O-Elektronen	29

Quote Utilisationsfähigkeit	
Soviel Nutzen zieht Ihr Stoffwechsel aus Kata- und Anabolismus	
Relativer Funktionswert	5

Quote Entzündlichkeit	
Verdeckte und offenkundige Entzündlichkeit im Körper	
Entzündlichkeit	22

Quote Abwehrleistung	
Entwicklung und Tendenzen der körperlichen Abwehrfähigkeit	
Abwehrleistung =	25

CBGW50315 | Cluster Basis 2 | Max Mustermann | Patient: Max Mustermann 03.04.2020

Quote Zellvermehrung	
Prozentualer Grad der Mutationsaktivität von Körperzellen	
Zellvermehrungsrate	34

3. PSYCHEPROZESSE

Anteile Anima & Animus	
Männliche und weibliche Anteile können zu inneren Konflikten führen	
Anima	14
Animus	25

Testbefindlichkeit	
Gefühlslage zum Zeitpunkt der Analyseerstellung	
in Probleme verwickelt	53
ausgrenzend	48

Probleminhalt	
Themen, welche aktuell für die Psyche Probleminhalte darstellen	
Freundschaftsverbindungen	55
Gerechte Verteidigung	51

Stressoren Analogie	
Stressauslösende Verhaltensmuster mit Wirkungen im körperlichen, psychischen und geistigen Bereich	
Isoliertes Bewerten	51

Psyche: Problemursachen	
Gewichtung der Probleme und Umstände in Ihrem Lebensumfeld	
1 aus der Herkunft-Familie	23
2 aus der Wahl-Familie	19
3 aus dem sozialen Umfeld	29

Psyche <Herkunft-Familie	
Die Herkunftsfamilie ist die Familie, aus der Sie stammen und in der Sie aufgewachsen sind	
Naturellwidrige Zwänge	36
Behinderung der Entfaltung	34
Großväterliche Zwänge	33

Psyche <Wahl-Familie	
Die Wahlfamilie ist die Familie, die Sie gewählt haben	
Verborgenes Wehren	37
Behinderter Vitalitätsausdruck	36
Gesunkene Aufnahmefähigkeit	34
Mangelndes Selbstbewußtsein	32

Psyche <Soziales Umfeld	
Das soziale Umfeld bildet sich aus Allen, die nicht aus Herkunfts- und Wahlfamilie stammen	
Freundschaftsverbindungen	55

CBGW50315 | Cluster Basis 2 | Max Mustermann | Patient: Max Mustermann 03.04.2020

Angst Profil	
Machen Sie sich über folgende Ängste Gedanken.	
vor Hinuntergestoßen werden	40

Lebensmodalitäten	
Hinterfragen Sie diese Begriffe nach Ihrer Bedeutung für Sie	
Einsichten umsetzen	34
Zu kurz gestillt	28
Verwirren und stören	26
Siegen und einbinden	25
Vorsatz durchsetzen	24
Lebensraum ausweiten	22
Beistand suchen und geben	19
Einschränken und einschließen	17

Charaktereigenschaften	
Diese Eigenschaften zeichnen Sie aus und können gewinnbringend eingebracht werden	
Streitfähigkeit	51

Fähigkeiten Profil	
Diese Fähigkeiten können Sie nutzbringend ausbauen	
Vernetzen und verbinden	51

4. ENTGIFTUNG KÖRPER

Zelluläre Engiftungsfähigkeit	
Bei Ausleitungsmaßnahmen zu berücksichtigender Zustand	
blockierte Situation	25

Bewegung	
Leben ist Bewegung - mit diesen einfachen Übungen können Sie sich unterstützen und entlasten	
Klettern (Bäume, Felsen)	51

Schlafbedarf	
Schlaf dient der körperlichen und psychischen Regeneration - Schlafen Sie, wenn möglich, mindestens so lange wie angegeben	
mindestens 9 h tägl	31

Trinkwasserbedarf	
Trinken Sie mindestens die angegebene Menge vitales Wasser, am besten lauwarm	
mindestens 2,75 l tägl. warm	100

Speisenunverträglichkeit	
Potenzielle Allergieauslöser - meiden Sie diese für 8 - 12 Wochen	
Eiweiße jeder Art	31
Aminosäuren verzweigtkettig	31
Paranüsse	31
Kuhmilch-Produkte	29
Zitrusfrüchte	29

CBGW50315 | Cluster Basis 2 | Max Mustermann | Patient: Max Mustermann 03.04.2020

Speisenunverträglichkeit		
Potenzielle Allergieauslöser - meiden Sie diese für 8 - 12 Wochen		
Weizen	29	
Haselnüsse frisch	27	

Vitamine Analogie		
Vitaminverwertungsschwäche soll stofflich und/oder informativ reguliert werden		
C - Ascorbinsäure	42	

Minerale Analogie		
Mineralstoffverwertungsschwäche soll stofflich und/oder informativ reguliert werden		
Vanadium	41	

Milieu vital stärken		
Hiermit kann das Milieu des Organismus basal gestärkt werden		
Kohlehydratarme Ernährung	37	

5. ENTGIFTUNG PSYCHE

Entspannen wie		
Gönnen Sie sich folgende Entspannung(en)		
Einen Strich entlang balancieren	45	

Beschäftigung		
Hilfreiche Übungen zur Unterstützung von gesundenden Impulsen		
Wassertreten (Bach, Teich)	51	

Votiv		
Sagen Sie sich folgenden Satz - schreiben Sie ihn auf - denken Sie darüber nach		
Ich atme meine Umwelt	42	

Neue Wege		
Denken Sie über dieses Thema nach und haben Sie Mut für neue Wege		
Kastei dich nicht mehr	38	
Entlarve deine Scheinwerte	35	
Sammle deine Kräfte	35	
Schinde dich nicht	34	

Farbe		
Lassen Sie diese Farbe(n) vermehrt auf verschiedenste Art in Ihr Leben einfließen		
Grün	36	

Gedanken zu einem neuen Ziel		
Setzen Sie sich gedanklich hiermit auseinander - Was könnte für Sie dahinter stehen?		
für den Krieg	46	
für die Kinder	46	
Abwarten um Kraft zu schöpfen	46	

CBGW50315 | Cluster Basis 2 | Max Mustermann | Patient: Max Mustermann 03.04.2020

Gesprächsinhalt	
Entdecken Sie die persönliche Fülle dieses Themas - Was bedeutet es für Sie?	
über Motivation	60

Märchen	
Lesen und erfahren Sie dieses Märchen - versetzen Sie sich hinein und extrapolieren Sie Inhalte auf Ihr Leben.	
Sechs Schwäne	31

6. CLUSTERBEHANDLUNG

Rp Ausgangsstoffe nach Heinz	
Musteranaloge Texturen zur Herstellung eines individuellen, spagyrischen Wasserclusters nach Heinz	
Pulsatilla pratensis	41
Ginkgo biloba	39
Diamant	38

Klangcluster individuell	
Hören Sie Ihr individuelles Klangcluster nach stoffwechselangepasster CD-Typ-Bestimmung	
Schallcluster (S7)	24

Schallcluster aus Keimen	
Keimsimulation, welche als Zusatztrack dem persönlichen Klangcluster hinzugefügt werden kann	
B: Alcaligenes faecalis <	50

Sferics Tagestexturen	
Tagessferics (Dunkelblitzaktivitäten) regulieren die Darmflora und können dem individuellen Klangcluster hinzugefügt werden.	
200702 T20	46

Schallcluster Detox	
Spezielle Schallcluster CDs zur gezielten Ausleitung von Toxinen als optimale Therapiebegleitung	
Detox Leber	28
Detox Fuß	25

Klangcluster Sferics-Bänder	
Sferics-Bänder gleichen störende Einflüsse des Wetters aus. Damit führen Sie Ihrem Organismus zielgerichtet Energie zu	
Sferics auf 10 kHz Band	32

Klangcluster Feiung Sensibilität	
Maßgeschneiderte Hilfe bei Wetterfühligkeit	
Kobaltradiation /-analog	31

Klangcluster Pool	
Ausgewählte Klangcluster unterstützen lebenswichtige Prozesse	
Potential-Dal (MS7R)	44
Amalgamausleitung	39

CBGW50315 | Cluster Basis 2 | Max Mustermann | Patient: Max Mustermann 03.04.2020

Stoffwechselhilfen		
Den Stoffwechsel modulierende und substituierende Faktoren, welche informativ und/oder substanziell eingesetzt werden können		
LDL Low-densitiy Lipoproteins	33	

Rp Bildcluster		
Bildcluster aktivieren / regulieren den Hirnstoffwechsel, sowie die kognitiven und unbewussten Funktionen		
Bildcluster PhyloDal 4	40	

Wohlfühl Wassercluster		
Wohlfühl Wassercluster unterstützen die eigene Synchronizität mit der Natur - und mit sich selbst		
Wohlfühl Herbst	39	

Rp Cluster Salz		
Sinnvolle Detoxikationshilfe über Nieren und/oder Haut zur effektiven Therapieunterstützung		
Clustersalz Winter	20	

Nächster Test in:		
06 Wochen	33	

CBGW50315 | Cluster Basis 2 | Max Mustermann | Patient: Max Mustermann 03.04.2020

Kommentare zu Feldern und Klassen

Feld: Kritizität

Über den Begriff der Kritizität wird in der Clustermedizin der Versuch unternommen, die gegenwärtigen physiologischen, psychischen, somatischen und mentalen Prozesse eines Menschen, einschließlich gewisser Tendenzen zu erfassen. Die Kritizität ist also ein Ausdruck für die momentane, körperliche und seelische Gesamtsituation. Sie ist gewissermaßen die "Überschrift" oder "Kurzformel", die den wesentlichen Grundzustand abstrakt beschreibt..

+5 kippend hyperkritische Phase Feld: Kritizität

Der Begriff "Hyper" (griech.: höher, mehr) bezeichnet einen somatischen Zustand der Erregung, Entzündlichkeit, Übersättigung oder Überfunktionen und einen psychischen Zustand von Druck, Konfliktbereitschaft, Hysterie und Unruhe bis hin zur Aggression. Hyperkritische Prozesse sind aktivitätsgesteigerte, hyperergе oder hyperfunktionelle und progressiv ungeordnete Prozesse, bei denen ein Entgleisen desto wahrscheinlicher wird, je höher der Kritizitätswert (+1 bis +5) ist.
Hier liegt eine kippende Hyperkritizität vor, deren Auswirkungen eine neurotische Eigenschaftsprofilierung, extreme Konfliktbereitschaft, Gefahr des Aus- oder Zusammenbruchs, unkontrollierte Aggression auf beliebige Auslöser, starke Unruhe und eine deutliche Neigung zu entzündlichen und allergischen Prozessen sein könnten. Die weitere Entwicklung, insbesondere bei Beginn der Clustertherapie, sollte sorgfältig beobachtet werden. Diese extreme Kritizitätsphase kann zu entgleisenden Geschehnissen körperlicher oder seelischer Natur führen. Der Behandler muss nach seinem besten Wissen und Gewissen, seinen therapeutischen Fähigkeiten und unter Berücksichtigung der gesamten Lebenssituation des Patienten entscheiden, ob er den Patienten durch entsprechende Techniken langsam und behutsam, Stück für Stück rückwärts aus dieser Krise herausführt oder ob er den Patienten durch gezielte Provokation kontrolliert aus seiner Situation "herauskippen" lässt, um ihn zu lösen, dann aufzufangen und neue Wege anzubieten.

Virtuelles Alter

43 Feld: Virtuelles Alter

Das virtuelle Alter errechnet sich als gewichtetes, arithmetisches Mittel aus der Gesamtzahl aller verfügbarer Patienten- und Forschungsdaten und spiegelt damit den Platz, an dem sich der Patient gegenwärtig vergleichsweise im Verhältnis zu einem ideal gedachten anderen Menschen befindet. Diese Abweichung ermöglicht in Bezug auf das reale Alter des Patienten weiterführende Hinweise auf defizitäre oder inflationäre Gesundheits- und Vitalpotentiale in ihm. Abweichungen des virtuellen vom realen Alter zwischen -5 bis +5 Jahren können erfahrungsgemäß als systembedingte Schwankung angesehen werden; Abweichungen über -5 oder +5 Jahre bedeuten bemerkenswerte Schwankungen der persönlichen Situation und sind daher er- und klärungsbedürftig. Bei negativen (-) Abweichungen kann von einem erschöpfenden, energiezehrenden, alterungsfördernden, degenerativen Prozeß ausgegangen werden, bei positiven (+) Abweichungen, von Blockaden, zwei- bis mehrgleisigen Fehlentwicklungen und somatisch und/oder psychisch gespaltenen Phasen. Aus einer anderen Sicht ergibt die Differenz des relativen biologischen Alters zum realen Alter ein Maß für die Motivation des Menschen im Verhältnis zu seiner wirklichen Alterung. Hier bedeutet eine negative Abweichung (jünger) eine gegenüber dem Altersmittel höhere Motivation und eine positive Abweichung (älter) eine geringere. Besonders interessant sind Abweichungen eines real relativ jungen Menschen, dessen virtuelles Alter jedoch jenseits der geschlechtlich besonders aktiven Zeit liegt, also im oder nach dem Klimakterium oder der Phase der geschlechtlichen Fortpflanzung > 50 Jahre. Hier sollten Konflikte im Sexualleben, durch Kinderwünsche, Partnerschaft und im Berufsleben exploriert werden.In der Praxis hat es sich als besonders sinnvoll erwiesen, bei Abweichungen von mehr als -5 oder +5 Jahren den Patienten folgendermaßen zu befragen: Was geschah, als Sie (...) Jahre alt waren? In welcher Lebenssituation haben Sie sich befunden? Welche Konflikte hatten Sie zu bewältigen? Welche Erkrankungen hatten Sie in diesem Alter? Oder: Wie möchten Sie leben, wenn Sie (....) Jahre alt sind? Welche Ziele haben Sie bis dahin? Zu welchem Menschen in diesem Alter haben Sie eine enge Beziehung? Welche Gedanken und Ängste verbinden Sie mit dem Älterwerden und dem Alter von (...) Jahren? Welche Wünsche und Erwartungen verbinden Sie mit dem Alter von (...) Jahren? Starb ein Mensch, den Sie kannten in diesem Alter?

Feld: Auswertungsgüte

Die Auswertungsgüte errechnet sich als gewichteter Mittelwert aller Prozentergebnisse der Klassifikationen. Je höher die Werte sind, desto mehr entsprechen die Ergebnisse den eingespeicherten Daten mit definierten Diagnosen / Klassen als Einzelfall. Je niedriger sie sind, desto mehr werden die Ergebnisse als statistische Analogien zu bewerten sein.
Die Prozente im grafischen Teil des Analyse zeigen den Grad der Übereinstimmung zwischen den im Expertensystem gesammelten Daten und der vom Patienten stammenden Eidal- oder Substanz-NSQ. Werte, die ab 10% unter dem Wert der angegebenen Auswertungsgüte liegen, weisen auf eine pathologische Tendenz hin, Werte um den Wert der Auswertungsgüte herum weisen auf Erkrankungen und Werte, die 10% und mehr über dem Wert der Auswertungsgüte liegen, auf signifikante, psychisch oder körperlich pathologische Prozesse hin.

Feld: Organe pathoaktiv männlich

Die Organangaben dieses Feldes dienen einerseits als diagnostische Hinweise, die dazu führen sollten, nach Symptomen in den fünf Clusterebenen zu suchen: Reale Gegenwart, Vergangenheit, Erbdispositionen, Soma-analog oder Psyche-analog.

Bindegewebe Feld: Organe pathoaktiv männlich

Das Bindegewebe ist aus dem Mesoderm hervorgegangen und dient der Umhüllung und Unterteilung der Organe, ihrer Einbettung in die Umgebung und der Zuteilung von Nerven und Blutgefäßen. Zum Bindegewebe zählen: Mesenchym, Zahnpulpa, Nabelgewebe, Lymphknoten, Milz, rotes Knochenmark, Sehnen, Bänder, Knochen, Omentum, Sklera, Organkapseln, Unterhaut und Becken-Bindegewebe, Fettgewebe, Membranen um periphere Nervenfasern und herznahe Arterien. Siehe auch entsprechende Organfelder und Profile.

Fragen zur körperlichen Symptomatik an den Patienten: Haben Sie das Gefühl, dass das Gewebe unter Ihrer Haut schwammig und aufgeschwemmt ist? Spüren Sie bisweilen unter der Haut einen unangenehmen, mittelstarken Schmerz, der auch bei leichtem Druck bleibt? Haben Sie das Gefühl, zuzunehmen, obgleich Sie unverändert essen? Haben Sie abends dickere Beine als morgens, nach dem Aufstehen? Neigen Sie zu Bänder- und Sehnenzerrungen? Knicken Sie leicht im Knöchel um? Haben Sie (als Frau) eine Gebärmuttersenkung, Krampfadern oder Zellulitis? Bekommen Sie leicht "blaue Flecke"? Psychemotiv: Ich kann die Dinge als miteinander verbunden empfinden. Fragen zur psychischen Symptomatik an den Patienten: Welche Gefühle lösen folgende Sätze in Ihnen aus: "Ich schließe mich ab und lasse alles, wie es ist." oder "Ich will die Dinge miteinander verbinden, ich will sie verbunden verstehen und dafür und für weiteres offen sein."

Feld: Organe pathoaktiv weiblich

Die Organangaben dieses Feldes dienen einerseits als diagnostische Hinweise, die dazu führen sollten, nach Symptomen in den fünf Clusterebenen zu suchen: Reale Gegenwart, Vergangenheit, Erbdispositionen, Soma-analog oder Psyche-analog.

Bindegewebe Feld: Organe pathoaktiv weiblich

Das Bindegewebe ist aus dem Mesoderm hervorgegangen und dient der Umhüllung und Unterteilung der Organe, ihrer Einbettung in die Umgebung und der Zuteilung von Nerven und Blutgefäßen. Zum Bindegewebe zählen: Mesenchym, Zahnpulpa, Nabelgewebe, Lymphknoten, Milz, rotes Knochenmark, Sehnen, Bänder, Knochen, Omentum, Sklera, Organkapseln, Unterhaut und Becken-Bindegewebe, Fettgewebe, Membranen um periphere Nervenfasern und herznahe Arterien. Siehe auch entsprechende Organfelder und Profile.

Fragen zur körperlichen Symptomatik an den Patienten: Haben Sie das Gefühl, dass das Gewebe unter Ihrer Haut schwammig und aufgeschwemmt ist? Spüren Sie bisweilen unter der Haut einen unangenehmen, mittelstarken Schmerz, der auch bei leichtem Druck bleibt? Haben Sie das Gefühl, zuzunehmen, obgleich Sie unverändert essen? Haben Sie abends dickere Beine als morgens, nach dem Aufstehen? Neigen Sie zu Bänder- und Sehnenzerrungen? Knicken Sie leicht im Knöchel um? Haben Sie (als Frau) eine Gebärmuttersenkung, Krampfadern oder Zellulitis? Bekommen Sie leicht "blaue Flecke"? Psychemotiv: Ich kann die Dinge als miteinander verbunden empfinden. Fragen zur psychischen Symptomatik an den Patienten: Welche Gefühle lösen folgende Sätze in Ihnen aus: "Ich schließe mich ab und lasse alles, wie es ist." oder "Ich will die Dinge miteinander verbinden, ich will sie verbunden verstehen und dafür und für weiteres offen sein."

CBGW50315 | Cluster Basis 2 | Max Mustermann | Patient: Max Mustermann 03.04.2020

Feld: Organe reaktiv männlich

Das Feld Reaktive Organe bezeichnet jene Organorte oder -systeme, an denen mit Reaktionen und/oder Symptomen im Rahmen des gegenwärtigen, pathoformen Verlaufs gerechnet werden kann oder bei welchen im Zuge der als Rekursion bezeichneten therapeutischen Wirkung der Cluster-Dote/Dale mit "signalisierenden" Symptomen (Heilsymptomen) oder Reaktionen im Sinne einer Kontroll- und Ereignismeldung zu rechnen ist.

Bindegewebe Feld: Organe reaktiv männlich

Das Bindegewebe ist aus dem Mesoderm hervorgegangen und dient der Umhüllung und Unterteilung der Organe, ihrer Einbettung in die Umgebung und der Zuteilung von Nerven und Blutgefäßen. Zum Bindegewebe zählen: Mesenchym, Zahnpulpa, Nabelgewebe, Lymphknoten, Milz, rotes Knochenmark, Sehnen, Bänder, Knochen, Omentum, Sklera, Organkapseln, Unterhaut und Becken-Bindegewebe, Fettgewebe, Membranen um periphere Nervenfasern und herznahe Arterien. Mögliche Reaktionen: Pflastersteinnävi; Gewebe unter der Haut wabblig und teigig; eingelagerte Flüssigkeiten: aufgedunsenes Aussehen? Sehnen- und Bänderschwäche. Es entsteht das psychische Bedürfnis nach einem Muster, mit dem die unterschiedlichen Aspekte der eigenen Persönlichkeit miteinander verbunden werden können.

Fragen zur körperlichen Symptomatik an den Patienten: Haben Sie das Gefühl, dass das Gewebe unter Ihrer Haut schwammig und aufgeschwemmt ist? Spüren Sie bisweilen unter der Haut einen unangenehmen, mittelstarken Schmerz, der auch bei leichtem Druck bleibt? Haben Sie abends dickere Beine als morgens, nach dem Aufstehen? Neigen Sie zu Bänder- und Sehnenzerrungen? Knicken Sie leicht im Knöchel um? Haben Sie (als Frau) eine Gebärmuttersenkung, Krampfadern oder Zellulitis? Bekommen Sie leicht blaue Flecke? Psychemotiv: Ich kann die Dinge als miteinander verbunden empfinden. Fragen zur psychischen Symptomatik an den Patienten: Welche Gefühle lösen folgende Sätze in Ihnen aus: "Ich schließe mich ab und lasse alles, wie es ist" oder "Ich will die Dinge miteinander verbinden, ich will sie verbunden verstehen und dafür und für weiteres offen sein."

Feld: Organe reaktiv weiblich

Das Feld Reaktive Organe bezeichnet jene Organorte oder -systeme, an denen mit Reaktionen und/oder Symptomen im Rahmen des gegenwärtigen, pathoformen Verlaufs gerechnet werden kann oder bei welchen im Zuge der als Rekursion bezeichneten therapeutischen Wirkung der Cluster-Dote/Dale mit "signalisierenden" Symptomen (Heilsymptomen) oder Reaktionen im Sinne einer Kontroll- und Ereignismeldung zu rechnen ist.

Bindegewebe Feld: Organe reaktiv weiblich

Das Bindegewebe ist aus dem Mesoderm hervorgegangen und dient der Umhüllung und Unterteilung der Organe, ihrer Einbettung in die Umgebung und der Zuteilung von Nerven und Blutgefäßen. Zum Bindegewebe zählen: Mesenchym, Zahnpulpa, Nabelgewebe, Lymphknoten, Milz, rotes Knochenmark, Sehnen, Bänder, Knochen, Omentum, Sklera, Organkapseln, Unterhaut und Becken-Bindegewebe, Fettgewebe, Membranen um periphere Nervenfasern und herznahe Arterien. Mögliche Reaktionen: Pflastersteinnävi; Gewebe unter der Haut wabblig und teigig; eingelagerte Flüssigkeiten: aufgedunsenes Aussehen? Sehnen- und Bänderschwäche. Es entsteht das psychische Bedürfnis nach einem Muster, mit dem die unterschiedlichen Aspekte der eigenen Persönlichkeit miteinander verbunden werden können.

Fragen zur körperlichen Symptomatik an den Patienten: Haben Sie das Gefühl, dass das Gewebe unter Ihrer Haut schwammig und aufgeschwemmt ist? Spüren Sie bisweilen unter der Haut einen unangenehmen, mittelstarken Schmerz, der auch bei leichtem Druck bleibt? Haben Sie abends dickere Beine als morgens, nach dem Aufstehen? Neigen Sie zu Bänder- und Sehnenzerrungen? Knicken Sie leicht im Knöchel um? Haben Sie (als Frau) eine Gebärmuttersenkung, Krampfadern oder Zellulitis? Bekommen Sie leicht blaue Flecke? Psychemotiv: Ich kann die Dinge als miteinander verbunden empfinden. Fragen zur psychischen Symptomatik an den Patienten: Welche Gefühle lösen folgende Sätze in Ihnen aus: "Ich schließe mich ab und lasse alles, wie es ist" oder "Ich will die Dinge miteinander verbinden, ich will sie verbunden verstehen und dafür und für weiteres offen sein."

CBGW50315 | Cluster Basis 2 | Max Mustermann | Patient: Max Mustermann 03.04.2020

Feld: Prägungen Profil

Dieses Profil klassifiziert die wahrscheinlichen, lebensmitbestimmenden, teilweise traumatisierenden Muster vorzugsweise der pränatalen Phase eines Menschen. Die Klassendarstellung zeigt zuerst in Abkürzung das analog zum Geschehen betroffene Organ, dann den Konditionierungsinhalt und schließlich die Zeitspanne, in welcher die Prägung vermutlich stattfand. Die Aussagen sind immer als Störung zu verstehen.

Lymphe (Verteidigung) Feld: Prägungen Profil

3.-4. Schwangerschaftswoche; Verteidigung als Fähigkeit zum Überleben (Lymphe). Mögliches Szenario: Die Schwangerschaft erzeugt extremen Druck von außen (Vater, Eltern) auf die Mutter, mit so starker Ablehnung des Kindes, dass es gefährdet ist. Die Mutter wird gezwungen, das Kind elementar zu verteidigen gegen diese Druck. Auch eine starke Infektion der Mutter, die das Immunsystem zu heftiger Abwehr anregt ist möglich. Das Kind hat daher geschwächte Abwehrfunktionen im somatischen und auch im psychischen Bereich oder, als Kompensation, eine potentielle Erregbarkeit und erhöhte Abwehrbereitschaft (somatisch Allergien, häufige Infektionen).

Feld: Hormone Analogie

Das hormonelle Profil gehört zu den biologisch und persönlich intimsten Prozesssteuerungen des Körpers; es entscheidet über die für die Lebensqualität wesentliche Frage des Leidens oder Ausgeglichen-seins. Der Stoffwechsel hängt wesentlich von der Bereitstellung und Funktion der Hormone ab. Übliche Einzelanalysen erfassen nicht das Netzwerk der bekannten Abhängigkeiten der Hormone untereinander. Die Mustererkennung zeigt hier interaktive Abhängigkeiten und Verknüpfungen. Das Profil beschreibt funktionelle und damit qualitative Störungen.

Prolaktin Feld: Hormone Analogie

Prolaktin wirkt unterstützend in der Schwangerschaft und sorgt vor der Geburt für die Entwicklung der Milchdrüsen, es stimuliert das Brustdrüsenwachstum und setzt nach vorheriger Einwirkung von Östrogen und Progesteron auf die Brustdrüse die Laktation in Gang. Ein gestörter Prolaktinhaushalt kann zu folgenden Symptomen führen: PMS, Zyklus- und Regelstörungen, Fertilitätsstörungen, Libidoverlust, Mastitis. Organ: Hypophyse.

Feld: Keime: Übersicht

Unter diesem Feld werden pathologisch wirkende Keime im Sinne einer direkten Mustererkennung oder einer pathologischen oder morphologischen Analogie klassifiziert, welche die regelrechten Funktionen des Organismus behindern. Die erkannten Prozesse können vergangen oder gegenwärtig sein.

Viren Feld: Keime: Übersicht

Diese Klassifikation ist ein Hinweis auf eine reale oder tendenzielle Überlastung des Organismus durch Viren. Die analoge Mustererkennung bestimmter Virentypen kann im Zusammenhang mit der befundeten Symptomatik erste, hilfreiche Hinweise auf komplexe Erkrankungsformen geben, deren Komponenten danach einzeln verifiziert werden können. Der Schwerpunkt dieses Profils liegt weniger auf der Hinweisdiagnostik, als vielmehr auf der Vernetzung und interaktiven Verbindung viraler Wirk- und Formstrukturen. Über den Vergleich der Symptomatik mit der des Patienten besteht die Möglichkeit, Hinweise auf Erkrankungshintergründe zu bekommen. Bei gegenwärtiger Symptomenfreiheit ist die Disposition für virale Infektionen vorhanden. Weitere Symptome sind abzuklären.

CBGW50315 | Cluster Basis 2 | Max Mustermann | Patient: Max Mustermann 03.04.2020

Feld: Zelle

In diesem Feld werden vergangene Krankheitsprozesse, akute Störungen, genetische Disposition und/oder psychische Belastungen aufgeführt, welche die Funktion der Zellen einschränken. Die Zelle ist die kleinste Bau- und (isoliert noch lebensfähige) Funktionseinheit von Organismen mit Fähigkeit zur Stoffwechselleitungen, Reizbeantwortung, Motilität und Reduplikation.

Feld: Toxine

In diesem Feld werden Toxine aufgeführt, die den gesamten Organismus dysfunktionell belasten. Toxine sind meist immunogen wirkende Giftstoffe von Mikroorganismen (Viren, Bakterien, Pilze, Zooten) oder toxisch wirkende Metalle mit unterschiedlichen Wirkungen. Toxine sind als Ergebnisse fehlerhafter Stoffwechselprozesse zu verstehen, die durch ein fehlerhaft arbeitendes oder geschwächtes Immunsystem nicht erkannt und beseitigt werden und die ortsungebunden oder ortsgebunden, depotmäßig wirksam werden. Toxinorte sind die Herde (siehe auch dort). Der diagnostische Wert dieser Klassen liegt in der Ermöglichung einer prophylaktischen Begegnung und damit Verhinderung der weiteren Entwicklung.

Virentoxine Feld: Toxine

Diese Klassifikation ist ein Hinweis auf eine reale oder tendenzielle Neigung zu einer Belastung des gesamten Organismus durch Virentoxine. Die auf unterschiedlichen Wegen, wie Schmier- oder Tröpfcheninfektionen in den Organismus gelangten Virentoxine können dort zu vielfältigen pathologischen Prozessen führen.

Feld: Herde

Vergangene oder auch eben ablaufende Prozesse hinterlassen am Ort ihres Auftretens minimale bis narbige Veränderungen der Gewebe. Diese und die benachbarten Hohlgewebe und -organe eignen sich als Toxindepots der pathologischen Prozesse. Toxine seien verstanden als Stoffwechselgifte aus direkten oder indirekten, jedoch fehlerhaft oder pathologisch ablaufenden Stoffwechselprozessen. Auch Infektionskrankheiten können Restherde zurücklassen, die als Toxindepots wirken und auf den Stoffwechsel, seine Proteinprozesse, seine Atmungsprozesse, vor allem aber auf die Transkription der Zelle durch spontane Mutationen erheblichen Einfluss haben. Fokalinfektionen (Zahn-, Mandel-, Narbenbereiche) können eine schubweise Ausschüttung von Toxinen verursachen, die über den Blutkreislauf zu entfernten Organen gelangen, um dort zu entzündlichen, auch allergischen Krankheitsprozessen zu führen. Systemische Verdrängungen und Nichtakzeptanz von Fakten sind psychisch im Hintergrund bei diesen Prozessen wirksam. Wenn eine allergische Neigung aufgrund von hoher Toxineinwirkungen beim Patienten besteht, sollte das entsprechende Dal eingesetzt werden.

Zahnwurzelherde Feld: Herde

Diese Klassifikation ist ein Hinweis auf reale oder tendenzielle Neigung zur Bildung von Zahnherden. Durch die evolutionäre Rückbildung von der Schnauze zum heutigen Kiefergebilde mit seinen Cavernen können sich in den Bereichen der Zahnwurzeln Altherde bilden, deren Toxizität nicht nur im Kopfraum, sondern im gesamten Organismus starke Auswirkungen hat. Es gibt fast keinen Menschen, der nicht irgendein Problem im Bereich des Kiefers, der Zähne und des Zahnfleisches hat, was auf eine wachsende Degeneration schließen lässt. Diese Beherdungen sind mit bildgebenden Verfahren teilweise gar nicht nachweisbar ist, dennoch aber physiotoxisch wirksam.

Feld: Darm: Übersicht

Das Darmsystem besteht aus den Abschnitten Duodenum, Dünndarm, Dickdarm und Mastdarm mit After. Embryonal benachbart sind Lungen, Leber und Pankreas.

Appendix > Dünndarm Feld: Darm: Übersicht

Diese Klasse ist zu verstehen als Hinweis darauf, dass Stoffwechselprodukte des Dünndarms sich vorwiegend im Bereich des Wurmfortsatzes auswirken. Hier sollte an die Einbeziehung des lymphatischen Systems gedacht werden (siehe dort), auch um Hinweise zum psychischen Hintergrund zu erhalten.

Allgemeine Symptome für eine Störung des Verdauungssystems sind: Verstopfung, Durchfall, Blähungen, Aufstoßen, Sodbrennen, Grimmen und Übelkeit nach dem Essen, sowie Schmerzen bei Hunger oder auch nach dem Essen. Wenn Sie eines dieser Symptome bei sich kennen und spüren, dann sollte Sie sich beraten lassen, um die Ursache dieser Symptome zu finden und sie zu beheben. Das gesamte Darmsystem hat mit dem Psychethema der eigenen Akzeptanz zu tun. Identität, Funktion, Fähigkeit, Grenzen und Wirkung. Akzeptanz übersetzen wir mit Annehmen.

Feld: Allergene

Dieses Feld zielt in seinen Klassen weniger darauf, bereits bekannte Allergene zu bestätigen, als vielmehr, auf verdeckte durch analogen Mustervergleich aufmerksam zu machen, um daraus komplexere, therapeutische Schlüsse zu ziehen.

multiple Form Feld: Allergene

Eine hohe Musterübereinstimmung (%-Zahl > als Auswertungsgüte) ist als Hinweis zu verstehen, dass beim Patienten eine hohe Veranlagung bestand oder/und besteht über-/empfindlich und reizbar auf vielfältige und unterschiedliche Einflüsse zu reagieren, auch wenn derzeit (noch) keine entsprechende Symptomatik vorhanden sein sollte. Bei dieser Klassifizierung sollte die psychische Befindlichkeit des Patienten, seine Belastbarkeit, Ausgeglichenheit, mögliche Konfliktsituationen und sein soziales Umfeld erforscht werden. Siehe auch Psycheprofile und Felder Bronchien und Lungen.

Feld: Induktionen Analogie

Unter Induktionen werden den Körper "induzierende", in ihn hineinführende und hineinwirkende Prozesse vor allem elektrischer, magnetischer und elektromagnetischer Art verstanden, von denen anzunehmen ist, daß ihr kurzzeitiger schwacher oder starker langzeitiger schwacher oder starker Impuls Störungen des Stoffwechsels verursachen.

Kobaltradiation /-analog Feld: Induktionen Analogie

Kobalt ist Bestandteil vieler Enzyme und bildet das Zentralatom des Vitamins B12. Daher ist es von zentraler Bedeutung für die Bildung von roten Blutkörperchen und den Aufbau von Eiweißstoffen. Als künstlich induzierter Elektrolyt wird es in der Strahlentherapie als Bestrahlungsquelle eingesetzt. Kobalt ist auch in blauem Farbstoff von Keramiken (Kacheln, Fliesen, Geschirr) enthalten.

CBGW50315 | Cluster Basis 2 | Max Mustermann | Patient: Max Mustermann 03.04.2020

Feld: Anteile Anima & Animus

Dieses Feld enthält Hinweise auf eine mögliche Störung der Anima-Animus-Proportionen im Patienten. Wie stark diese ausgeprägt ist, lässt sich an der Differenz der Prozentzahl zwischen Animus und Anima erkennen. In welchem Bereich sich diese Störung möglicherweise manifestiert ergibt sich aus der Psycheanalogie des betroffenen Organs oder der Organfunktion (siehe Unterschiede in den Klassenergebnissen der Felder Aktive und Reaktive Organe männlich und weiblich).

Animus Feld: Anteile Anima & Animus

Diese Klasse zeigt die wahrscheinliche Übereinstimmung der gesuchten NSQ mit den vorhandenen hinsichtlich der männlichen Geschlechtlichkeit an. Sollte der Patient tatsächlich männlich sein, so weist dieses Ergebnis auf ein unbalanciertes Verhältnis von Anima und Animus hin: Der Patient hat Störungen in seinem Animus im Verhältnis zu seinem realen Geschlecht; sollte er hingegen real weiblich sein, dann liegt eine zu explorierende Störung des Animus (Problem der pränatalen Geschlechtsbildung und/oder der prä-/postnatalen Konditionierung) vor: Vermutliche Unterdrückung der Animus-Anteile in der weiblichen Gesamtrolle.

Feld: Testbefindlichkeit

Das Feld Test-Befindlichkeit stellt die innerpersönlichen Bedingungen dar, unter denen der Eidal- oder Substanztest erfolgte. In beiden Fällen bildet der geschichtliche, gegenwärtig wirkende Hintergrund die Bühne, auf der sich die Einzelheiten der Befindlichkeit darstellen. Starke, emotionelle Phasen provozieren andere Befindlichkeiten, als ruhige, zufriedene Abschnitte. Die resultierende Klassifikation kann daher unter Umständen als Modifikator der gesamten Ergebnisse angesehen und benutzt werden. Die mit den Ergebnissen beschriebene Zeitspanne ist individuell und lässt sich nicht allgemein abgrenzen: sie umfasst sicher für die Eidalik die Zeit vor und während der Bearbeitung der Rufmuster und ihre Umsetzung in eidale Graphen, sowie für den Substanztest die Phase der Entnahme. Darüber hinaus bezieht es die an diesem Tage wirksamen Schichten emotioneller und mentaler Prozesse, die das Befinden bestimmen, mit ein. Diese Schichten können kurzfristig oder aber auch chronisch wirken, ihr Einfluss bemisst sich nach ihrer Wirkungsstärke.

in Probleme verwickelt Feld: Testbefindlichkeit

Hier scheint eine problematisierte Grundhaltung bestanden zu haben. Fragt sich: Welche Probleme belasten den Patienten derzeit akut? Warum kann er sie nicht lösen? Ist diese Gefühlslage eine ihm öfters bekannte?

Feld: Stressoren Analogie

In diesem Feld führen wir auf, welche Stressfaktoren auf den Patienten einwirken. Diese Stressoren sollten vermindert oder beseitigt werden, um den Patienten seinen Problemen heraus zuführen. Wir geben den Anstoß, in eine vielleicht bis jetzt ungewohnte Richtung zu denken oder ein eventuell sich bereits veränderndes Denken zu ermutigen.

Feld: Psyche: Problemursachen

In diesem Feld versuchen wir Ihnen aufzuzeigen, aus welcher Schicht Ihres sozialen Lebens Ihre wiederkehrenden Probleme wahrscheinlicherweise programmiert sind. Wir unterscheiden dabei die Herkunft-Familie, als der Ort Ihrer Herkunft und Ihres Heranwachsens, dann die Wahl-Familie als der Ort Ihrer persönlichen und familiären Verwirklichung und Ihr soziales Umfeld, als der Ort Ihrer gesellschaftlichen und beruflichen Verwirklichung. Wir zeigen Ihnen den gegenwärtigen Problemschwerpunkt, womit nicht ausgeschlossen ist, dass auch Einflüsse aus anderen Bereichen störend wirksam sein können.

3 aus dem sozialen Umfeld Feld: Psyche: Problemursachen

Das soziale Umfeld umfasst Ihren Freundeskreis, die Nachbarn, die Kameraden aus gleichgesinnten Tätigkeiten und die Kollegen des Arbeitsplatzes. Kennzeichnend für diesen Umkreis ist, dass Sie sich ihn teilweise nur eingeschränkt selbst wählen können und dass er oft einen größeren Einfluss auf Sie ausübt, als Sie auf ihn. Ihre Bindungen an die Personen dieses Kreises müssen nicht geringer sein, als die an Ihre Wahl-Familie, aber sie haben weder erotischen, noch (brut)pflegenden, noch unmittelbar verantwortlichen Charakter.

CBGW50315 | Cluster Basis 2 | Max Mustermann | Patient: Max Mustermann 03.04.2020

Feld: Psyche <Herkunft-Familie

Mit der Herkunftfamilie wird das Milieu gekennzeichnet, aus dem der Patient stammt und das sowohl seine genetischen Eigenschaften, als auch seine erworbenen Eigentümlichkeiten begründet. Das Milieu wird/wurde von den Menschen gemacht, denen er sein Leben und seine Lebensausrichtung verdankt. Diese Personen hat er nicht frei gewählt, sondern er ist das Produkt von deren Aktivität. In diesem Milieu ereignen sich die tiefsten und störendsten Verletzungen, da sie nicht nur in den jeweiligen Entwicklungsphasen auf ein ungeschütztes Wesen treffen, sondern zudem noch von jenen Menschen ausgelöst werden, zu denen kein Schutzbedürfnis zu bestehen scheint und vor denen man sich daher nicht schützen kann: Den Eltern, beispielsweise.

Naturellwidrige Zwänge Feld: Psyche <Herkunft-Familie

Diese Klassifikation weist hin auf eine Störung durch naturellwidrige Zwänge. Hier scheint der Patient entgegen seinen eigenen Fähigkeiten, seinen Bedürfnissen, seines Charakters und seiner persönlichen Veranlagungen durch Zwang, Druck und Unterdrückung erzogen worden zu sein.

Feld: Psyche <Wahl-Familie

Die Wahl-Familie umschreibt jenen sozialen, intimen und familiären Bereich, den Sie sich nach dem Verlassen Ihres Elternhauses und nach Erreichen Ihrer geschlechtlichen Reife geschaffen haben und der Ihr gegenwärtiges Leben durch Schutz, Belastung, Anforderung und Erfüllung bestimmt. Das sind Ihre Geschlechts- und Ehepartner und Ihre Kinder, beispielsweise.

Verborgenes Wehren Feld: Psyche <Wahl-Familie

Diese Klassifikation weist auf eine Störung durch verborgenes Wehren hin. Sie haben, aus verschiedenen Gründen, nicht die Möglichkeit, sich offen gegen das zu wehren, was Ihnen in Ihrer Wahlfamilie nicht gefällt, was Sie stört oder gar verletzt. Sie müssen es verborgen, versteckt tun, was Sie ärgert, irgendwie ein wenig demütigt und worunter Sie leiden. Sind es nur eingeübte Ängste, die Sie vor der Auseinandersetzung warnen oder sind es handfeste Schäden, die Ihnen daraus erwachsen könnten, wenn Sie sich offen verteidigen und Ihre Bedürfnisse vertreten? Prüfen Sie ob die möglichen Schäden, die Ihnen vermeintlich blühen, wenn Sie sich offen wehren, wirklich größer sind, als der ständige Druck, unter dem Sie leben und leiden, - und krank werden? Können Sie sich vorstellen, sich wieder frei(er) bewegen zu dürfen?

Feld: Psyche <Soziales Umfeld

Das soziale Umfeld umfasst den Freundeskreis, die Nachbarn, die Kameraden aus gleichgesinnten Tätigkeiten und die Kollegen des Arbeitsplatzes. Kennzeichnend für diesen Umkreis ist, dass der Patient sich ihn teilweise nur eingeschränkt selbst wählen kann und dass dieser Kreis oft einen größeren Einfluss auf ihn ausübt, als umgekehrt. Seine Bindungen an die Personen dieses Kreises müssen nicht geringer sein, als die an seine Wahl-Familie, aber sie haben weder erotischen, noch (brut)pflegenden, noch unmittelbar verantwortlichen Charakter.

Freundschaftsverbindungen Feld: Psyche <Soziales Umfeld

Gering oder mangelhafte ausgebildete Freundschaftsnetze, die eine ausreichende und entlastende Kommunikation ermöglichen, so dass die eigenen Probleme mitgeteilt und damit auch entschärft werden können.

Feld: Angst Profil

Angst kann ein notwendiger, nützlicher Schutzmechanismus sein, - wenn sie "gesund" ist. Eine "ungesunde" Angst, als die die Klassifikation zu verstehen ist, bedeutet für den Patienten mehr oder weniger akuten Stress oder chronische Belastung (gemäß %-Zahl und Kritizität), was dazu führen kann, dass sie sich in Autoaggression wandelt. Es ist möglich, dass die Angst des Patienten bewusst oder unbewusst wirksam ist.

vor Hinuntergestoßen werden Feld: Angst Profil

Hier könnte folgendermaßen befragt werden: Kennen Sie die Angst vor Hinuntergestoßen werden? In welchen Situationen erleben Sie diese Angst? Wann hatten Sie diese Angst zu ersten Mal? Können Sie Loslassen und Vertrauen? Haben Sie Angst verlassen oder ausgenutzt zu werden? Der Patient sollte die Situation, die ihm die massivste Angst bereitet direkt aufsuchen um die Angst zu überwinden.

CBGW50315 | Cluster Basis 2 | Max Mustermann | Patient: Max Mustermann 03.04.2020

Feld: Lebensmodalitäten

In diesem Profil werden Inhalte und Prozesse klassifiziert, von denen wahrscheinlich ist, dass ihr Auftreten innerhalb der Lebensgeschichte eines Menschen zu einem subtraumatischen Effekt und/oder zu einer chronischen Störung geführt haben mag. Diese Inhalte können von außen erzeugt worden sein oder sie bilden sich als summatives Ergebnis verschiedenartiger Inhalte äußerer oder innerer Ereignisse oder sie entstehen als Folgen genetischer Fehlsteuerungen, die im praktischen Leben zu einem Fehlverhalten führen.

Einsichten umsetzen Feld: Lebensmodalitäten

Die Lebensumstände des Patient sollten anhand der klassifizierten Musteranalogie sorgfältig exploriert werden, es sollte gefragt werden nach den Bedingungen, unter denen er aufgewachsen ist, nach den Einflüssen, die ihn besonders geprägt haben und nach den Auswirkungen, die diese Einflüsse auf sein heutiges seelischen und körperliches Befinden haben könnten.

Fragen an den Patienten: Fällt es Ihnen schwer, einmal eingesehene Tatsachen auch so in Ihr Leben umzusetzen, dass Sie einen Nutzen daraus ziehen können? Kennen Sie das Gefühl, eigentlich schon zu wissen, was zu verbessern, zu verändern oder umzustellen wäre, aber es gelingt Ihnen einfach nicht? Was hindert Sie daran, einmal erkannte Einsichten auch umzusetzen?

Feld: Fähigkeiten Profil

Im Fähigkeitenprofil erscheinen jene relevanten, aktivierbaren Potentiale, eben jene Fähigkeiten, die aus der gegenwärtigen Sicht für die Persönlichkeitsentfaltung einsetzbar sind. Diese Fähigkeiten wirken als persönliche Möglichkeiten und Motive, als Antriebsmuster und autonome, kreative Kapazitäten. "Dazu bin ich fähig!"

Vernetzen und verbinden Feld: Fähigkeiten Profil

Diese Fähigkeit bedeutet: Nicht von dem, was ich wahrnehme, ist einfach, - da täuscht mich mein Sinn oder meine Angst vor einer Vielfalt, in der ich unwichtig bin. Alles, was lebt, ist in sich und mit seiner Umwelt vernetzt: Im Austausch von Energien und Erfahrungen. Das meiste ist zudem verbunden mit einem anderen, von dem es abhängt. Von wem hänge ich ab?

Feld: Bewegung

Die Empfehlungen zur Bewegungstherapie sind nicht sportlich im vordergründigen Sinne zu verstehen, denn es geht hierbei nicht um körperliche Ertüchtigung, Konditionssteigerung oder Muskeltraining. Sie sollen im Sinne des Wortes den Körper und betroffene Organzonen "bewegen" und stimulieren, was bekanntlich auch mit kleinen oder kleinsten Schritten geschehen kann und dadurch körperliche und seelische Stabilität beim Patienten erreichen.

Klettern (Bäume, Felsen) Feld: Bewegung

Für den Patienten: Versuchen Sie die empfohlene Übung so, wie sie beschrieben wird, durchzuführen: Klettern Sie auf einem Felsen, großen Steinen oder auf einem Baum herum. Benutzen Sie dabei die Kraft und die Fähigkeiten aller Glieder: Beine und Füße, Arme, Hände und Finger und spüren Sie ganz bewusst in die einzelnen Gliedmaßen hinein. Achten Sie dabei auf das Zusammenspiel Ihrer Kräfte und beobachten Sie die Zusammenhänge zwischen den Funktionen und Tätigkeiten Ihrer Arme und Beine.

Feld: Trinkwasserbedarf

Das Wasser stellt auch inter- und intrazellulär den wesentlichen Trägerstoff für die Stoffwechselprodukte dar. Dies gilt für die Vitalstoffe ebenso, wie für die ausscheidungspflichtigen Stoffwechselendprodukte des Körpers selbst oder seiner un/parasitischen Bewohner, beispielsweise der Bakterien. Produziert deren Stoffwechsel Toxine, so müssen diese ausgeschieden werden. Dies geschieht u.a. über die Wasserschiene, indem die Toxine im Wasser gelöst und dann über die Lungen, die Haut und die Nieren ausgeschieden werden. Nichtwasserlösliche Toxine müssen über den Leberstoffwechsel entgiftet und dann als wasserlösliche Substanzen ebenso ausgeschieden werden. Toxin- oder auch Salzniveaus dürfen einen kritischen Schwellenwert nicht überschreiten, wenn sie die Zellen des Körpers nicht schädigen sollen. Daher versucht der Körper durch Verdünnung mit Wasser das kritische Niveau zu vermeiden, was dann als ödematöse Wasseransammlungen u.a. sichtbar werden kann. Dasselbe geschieht bei endogenen oder fremdinduzierten Toxinen. Damit der Körper das Dichteniveau der Toxine regeln kann, muß er freies Wasser zur Verfügung haben, um nicht andere Wasserspeicher, wie das Blut oder die Lymphe anzuzapfen und damit deren Funktionstüchtigkeit durch beispielsweise verminderte Fließfähigkeit zu vermindern. Das kritische Viskositätsmilieu des Körpers, als das Niveau des frei verfügbaren Wassers läßt sich an den Kristallstrukturen mittelbar ablesen. Die vorliegende Empfehlung entstammt dieser Information und rät dazu, normales, den Trinkwasservorschriften entsprechendes Trink- oder stilles Wasser in leicht warmem Zustand (um 18 - 24 °C) in der angegebenen Menge täglich in mehreren Etappen (Bechern) zu trinken. Es versteht sich, daß diese Empfehlung nicht bei entsprechenden Kontraindikationen, wie z.B. Niereninsuffizienz und allen Erkrankungen gilt bei denen aus klinischer Sicht eine vermehrte Wassereinnahme untersagt wird, gilt. Ebenso darf diese Wassermenge nicht unmittelbar auf Kinder angewandt werden. Hier muß entsprechend der Größe, des Gewichtes, des Entwicklungszustandes und der Compliance verringert werden.

Feld: Speisenunverträglichkeit

Für eine optimale Verstoffwechselung dieses Nahrungsmittels kann der Organismus zur Zeit die entsprechenden Enzyme nicht bereitstellen. Der Körper wird die nicht zu verarbeitenden Stoffe vermehrt als Toxine im Körper ablegen müssen. Bitte unterstützen Sie Ihren Körper dadurch, dass sie diese Speisen für die Dauer von etwa 6-8 Wochen nicht essen.

Feld: Vitamine Analogie

Vitamine sind wirksame stickstoffhaltige Verbindungen, die der Organismus nicht selbst synthetisieren kann Der Stoffwechsel hängt wesentlich von der Bereitstellung und Funktion der Vitamine ab. Fördern Sie deren Funktion durch eine angemessene Gabe in entsprechender Aufbereitung. Die klassifizierten Vitamine sollten als eine informelle Substitution angesehen werden, bei welcher nicht die Vitaminsubstanzen, sondern die damit zusammenhängende Information ergänzt oder erneuert werden soll. Die damit produzierte Erinnerung an die geschwächte Wirkstruktur ermöglicht es dem Körper, vorhandene Ressourcen besser zu nutzen und Nutzungsfehler auszugleichen.

C - Ascorbinsäure Feld: Vitamine Analogie

Vitamin C hat positiven Einfluss auf den gesamten Zellstoffwechsel, steigert die Vitalität, stärkt die körpereigene Abwehr, hilft beim Aufbau von Collagen, beim Knochenbau und in der Gewebeerneuerung. Es ist wichtig bei der Umwandlung von Dopamin in Adrenalin, bei der Serotoninbio- und Kollagensynthese, Beteiligung an Entgiftungsfunktionen, Cholesterinstoffwechsel. Ein Mangel kann führen zu Skorbut, Möller-Barlow-Krankheit. Enthalten in: Obst und Gemüse, Hagebutten, Sanddorn, Kiwi, Paprika, Rosenkohl, Sauerkraut, Petersilie, Tomaten, Zitrusfrüchten. Das Vitamin kann das Altern fördernde freie Radikale binden und ist daher ab dem 30. Lebensjahr als Altersprophylaxe geeignet.

Feld: Entspannen wie

Die Klassen dieses Feldes richten sich nicht nach gegenwärtig akzeptierten Entspannungstechniken, sondern nach der optimalen therapeutischen Wirkung im Zusammenhang mit der mustererkennenden Eingrenzung der pathoformen Erscheinungen des Menschen. Sollten gewisse Vorschläge z.B. aus Altersgründen scheinbar unausführbar erscheinen, so soll die Übung ihrem Sinne nach so verändert werden, dass der immanente Zweck erreicht wird. Die einzelnen Klassifikationen werden ausreichend durch Durchführungsanweisungen kommentiert.

Einen Strich entlang balancieren Feld: Entspannen wie

Gehen Sie auf schmalen Strich. Beachten Sie hierbei Ihren Gleichgewichtssinn, Ihr Schwanken, Ihre Regulationsfähigkeit und auch Ihre Angst das Gleichgewicht nicht halten zu können oder gar zu stolpern. Machen Sie diese Balanceübung ca. 10 Minuten lang so bewusst und intensiv konzentriert wie möglich.

CBGW50315 | Cluster Basis 2 | Max Mustermann | Patient: Max Mustermann 03.04.2020

Feld: Beschäftigung

Hier machen wir Vorschläge zur Selbstbeschäftigung, die vom Patienten selbst und ohne weitere Hilfe durchgeführt werden können.

Wassertreten (Bach, Teich) Feld: Beschäftigung

Füllen Sie Ihre Badewanne mit kniehoch kühlem Wasser und stellen sich hinein. Treten Sie jetzt 10 Minuten lang in diesem Wasser auf der Stelle und zwar auf folgende Weise: Heben Sie jeweils das gesamte Bein und den Fuß vollständig aus dem Wasser heraus, halten kurz inne und senken das Bein wieder ins Wasser hinab, anschließend machen Sie dasselbe mit dem anderen Bein.

Feld: Votiv

Ausgehend von der Ansicht, dass die Selbstbegeisterung und der Selbstvorsatz zu den wirksamsten Mitteln der Selbstheilung und der Regulation eines sich selbst behindernden Lebens gehören, werden entsprechend den Organanalogien sogenannte Votive klassifiziert. Viele Gefühle und Bilder sind seit unserer Kindheit in uns verschüttet. Votive sind Spiegelbilder unserer kindlichen Empfindenswelt, die für den Zeitraum der Beschäftigung gefühlsmäßig und gedanklich wahrgenommen werden sollen. Sie können an dem Votiv entlang träumen, denken, empfinden, es weiter spinnen oder verketten. Und: Nehmen Sie sich das Votiv als Vorsatz!

Ich atme meine Umwelt Feld: Votiv

Anregung zum Nachdenken und Nachspüren: Ich nehme an allem teil, was um mich herum geschieht: ich atme es ein. Wenn ich die Augen verschließen kann vor Hässlichem, wenn selbst eine Berührung an meiner Haut endet: mit dem Atem nehme ich in mich auf, was in der Luft ist, ohne es hindern zu können. Im Atmen bin ich ein Wesen von vielen. Ja, ich will und werde meine Umwelt atmen.

Feld: Neue Wege

In diesem Feld machen wir Ihnen Vorschläge für Neue Wege, die Problemlösungen unterstützen können. Wir kennen die Details Ihrer Lebensumstände nicht, sondern bestenfalls deren Struktur. Daher können unsere Vorschläge zu Änderungsmaßnahmen vielleicht nicht direkt in Ihre Wirklichkeit umgesetzt werden. Wenn das so ist, dann sollten Sie sie analog übertragen, sie beispielhaft oder mustergebend verstehen und sie auf Ihre Situation sinngemäß umsetzen.

Kastei dich nicht mehr Feld: Neue Wege

Kasteiungen, das sind alle Maßnahmen, die gegen Ihre Interessen, Wünsche, Neigungen und Eigenarten gerichtet sind und keinen wirklichen Sinn für Ihr oder anderer Leben haben.

Feld: Farbe

Die klassifizierten Therapiefarben entsprechen dem Optimum an über diese Schiene erreichbarem, therapeutischem Einfluss. Die Farben können für sich allein stehen oder als Grundlage beispielsweise der Eustele-Therapie benutzt werden. Die Farbabstufungen sind definiert. Farben beeinflussen beim Menschen ganz zweifellos Stimmungen, also seine Befindlichkeit. Die Clusteranalyse empfiehlt individuell diejenige Farbe, die dem Patienten zu wenig zur Verfügung steht, von der er ein Defizit hat und zwar gemessen an seinen gegenwärtigen Bedürfnissen. Der Patient sollte nach Möglichkeit diese Farbe bevorzugt in seiner Kleidung tragen oder sich nach Möglichkeit auch intensiv (täglich 2 x 15 Minuten) von dieser Farbe bestrahlen lassen (eventuell mit einer mit einem farbigen Tuch verhüllten Lampe). Hierbei ist auf jede somatische, mentale und physische Reaktion, insbesondere Abneigung, Abwehr, Verkrampfung, Ängste, Wärme, Wohlbefinden und Zufriedenheit zu achten.

Feld: Märchen

Im Rahmen der Clustermedizin werden die Märchen primär nicht als soziale, ethische und psychische Lehrstücke angesehen, sondern als Rudimente von Mythen, in denen kulturkreisbezogene Archetypen (Grundmuster) ausgedrückt werden. Über die Beschäftigung mit Märchen werden alte innere Bilder der Kindheit stark angeregt und neu belebt. Die Gestalten der Märchen, die Teile oder die Gesamtheit unserer eigenen Persönlichkeit spiegeln, sprechen Grundmuster der eigenen Empfindens- und Glaubenswelten an. Durch die ausgewählten Märchen besteht die Möglichkeit, zu sich selbst, zur eigenen Kindheit, einer Anschluss zu bekommen, die eigenen Gefühlswelt ungefährdet (hinter den Märchenfiguren verborgen) zu erleben und das Verhalten der Märchengestalten zur persönlichen Strategie zu machen. Dies ist bei der Lösung komplizierter und schuldbesetzter Konflikte sehr nützlich. Diese Märchen sollten folgendermaßen als Therapiemittel angewandt werden: Der Therapeut liest das Märchen dem Patienten vor. Der Patient liest das Märchen, der Therapeut achtet auf Änderungen in Stimme, Betonung, Versprecher und emotionale Äußerungen. Der Patient wiederholt mit seinen Worten den Inhalt des Märchens. Dann: Wo würde er das Märchen gerne umändern, wenn er es könnte? Und warum würde er das so tun? Welche Rolle würde er selbst in dem Märchen gerne verkörpern?

Sechs Schwäne Feld: Märchen

Diese Klassifikation empfiehlt das Märchen Die 6 Schwäne: Ein König jagte in einem großen Wald und verirrte sich. Um aus dem Wald zu kommen, musste er die Tochter einer "Hexe" heiraten. Dieser König hatte aus der ersten Ehe sechs Jungen und ein Mädchen. Diese versteckte er vor seiner neuen Frau im Wald. Die junge Frau fand die Jungen und verwandelte sie in Schwäne, indem sie jedem ein Hemdchen überwarf. Das Mädchen blieb menschlich und unverwandelt. Das Mädchen entfloh in den Wald. wo es nachts seine Brüder traf, die für kurze Zeit ihre Schwanenhaut ablegen durften und ihr die Bedingungen ihrer Lösung mitteilten: - sechs Jahre lang weder sprechen noch lachen, - in sechs Jahren sechs Hemden aus Sternenblumen nähen. Es begann seine Arbeit. Jäger stöberten es im Walde auf und bedrängten es. Das Mädchen warf ihnen seinen Schmuck und einen Teil seiner Kleider zu, damit sie abließen. Aber sie holten das Mädchen und führten es dem König vor, der es heiratete. Drei Kinder gebar die neue junge Königin, und alle drei wurden ihr von der Mutter des Königs weggenommen, so dass der Eindruck entstand, sie töte ihre Kinder. Daher wurde sie zum Tode verurteilt und zum Scheiterhaufen geführt. Da waren die sechs Jahre um und die Schwäne flogen heran. Die schwesterliche Königin warf den Schwänen die inzwischen bis auf einen Ärmel fertiggestellten Hemdchen über, damit sie sich in menschliche Gestalt zurück verwandelten. Die von der Mutter des Königs heimlich aufgezogenen Kinder der jungen Königin wurden geholt und die Alte zu Asche verbrannt.

CBGW50315 | Cluster Basis 2 | Max Mustermann | Patient: Max Mustermann 03.04.2020

Feld: Rp Ausgangsstoffe nach Heinz

Individuelle Rezepturempfehlungen zur Herstellung eines spagyrischen Heilmittels aus Ausgangsstoffen nach Heinz
Alle Rezepturen können in Cluster-Apotheken bestellt werden
Information zur Einnahme bei akuten Prozessen:
Neben den empfohlenen Einnahmefrequenzen und der Intensivzeit (Clusterwirkschwerpunkt MEZ) sind die Tropfen immer dann zusätzlich in einem 5-Minuten-Rhythmus einzusetzen, wenn akute körperliche oder psychische Beschwerden auftreten und zwar solange, bis die Beschwerden wieder verschwunden sind. Eine allgemeine Zeitvorgabe kann nicht erfolgen, da akute Prozesse i.d.R. schneller vergehen und chronische Prozesse einen längeren Zeitraum zum Abklingen benötigen

Feld: Rp Cluster Salz

Die Mobilisierung der Körperzellen mit Hilfe des Clustersalze steigert, neben dem allgemeinen Wohlbefinden, vornehmlich die Leistungsfähigkeit. Die gesamten Fließeigenschaften des Körpers sind elektrolytabhängig. Die spagyrisch aufbereiteten Clustersalze fördern das Gleichgewicht des Elektrolythaushalts und somit des Mineralstoffwechsels. Oft lässt sich ebenso eine regulierende Wirkung des Wasserhaushalts durch die Anwendung der Clustersalze beobachten.

Clustersalz Winter Feld: Rp Cluster Salz

Bei den Clustersalzen wird unterschieden zwischen dem Ausleitungssalz Basis und den Jahreszeitensalzen. Jedes Salz hat spezifische Schwerpunkte. Setzen Sie zum bestmöglichen Therapieeinstieg das klassifizierte Salz gleich zu Beginn ein, die möglichen Anwendungen können Sie unserem Salzflyer entnehmen.
Wirkschwerpunkte Clustersalz Winter:
Körperlich: abhärtend, regenerierend, erholsam
Psychisch: erholsam, Potential aufbauend

Feld: Nächster Test in:

NÄCHSTER TEST: Hier finden Sie die Empfehlung des Expertensystems, wann ein nächster Test zur Kontrolle der Fortschritte oder zur Erstellung eines aktualisierten, den somatischen, psychischen und mentalen Entwicklungen angepassten Therapie/Einnahme-Profils ratsam erscheint. Die Empfehlung, richtet sich rechnerisch nach der Summe aller zu beachtenden Komponenten.

Die AUSWERTUNGSGÜTE errechnet sich als gewichteter Mittelwert aller Prozentergebnisse der Klassifikationen. Je höher die Werte sind, desto mehr entsprechen die Ergebnisse den eingespeicherten Daten mit definierten Diagnosen als Einzelfall; je niedriger sie sind, desto mehr werden die Ergebnisse als statistische Analogien zu bewerten sein.

Die PROZENTE im grafischen Teil der Auswertung zeigen den Grad der Übereinstimmung zwischen den im Expertensystem gesammelten Daten und der vom Patienten stammenden Eidal- oder Substanz-NSQ. Werte, die ab 10% UNTER dem Wert der AUSWERTUNGSGÜTE liegen, weisen auf eine pathologische Tendenz hin, Werte UM den Wert der Auswertungsgüte auf Erkrankungen und Werte, die 10 % und MEHR über dem Wert der Auswertungsgüte liegen, auf signifikante, psychischer oder körperlicher pathologische Prozesse hin.

RECHENREGEL zur Bestimmung des Siegers bei Auswertungen mit mehreren NSQ's: (Prozente der Aspekte-AW) x (Auswertungsgüte) x (Differenz des virtuellen zum tatsächlichen Alter des Patienten) x (Kritizität) = Zahlenwert. Die Fragegruppe mit dem höchsten Ergebnis ist der Sieger und bestimmt die Rezeptur.

EINNAHME BEI AKUTEN PROZESSEN: Neben den empfohlenen Einnahmefrequenzen und der Intensivzeit sind die Tropfen immer dann zusätzlich in einem 5-Minuten-Rhythmus zu sprühen, wenn AKUTE körperliche oder psychische BESCHWERDEN auftreten und zwar solange, bis die Beschwerden wieder verschwunden sind. Eine allgemeine Zeitvorgabe kann nicht erfolgen, da akute Prozesse schneller vergehen und chronische Prozesse einen längeren Zeitraum zum Abklingen benötigen.

Kurzbiographie von Ulrich Jürgen Heinz

17. April 1941	Geboren in Breslau / Schlesien
Nach dem Schulabschluss in einem Konvikt	Studium der Philosophie (bei Heidegger, Löwith und Gadamer), Studium Kunstgeschichte (Paatz) und Musikwissenschaften (Hammerstein), Ausbildung zum Redakteur
1966–1968	U. a. Geschäftsführer am Institut für wissenschaftliche Fotografie und Kinematografie (Manfred Kage) und am Institut für Optik und Akustik, Schloss Weissenstein in Pommersfelden
1972–1974	Direktor der Internatsschule „Montolieu" für verhaltensgestörte und schwer erziehbare Kinder in Montreux, Schweiz
1976	Zulassung als Heilpraktiker
1977	Beginn der Blutkristallanalyse, aus der sich die Heinz-Spagyrik und die heutige Clustermedizin bzw. Clusteranalytik entwickelte
1984–1997	Buchveröffentlichungen s. Literaturverzeichnis: Heinz (1984, 1985, 1987, 1988, 1997)
1985–1990	Lizenzvergabe und Gründungsbeteiligung am Labor für Blutkristallanalyse in Heidesheim, heute Servamed®, am Heinz-Spagyrik Institut in Braunschweig, an der Heinz Spagyric Company in Strout (UK), am Institut für clusterbasierte Mustererkennung in Lohne, am Institut für Clustermedizin in Bramsche und in Prag (Tschechien), in Mailand (Italien) und in Walchwil (Schweiz)
Seit 1988	Gastprofessuren in Dublin, Malaga und Colombo für postgraduierte Doktoranden in „Complementary Medicines" und „Heinz-Spagyrik" Akademische Auszeichnungen für seine Forschungsarbeiten
Seit 1990	Weiterentwicklung der Blutkristallanalyse zur „ClusterMedizin®". Dieses und die vorigen Verfahren sind patentrechtlich, warenmusterrechtlich und urheberrechtlich geschützt.
Seit 1993	Geschäftsführer des Centrums für Clustermedizin in Haigerloch, wo auch Aus- und Fortbildungen für Ärzte und Heilpraktiker in der ClusterMedizin® stattfanden.
2000	Ausbau der Analogiediagnostik und der Resonanztherapie über Wassercluster, die heute Essenzcluster genannt werden. Entwick-

	lung des Schallclusters (Ton-Cluster, Audio-Cluster, Melodiecluster und Rhythmuscluster), einer Abbildung patienteneigener, kristallographischer Formen im hörbaren Klangraum, zu explorativen, diagnostischen und therapeutischen Zwecken.
November 2000	Einzug in die neu errichtete Betriebsstätte „Hohe Fichte" in Horb-Mühringen
2001	Erwerb von Land und renovierungsfähigen, ehemaligen französischen Regierungsgebäuden auf einer Azoreninsel zum Aufbau einer neuen Betriebstätte für eine rekursionsfreien Galenik, eine clusterspezifische Wetterprognostik im azoreanischen Wetterbildungsgebiet und eine sensible Delphinforschung zur Erweiterung der soziotherapeutischen Möglichkeiten
2003	Eröffnung des ClusterHauses, eines eigenen Seminarheimes in Lennestadt-Grevenbrück für Schulungen und Seminare
2003	Erste Forschungsergebnisse auf den Azoren für die Entwicklung der Cluster-Salze
2004	Entwicklung eines zur Clustermedizin parallelen Systems „Cluster-Logik", welches Lösungen für die persönliche und unternehmerische Strategie bei Problemen in psycho-sozialen, familiären, schulischen, beruflichen und unternehmerischen Bereichen anbietet
2004	Entwicklung des Bildclusters im Rahmen der ClusterLogik als neuartiges Denk-, Steuerungs- und Analysewerkzeug, welches mit über 400 x 600 Einzelpixeln formelartig die gegenwärtig wirksamen Denkregeln aufzeigt, mit denen sich der betreffende Mensch in sich selbst beschäftigt. Über das Auge mit seinem Großhirnanteil werden die Gehirnteile durch ein Assoziationstraining zu höherer Steuerungsfähigkeit stimuliert.
2005	Erweiterung der ClusterLogik um einen alphaischen, semantischen Code, der die Sprache als Inhaltsvektor berücksichtigt
2010	Aufnahme der Lehrtätigkeit über neue Forschungsinhalte auf der Azoren Insel Flores

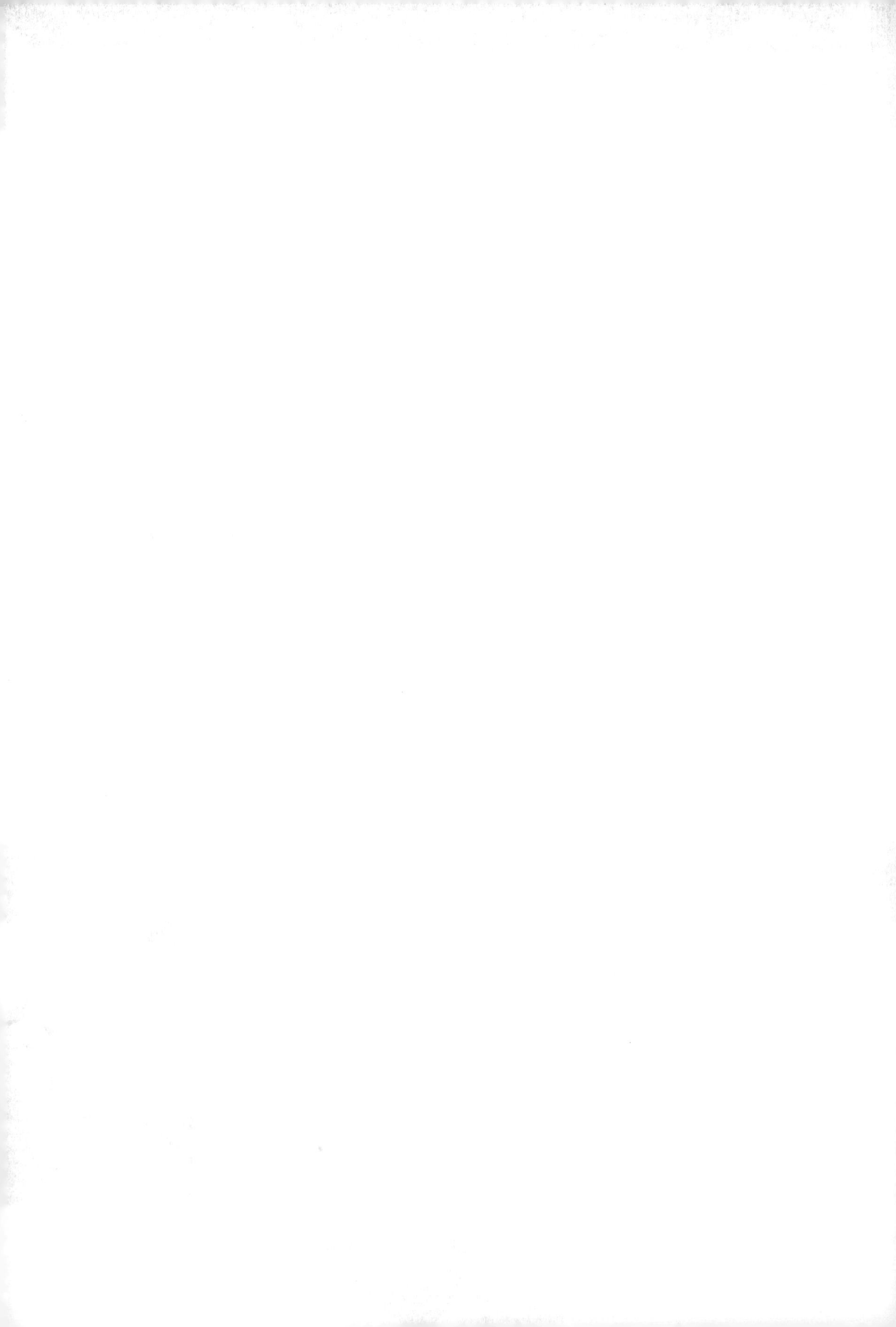

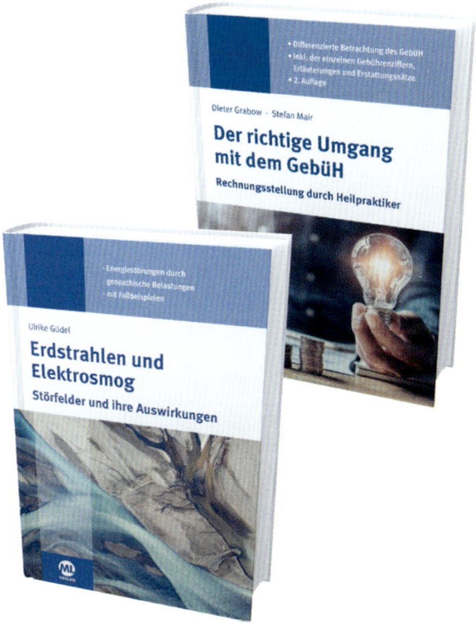

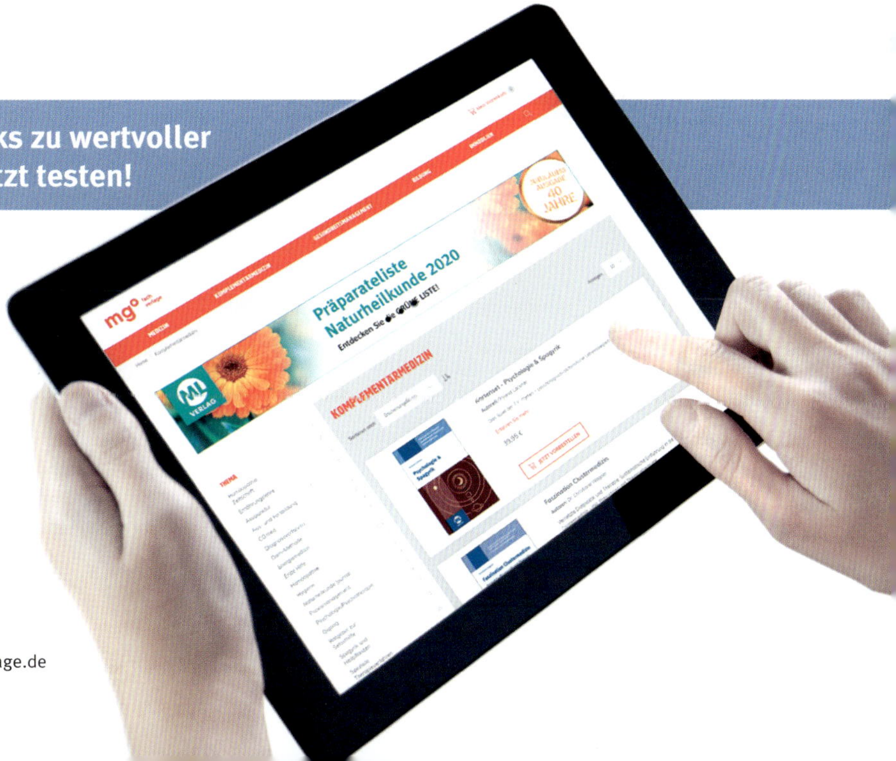